JN096226

国がん中央病院　がん攻略シリーズ

最先端治療 子宮がん・卵巣がん

国立がん研究センター中央病院 腫瘍内科、婦人腫瘍科、他 編著

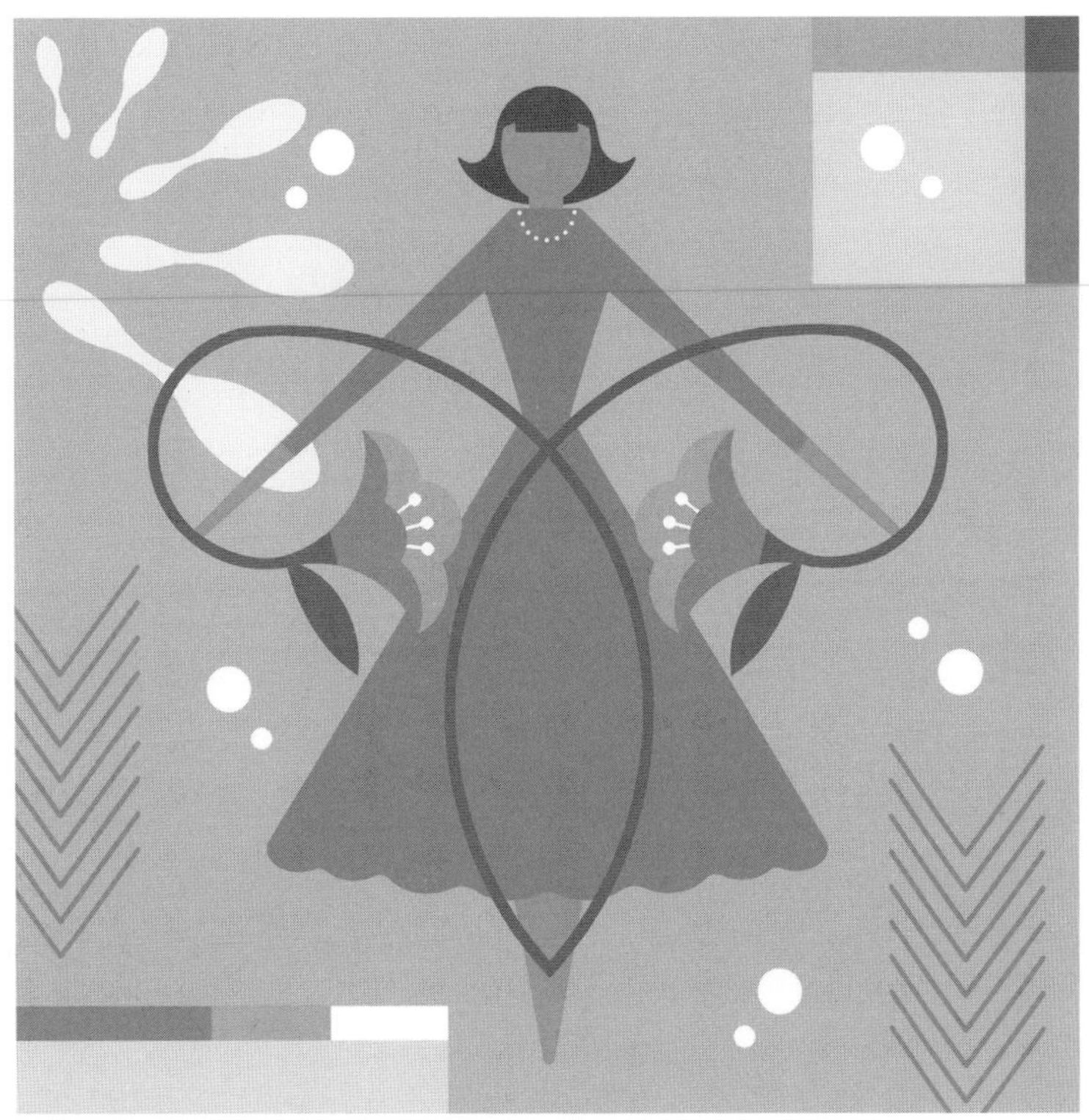

国がん中央病院 がん攻略シリーズ
刊行にあたって

がんは今や不治の病ではなく、半数以上の患者さんが治癒しています。しかし、進行がんで発見された患者さんや再発した患者さんでは、治癒するのは難しい場合が多く、数多くの患者さんががんと闘っているのも事実です。さまざまな進行期で、それぞれの悩みをもつ患者さんに、がん治療に関する最新の情報を正確に提供することは非常に重要です。

現在では、書籍、インターネット、テレビ、ラジオ、新聞、雑誌などでがん治療に関する多くの情報を得ることができます。しかし、残念なことに巷に溢れているいずれの情報にも、間違った情報、有効性が誇張された情報、科学的な根拠に基づかない情報などが少なくありません。何事も勉強は大切ですが、正しい教科書で勉強することが重要であることはいうまでもありません。誤った内容の教科書を使っての勉強は、「百害あって一利なし」ですが、患者さんやご家族がご自身でその内容が正しいか否かを判断することは困難です。がん治療を解説した書籍も数多く出版されていますが、多くは標準的な治療法を解説する内容にとどまっています。このような状況のなかで、少しでも希望をもてる最新の治療に関する正しい情報を求めている患者さん、ご家族は非常に多いと思います。

がんの治療は近年、急速に進歩、変貌（へんぼう）しています。外科的治療、薬物による治療、放射線治療、あるいはそれらを補助したり、積極的に患者さんの心身の苦痛を取り除いたりする緩和医療など、集学的な治療の重要性が指摘され、スペシャリストによるチーム医療のあり方も模索されています。さらに分子標的薬治療、免疫チェックポイント阻害薬による免疫療法などの進歩は目覚ましく、がん種によっては、進行がんを薬で治せる時代が、あと一歩のところまできています。

本シリーズでは、国立がん研究センター中央病院で実践されている最先端の治療を中心に解説しています。進行期やがんのタイプなど条件が許せば、治験・臨床試験に参加するなどして、特に先端をいく治療を受けることもできます。

多くの患者さん、ご家族にがん治療に関する正しい情報が提供され、今後の治療に役立てていただけることを願っています。

２０２１年９月

国立がん研究センター中央病院　副院長
大江裕一郎

もくじ

Ⅲ期～Ⅳ期の子宮頸がん

婦人科がんに共通する問題と対処法

第2章 子宮体がん

第4章 子宮がん・卵巣がんに対する最新・近未来の治療

◆本書に掲載の内容はすべて2021年9月現在のものです。

【協力者一覧】
カバー・本文デザイン／川畑一男
イラスト／ネモト円筆（カバー・本文）・野口賢司
編集協力／渡辺百合・はせべみちこ・佐野悦子
DTP／D・Free

はじめに知っておきたいこと

子宮がん・卵巣がんと診断されたら

ー患者さん自身にとっての最善の治療を選ぶためにー

●「がん」は受け入れがたい病気

現在、日本では、女性も男性も一生涯のうちに、2人に1人ががんにかかるとされています。4人家族であれば、そのうちの2人はがんにかかる可能性があることになります。そう考えてみると珍しい病気というより、誰にとっても実はとても身近な病気と考えることができるかもしれません。

しかし、がんと診断され「あなたは、○○がんです」という告知を受けた際、そうした統計の数字を思い浮かべ、冷静に受け止めることは容易なことではありません。

ほとんどの人が「がん」という病名を伝えられると、「なぜ、私が…」という衝撃とともに、理不尽な思いに駆られ、焦り、困惑し、取り乱すのではないでしょうか。

●比較的若い世代で発症する婦人科がん

子宮頸（けい）がんや子宮体がん、そして卵巣がんなど女性に特有のがんの場合、肺や大腸といった他の臓器のがんとは少し異なる点があります。それは、他のがんより、やや若い世代で発症することが少なくない、という点です。

子宮頸がんは40歳代、子宮体がん、卵巣がんは50歳代後半に罹患（りかん）率（新たにがんと診断される患者さんの割合）のピークを迎えます。仕事の場においても、家庭生活の場においても重要な役割を担う世代です。

キャリアの継続への不安、子育てや介護のまっ最中に相談や協力を求めることの難しさなど、がんという病気、自分の病状、治療法の選択肢などへの理解を深めることに加えて、さまざまな問題の解決を迫られることになります。

がんの闘病が、患者さんの生活、人生に与える影響はどれだけのものなのかは、はかり知れません。

さらに、女性特有の臓器であることも、患者さんにとっては大きな意味をもちます。これらは、生殖にかかわる臓器であり、女性性を支える臓器です。

現在、子宮がん、卵巣がんの標準的な治療法の第一選択は手術です。切除範囲は異なるものの、子宮や卵巣を取り去ることにより、その機能は少なからず失われる可能性があります。妊娠・出産の可能性の有無は、パートナーとのかかわりなどを含み、治療後の生活で大きな問題となる患者さんもいます。客観的、科学的なデータを基本に置きながらも、極めて個人的で、デリケートな状況に踏み込んだうえで、治療方針を検討せざるをえない場面もあります。

●治療法選択で問われる個人の価値観

医師は、日進月歩の医学、医療の分野で最新の知見や情報に触れることができます。その立場から、臨床の場では実際の治療行為を行うことだけでなく、患者さんが自身にとって最善の治療法を選択できるように、必要な情報を提供しつつ、課題を共有し、患者さんの意思決定にかかわっていくという大きな役割があります。

こうした医療を進めるにあたって、前提となるのは、病気を治すことの主体は患者さんであるという考え方です。

そこでは、患者さん自身が何に最も価値を置くのか、何を最も優先したいのか、といったことを整理し、医師をはじめとする医療者に率直に伝えていただく、さらに、医療者はそれに真摯に応じていくという、意思の疎通が欠かせません。

告知を受けてからの不安や悩みは、消え去ることはなく、姿を変えて現れるなか、それらを抱えながら、患者さんは治療の節目、節目で、自分にとっての「治療の価値」を問い直すことが求められます。そうした患者さんの厳しい現実にともに向き合い、先を見据えたコミュニケーション、そして信頼関係をつくり上げることが私たち医師の目指すところであり、患者さんにとってもがんと向き合ううえでの大切な指針となるのではないでしょうか。

（米盛　勧／腫瘍内科）

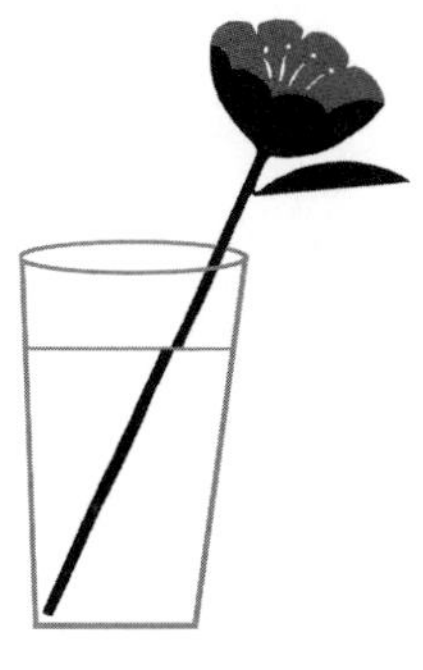

はじめに知っておきたいこと

女性のがん治療でいま大切にしたいこと

●女性のライフスタイルの変化

ここ数十年の間に、女性のライフスタイルは大きく変化してきたことが指摘されています。働く女性が増えている（働きながら、出産や子育てをする女性も含め）、結婚や出産の年齢が高くなっている、などが挙げられますが、子宮体がんや卵巣がんの発症の背景には、こうした要因が少なからずかかわっています。

また、治療法の選択や、治療をスムーズに進めるうえでは、就労の維持の問題を含め、今後の妊娠や出産などの可能性は、考慮されるべき重要な要件ともなります。

●患者さん一人ひとりの意思の尊重

日本における患者さんと医療者の関係も、ここ数十年で変化をみせています。

現在では、ほぼすべての患者さんに行われるようになっているがんの告知ですが、ひと昔前は、本人には伝えず家族のみに伝えることも少なくありませんでした。

「先生にすべてお任せします」ということばが象徴するように、患者は医療の素人（しろうと）だから、知識や治療経験豊富な専門家である医師に託すといった姿勢が、日本の臨床現場においては主流であったかもしれません。信頼感を示すことばとも考えられますが、そこには情報の共有や、複数の選択肢をともに吟味するといった、医師と患者とが共同作業を行って意思決定するという意識が欠けています。これは、パターナリズム（父権主義的な意思決定）にたとえられることもあります。

現在、婦人科がんを含め、がんの臨床現場で尊重される意思決定は、シェアード・ディシジ

■女性の平均初婚年齢と出生時の母の平均年齢

平均初婚年齢は長期的に上昇を続け、晩婚化が進行。2019（令和1）年で29.6歳となっており、1985（昭和60）年と比較すると4.1歳上昇している。同様に第1子出生時の母親の平均年齢をみると、4.0歳上昇している。

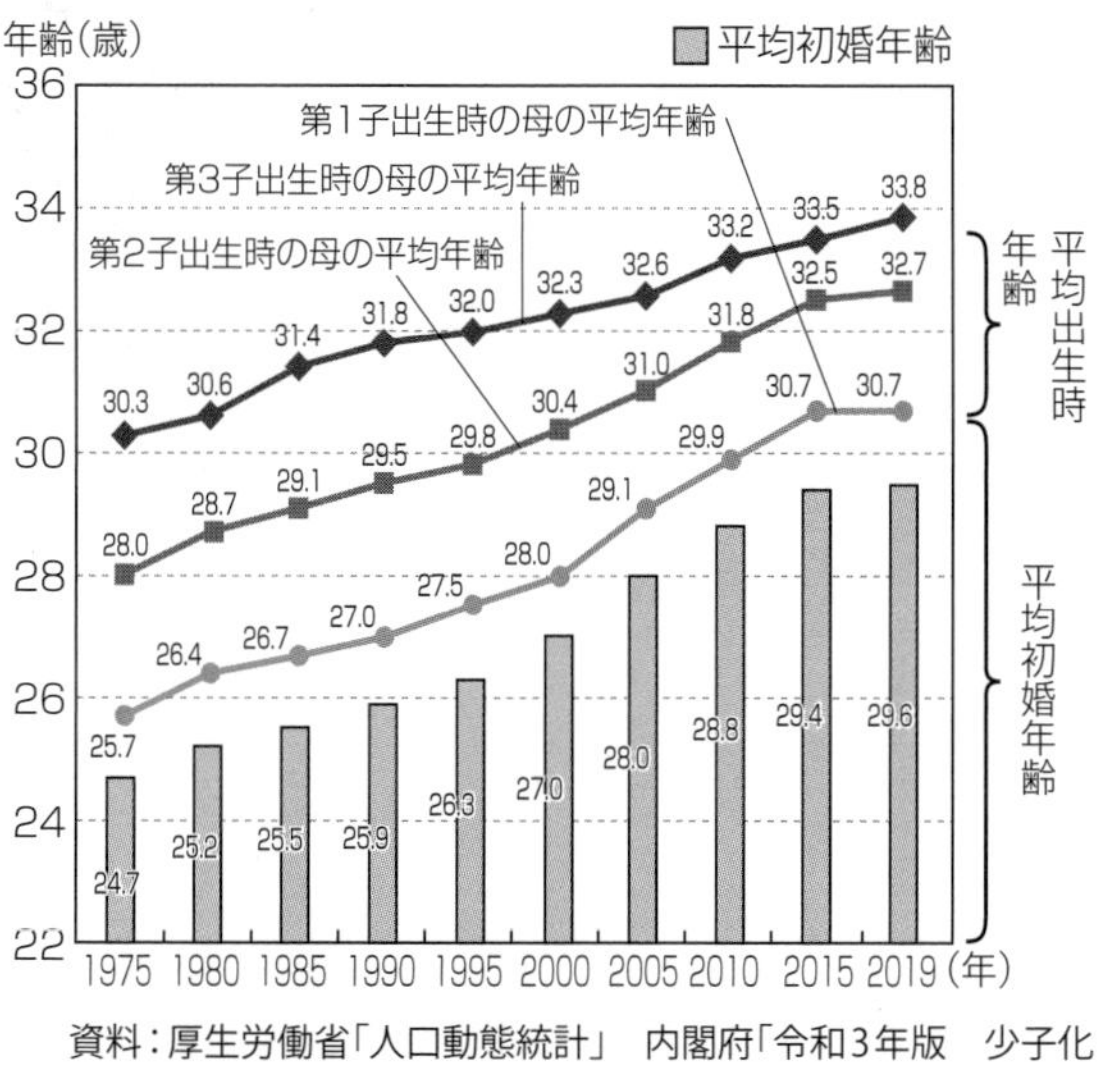

資料：厚生労働省「人口動態統計」　内閣府「令和3年版　少子化社会対策白書」より

■年齢別未婚率の推移

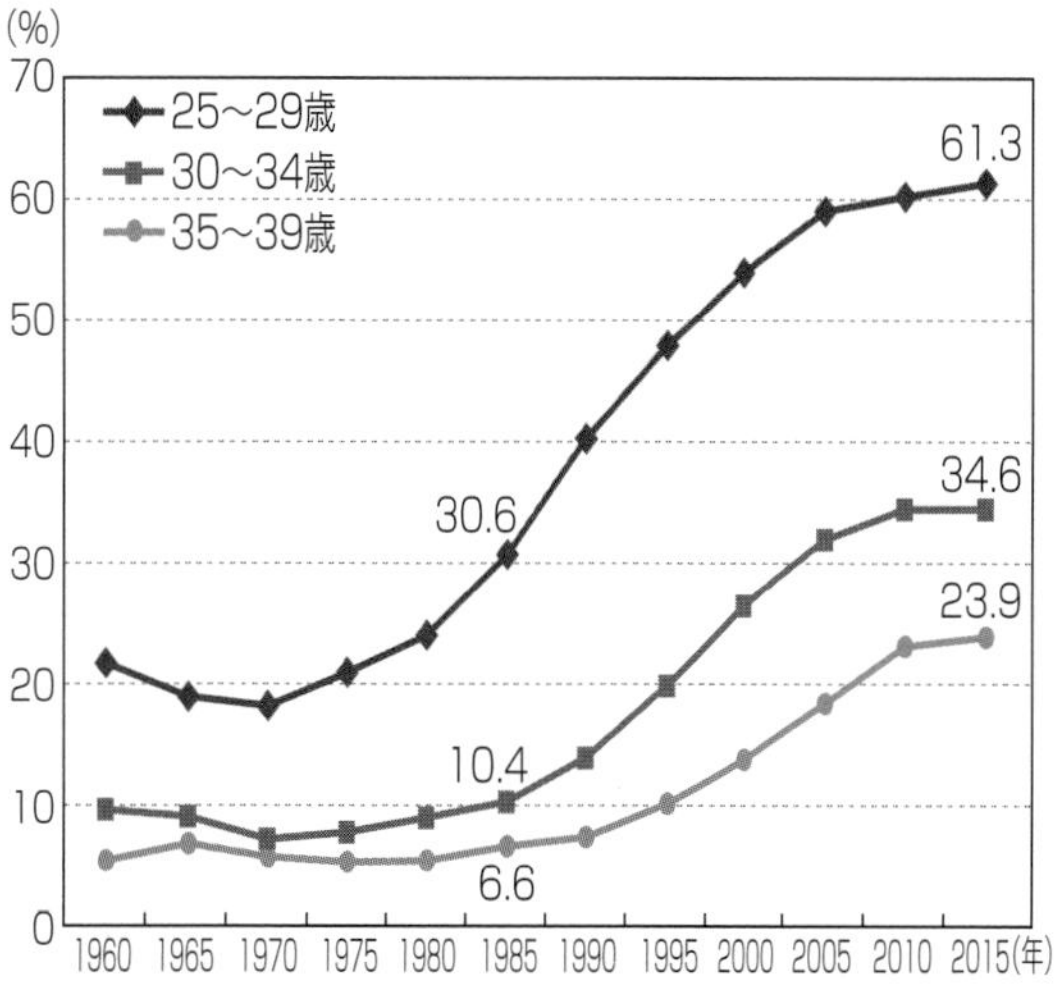

資料：総務省「国勢調査」　内閣府「令和3年版　少子化社会対策白書」より

■女性の年齢別にみた労働力率の推移

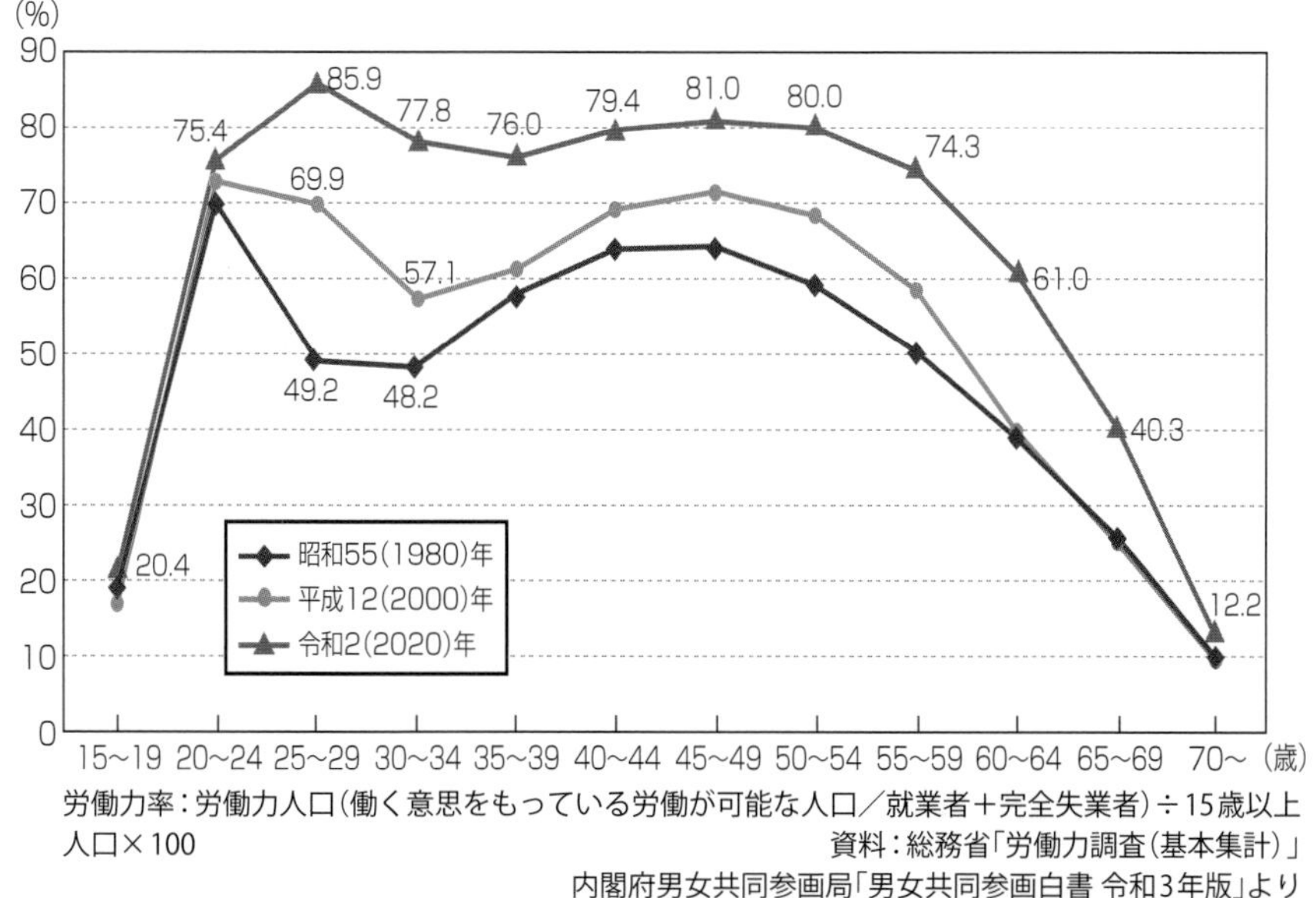

労働力率：労働力人口（働く意思をもっている労働が可能な人口／就業者＋完全失業者）÷15歳以上人口×100

資料：総務省「労働力調査（基本集計）」
内閣府男女共同参画局「男女共同参画白書 令和3年版」より

ヨン・メイキング（情報を共有したうえでの意思決定）です。

医師は、病名、進行期、現在選択できる治療法の種類、それらの治療法のメリット（効果）やリスクなど（心身への負担、起こるかもしれない副作用や費用の問題など）を可能な限り提供し、患者さんと共有します。患者さんは疑問や不安をできるだけ率直に伝え、意見を交換し合い、検討を重ねるという過程を経て、最終的に、患者さんの「納得できる」治療法の決定に至ることになります。

●価値観や優先順位の整理

患者さんが納得できる治療を受けるには、患者さん自身が自分の生活や人生における優先順位、価値観に沿って病気との向き合い方を検討し、「治療の価値」を問い直していく必要があります。

治療は病気を治す、症状を取り除く、機能を回復する、生命を維持するといった効果をもたらす可能性がありますが、治療には同時にリスクが伴うこともあります。つらい副作用や経済的な負担、日常生活や就労を妨げるといった負の影響とのバランスを考えなければなりません。

治療を受けている間、受けたあとも、がんにかかる前の生活をどれだけ維持できるか。まったく同じではないとしても、それを納得し、その人らしさを失わずに暮らしていくこともまた、大切な治療の目的といえます。それらの目的が果たされることで、治療の価値が見いだされることになります。

●医療者側にも問われる治療の「価値」と「コスト」

もちろん、「治療の価値」は患者さんだけの問題ではありません。医療者にとっても改めて「価値」が問われはじめています。

科学的根拠（エビデンス）に基づく医療の必要性が広く普及し、いまも世界中で、さまざまな臨床試験が行われ、治療の有効性と安全性が厳しく評価され、新しい治療法の開発、確立が目指されています。しかし、近年、医療者の間で、臨床試験で認められた「効果」は、実際に意義があるのか、患者さんに本当に利益をもたらすのか、といった議論が行われるようになっています。

これまで臨床試験において、効果と対になるのは主に「毒性」でした。病気を治す、または元気で過ごせる時間を延ばすという効果を得るために、どれくらいまでなら副作用を許容できるかという考え方です。例えば、科学的に、効果があるという結果が得られたとしても、その効果が数週間にすぎない、あるいは副作用が非常につらいとしたら、「治療の価値」は高くないという評価になります。

それに加え、最近、治療効果の評価の指標として考慮されはじめているのが「経済毒性」と

シェアード・ディシジョン・メイキング

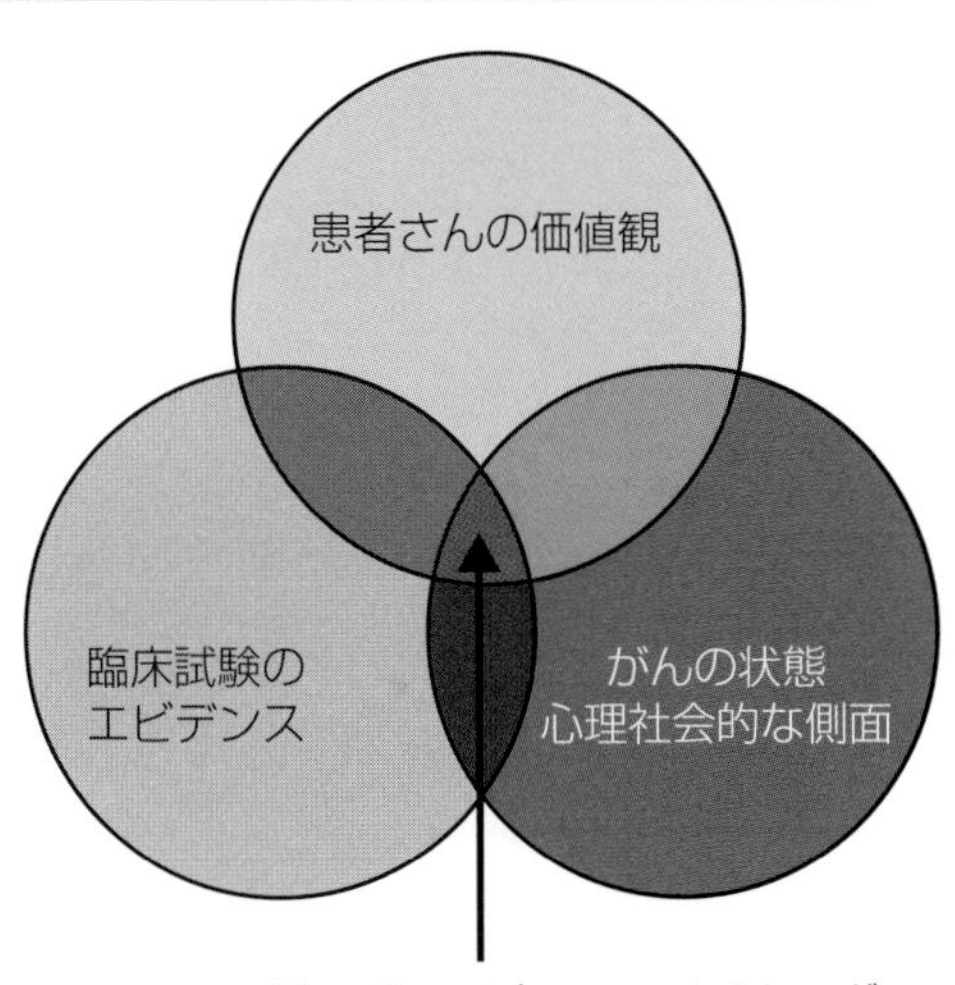

現在、臨床現場で望ましいと考えられる意思決定の方法。医師と患者さんが治療に際して必要な情報を共有し、意見を交換、検討したうえで、患者さん本人が自分の意思で治療法を決定する。

治療法を選択するのは？

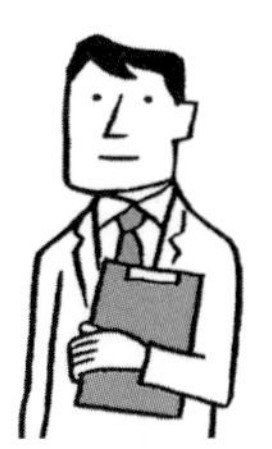

パターナリズム
父親と小さな子どもの関係にたとえられる。医師が提供する情報は少なく、医師が意思決定の中心。患者さんは選択を医師に委ね、自ら選ぶことがほとんどない。

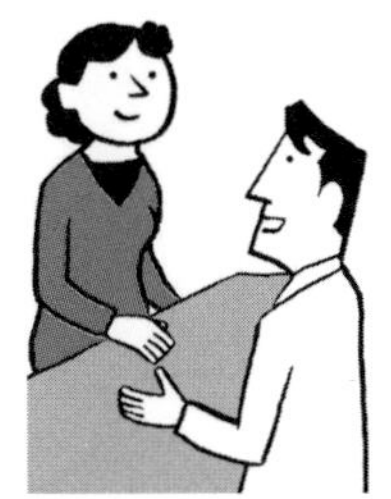

シェアード・ディシジョン
医師は患者さんの意思決定（治療法の選択など）に必要なあらゆる情報を提供する。医師と患者さんが話し合いによる検討を重ね、医師と患者さんで意思決定を行う。

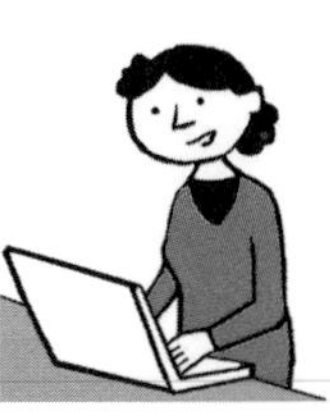

インフォームド・ディシジョン
医師から提供される情報のほか、幅広く積極的に収集した情報をもとに、医師と一緒に決めるのではなく、患者さん自身が意思決定を行う。

いう目安です。例えば、分子標的薬という種類の抗がん薬のなかには、非常に高額なものが登場しています。お金がないので治療が続けられない、治療継続が困窮につながるといったコストの問題が、副作用の一つとして考えられるようになってきています。患者さん自身の治療選択の際に無視できない「コスト」は、いまや治療の開発や効果を検証する際に医療者側が検討すべき重要な課題となっています。

治療に伴う経済的な問題は、医療費の負担とともに、仕事をもつ患者さんにとっては収入の減少と相まって、切実な問題です。ソーシャルワーカーなどをはじめとする専門職が相談、支援を行い、患者さんを支えています。

●女性性の喪失感と心身両面への影響

婦人科がんがみつかり、がんであることの衝撃に次いで直面する問題は、子宮や卵巣など女性器の摘出とその影響でしょう。なかでも、妊孕性（妊娠できる力）を維持できるかどうかは、繊細な問題です。一定の厳密な条件のもとであれば、妊孕性を温存できる治療法を選択することは可能な場合があります。

また、さまざまな検討が必要ですが、生殖医療の専門医との連携により、がんの治療と並行して、将来の妊娠に向けた治療（卵子や受精卵の凍結保存など）を行うこともできます。

治療による体の変化がもたらす影響はさまざまです。喪失感やジレンマ、抑うつ、心理的な負担、それらによってもたらされるパートナーとの関係性の変化、性生活への不安、抵抗感など、患者さんが話題にしにくい問題も少なくありません。担当医師との臨床の場だけでなく、医療機関内の他の部門の医師や専門職とのチームでのかかわり、患者の会など、体験者同士で分かち合う機会への参加なども視野に入れたアプローチが重要となります。

●治療や副作用など体力の低下への不安

治療直後は疲れやすい、以前のようには動き回れないなど、肉体面での体力の低下がみられることもあります。そうした不安によって、これまで家庭や職場で担ってきた自分の役割が果たしきれないといった悩みをもつ患者さんは少なくありません。そして、そのことへの焦燥感があっても、実際に協力を求めたり、役割を分担してくれたりする相手がいないという実情も多くみられます。こうした問題も多職種によるチーム医療での対応が必要とされます。

●早期発見、早期治療のために大切なこと

婦人科がんのなかで、子宮頸がんには早期発見につながる検診体制が確立しています。予防できるワクチンも開発され、現在、日本でも小学校6年生～高校1年生相当の女子は定期接種として受けることが可能です。

子宮体がんは比較的早期から不正性器出血といった症状がみられます。そうした症状を放置せずに婦人科を受診することが、早期発見、早期治療につながります。

卵巣がんは症状が乏しく、不正性器出血ほどわかりやすい症状は認められませんが、ウエストサイズが大きくなる、おなかが張るなど、ちょっとした変化が現れることはあります。

自分の体と向き合い、体のリズムを知る、そのリズムをつくっているホルモンの働きや周期を知る、性行動に伴う妊娠・出産にかかわるリスクを知る、必要に応じてためらわずに婦人科を受診するなどといった、自身の健康を守るための心身への関心と正しい知識は、がんだけでなく、他の病気の予防や早期対応にとっても重要です。性を取り巻く、大きな意味での教育、啓発は、婦人科がんの早期発見における課題といえるかもしれません。


（野口瑛美／腫瘍内科）

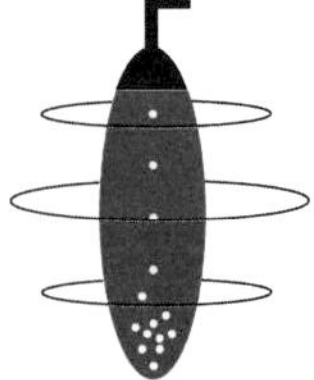

はじめに知っておきたいこと

がんとわかったときから始まる緩和ケア

●緩和ケアは「末期」の医療は誤解

がんと告げられた患者さんに、ぜひ知っておいていただきたいことの一つは、つらさを伝えることや助けを求めることは弱さではないということです。そうした発信はがんという病気を乗り越える、あるいはがんという病気とともに生きるための、大切な武器と考えることができます。つらさや苦しさ、不安といった気持ちのありよう、あるいは、痛みや吐き気といった身体的な症状を誰かに知ってもらい、それら一つひとつの解決の糸口をともに探していくことが大切です。まず、「苦痛を伝える」こと。患者さんにとってのがんの治療は、そこから始まるともいえます。

「緩和ケア」ということばをご存じでしょうか。かなり浸透してきていると思われますが、本来の意味やそのケアの内容が正しく理解され、患者さんのために活用されているとは、まだいえないかもしれません。

ＷＨＯ（世界保健機関）は緩和ケアを上記のように定義しています。この定義で注目したい

■WHO（世界保健機関）による緩和ケアの定義（2002年）

緩和ケアとは、生命を脅かす病に関連する問題に直面している患者とその家族の、痛みやその他の身体的・心理社会的・スピリチュアルな問題を早期に見いだし、的確に評価を行い対応することで、苦痛を予防しやわらげることを通してQOL（クオリティ・オブ・ライフ：生活の質）を向上させるアプローチである。

■がんに伴う心と体の苦痛

治療によって生じること	・しびれる　・食べられない ・外見が変わる
体のこと	・痛い　・息苦しい ・だるい
気持ちのこと	・不安で眠れない ・何もやる気が起きない
社会的なこと	・働きたいけど、働けない ・子どもの世話ができない
人生に関すること	・生きる意味 ・将来への不安 ・家族に迷惑をかけたくない

「国立がん研究センターがん情報サービス」緩和ケアより作成

のは、「問題を早期に見いだし」という指摘であり、「苦痛を予防」するという視点です。

一般には、「緩和ケア」というと、症状が進んだ状態で受ける末期のケアという印象が強いかもしれません。しかし、本来は「早期」からのかかわりにより未然に苦痛を防ぐこと、それによって患者さんとその家族の生活の質の向上を目指すケアという位置づけです。

患者さん、医療者ともに治療のどの時期にあっても緩和ケアは欠かせないものということに対し、理解を深めることが非常に重要です。

●「緩和ケア」の効果を示唆

２０１０年、アメリカのTemelらは、New England Journal of Medicineに『早期からの緩和ケアによって患者の生存期間が延長する可能性がある』という論文を発表しました。これは、転移を伴う非小細胞肺がんと診断された１５１人の患者さんを「標準的ケア＋緩和ケア」の群と「標準的ケアのみ」の群に分け、その経過を比較したものです。「標準的ケア＋緩和ケア」の患者さんは、転移があると診断されてから定期的に緩和ケアを受け、「標準的ケアのみ」の群の患者さんは、必要時のみ緩和ケアを受けました。その結果、定期的な緩和ケアを行った患者さんのほうが、身体の症状が少なく、ＱＯＬ（生活の質）が良好で、抑うつ状態が軽減されたという結果が得られました。

それだけでなく、生存期間の延長まで確認されたことで注目され、積極的な緩和ケアの重要性について世界的なインパクトを与えた論文として知られています。

●チームで担う緩和ケア

このように医療者の間では緩和ケアの重要性

■緩和ケアとがん治療は同時にスタート

緩和ケアはがんに対する治療ができなくなった終末期に、治療から切り替えて行うケアではない。がんと診断され治療を検討する段階から、さまざまな苦痛を緩和するために治療とあわせて行われる。治療と緩和ケアの比重は、患者さんの状態により変化していく。

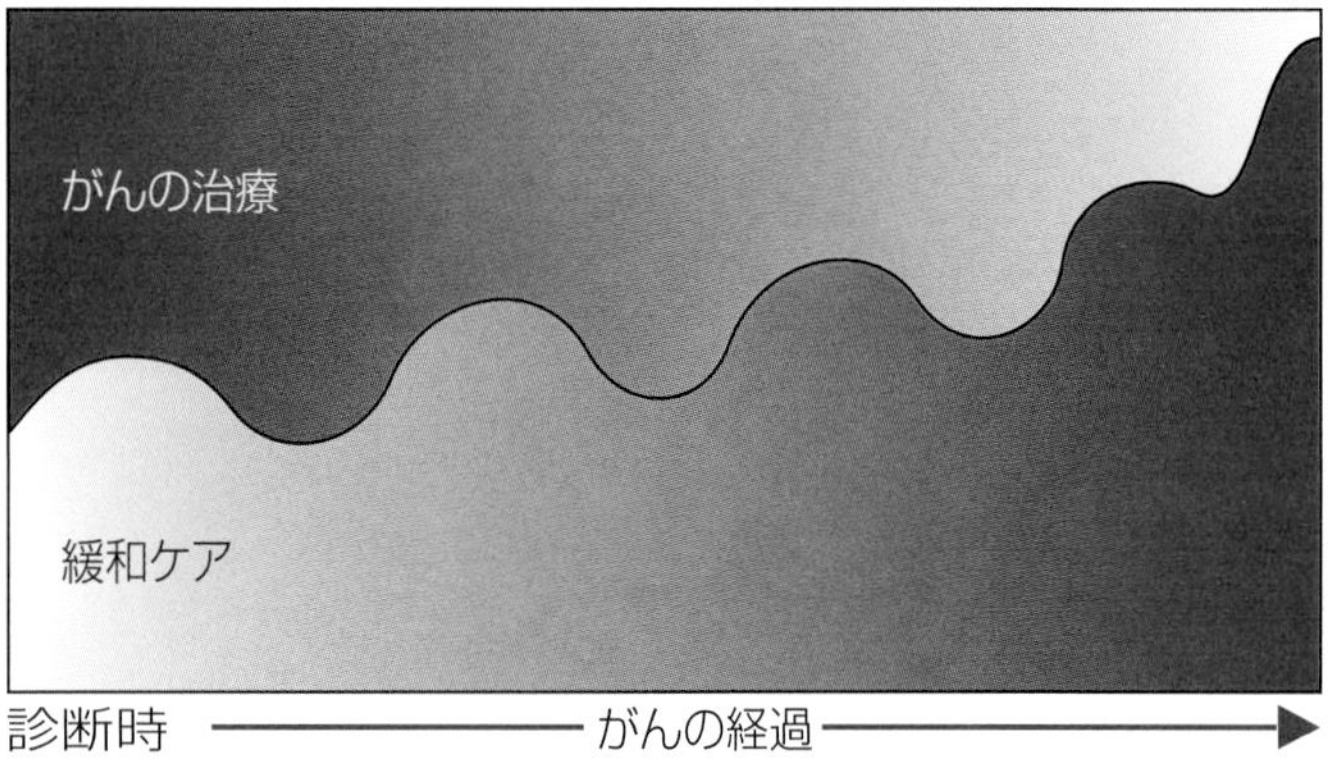

がんの治療
緩和ケア
診断時 ―― がんの経過 ――▶

が確認されながらも、一般の人への周知は十分とはいえず、実際に全国各地の臨床現場のどこでも、積極的な緩和ケアが行われているとはいいがたい状況です。

■緩和ケアチームにかかわるさまざまな専門職（国立がん研究センター中央病院の場合）

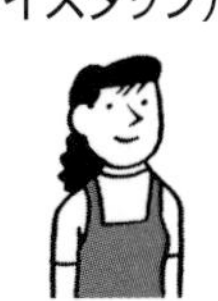
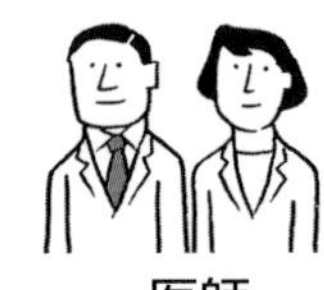
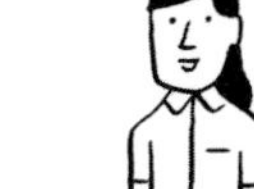
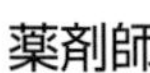
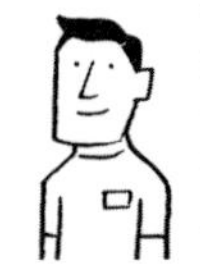
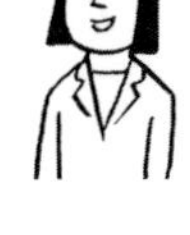
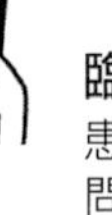
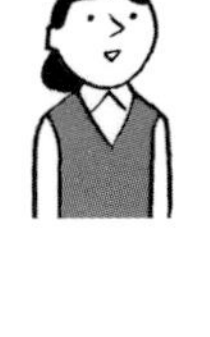
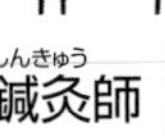

こうした状況の改善を目指し、国のがん対策推進基本計画では「がんと診断された時からの緩和ケアの推進」が重点課題とされ、スタッフの習熟度や体制が地域や施設で差がないように、がん診療連携拠点病院などを中心に、スタッフの研修や体制の整備が進められています。

国立がん研究センター中央病院では緩和医療科、精神腫瘍（しゅよう）科をもち、教育や研修を経て経験を積んでいる専門性の高いスタッフにも恵まれるなど、診断時から始まる緩和ケアを提供できる体制は整っているといえます。

切れ目なく、患者さん（家族も含め）のもつさまざまな「苦痛」にアプローチするには、いろいろな職種のスペシャリストがチームであたることが重要です。例えば、当病院では、担当医師や、外来や病棟の担当看護師を軸に、緩和医療科の医師、精神腫瘍科の医師、看護師（がん性疼痛（とうつう）の認定ナースなど）、さらに上図のような専門職も参加して、チームとして対応策を検討できるようになっています。

さらに、当病院には、患者さんやその家族がさまざまな相談ができる場としての「患者サポートセンター」、がん治療に伴う外見の悩みに対処する「アピアランス支援センター」、医療ソーシャルワーカーや社会福祉士が患者さんのよろず相談に対応する「相談支援センター」が設け

■痛みを伝えるときに大切な点

時期	痛みは1日中あるか、どんなときに痛いのか、たいていはよいけれど、ときどき急に痛くなるのか、など
場所	どこが痛いのか、1カ所か広い範囲なのか、痛む場所はいつも同じなのか、など
感じ方	鋭い痛みか鈍い痛みか、ビリビリ、ジンジン、ズキズキ、しびれた感じ、ヒリヒリ、キリキリ、締めつけられる感じ、など
日常生活への影響	トイレやお風呂のときつらい、眠れない、食べられない、体が動かせなくて困る、座っているのもつらい、何も手につかない、など
痛みの程度	イメージできる最も強い痛みを「10点」、まったく痛みのない状態を「0点」とすると、今回の痛みは何点ぐらいか、など。痛みの治療を受けるとき、日々痛みの変化を記録しておくと役に立つことがある
痛み止めの効果	効果が途中で切れる、全体に少しやわらいだ、ほとんど効果を感じない、など

「国立がん研究センターがん情報サービス」資料より

■がんに伴う「痛み」を巡る誤解

痛みはできるだけ、我慢するもの。痛みを訴える患者は好まれない
忙しそうにしている医師に痛みを伝えるのは申し訳ない。気分を損ねるかもしれない
痛み止め（医療用麻薬）は最後の手段。一度使うと依存して、中毒になってしまう
痛み止め（医療用麻薬）を早めから使うと、効き目が薄れていき、徐々に効かなくなる
痛みがあるのは病気が進行している兆候？　怖くて正直にいえない

これらはすべて間違った思い込みで、医学的根拠はない

られており、多様な患者さんとその家族の悩みや苦痛に対応しています。

●痛みのコントロールは緩和ケアの基本

多岐にわたる緩和ケアのなかで、医師が向き合うべき基本の一つに痛みのコントロールがあります。痛みは、がんにかかった患者さんのほとんどが、いずれかの時期に悩まされる症状です。しかも、痛みがあると、日常の生活に支障が生じ、心身の活動性が低下したり、睡眠が妨げられたりして、生活の質の低下と直結します。

痛みは検査で把握することができません。医師にとっては、ためらうことなく伝えてほしい症状です。ところが、治療の過程で、痛みを我慢する、痛みがあるのに「痛い」といわない患者さんに少なからず出会います。あるいは、痛みを抑える薬を使いすぎるといずれ効かなくなる、薬には依存性があると誤解し、薬の使用を躊躇（ちゅうちょ）する患者さんもみられます。そうした患者さんには、治療の継続においても日常生活の維持においても、痛みを抑えることがいかに大切であるかを理解してもらったうえで、痛みを率直に伝える際のポイントなども話します。

現在、医療用麻薬（オピオイド鎮痛薬）の使用法など、心身に悪影響を与えることなく薬の効果を最大限に引き出し、痛みを積極的に取り

除く一連の方法が普及しています。患者さんごとに種類や量、用法が検討され、一般の医師も手順に従えば、痛みを抑えることができるようになっています。適正な方法によって、がんに伴う痛みは、9割は管理できるとされています。がんによる痛みに対しては、痛いときだけに使う「頓用（とんよう）」という用法のみでは効果的ではなく、定期的に薬を使用することが勧められています。

自宅での痛みのコントロールについては、患者さん自身の「痛み」や「痛み止め」に対する理解が不可欠です。薬剤師らとの連携のもと、「痛み止め」の正しい使い方を身につけてもらい、できるだけこれまでの日常生活を維持してもらうことも、緩和ケアの一つといえます。

●察してもらうことを待たず、発信を

痛みの伝え方にポイントがあるように、患者さんと医療者との意思の疎通には工夫が必要なこともあります。診療場面での円滑なコミュニケーション、その基盤となる信頼関係の構築などは緩和ケアを進めるうえで欠かせません。

患者さんにしてみれば、外来や病棟で忙しそうにしている医師や看護師に、率直に悩みをいい出しにくいと感じても無理はありません。そこには、いわなくても察してほしいといった思いもあるかもしれません。対立や衝突を避けたいという気兼ねや気遣い、察すること＝忖度（そんたく）に価値を置きがちな日本の風潮も手伝っているかもしれません。もちろん、患者さん一人ひとりに対する診察時間が十分ではなく、短い時間のなかで、医療者が患者さんの本音に耳を傾けることができているか、知らず知らずのうちにいい出しにくい雰囲気を醸（かも）し出していはしないかと考えれば、反省すべき点はあります。

しかし、患者さんからの発信がなければ、適切な緩和ケアが始まることはない、というのも一面の事実です。「担当の先生には話しかけにくいけど、看護師さんなら…」といったように、スタッフのなかから発信しやすい相手をみつけてもらえると、チームは動き出すことができます。患者さんの参加、協力があってこそ、患者さんのための緩和ケアが実現するといえます。

婦人科がんでは、女性生殖器の喪失感や卵巣欠落症状、排尿の問題などによって、先の見えない不安を抱き、自分を大切に思えない状態が続くなど、精神・心理症状が現れやすいとの報告もあります。そうした目に見えにくい課題をいち早く共有し、解決できる関係づくりを目指し、患者さんが自分らしく生き続けられるサポートとして、緩和ケアが生かされることが望まれます。

（里見絵理子／緩和医療科）

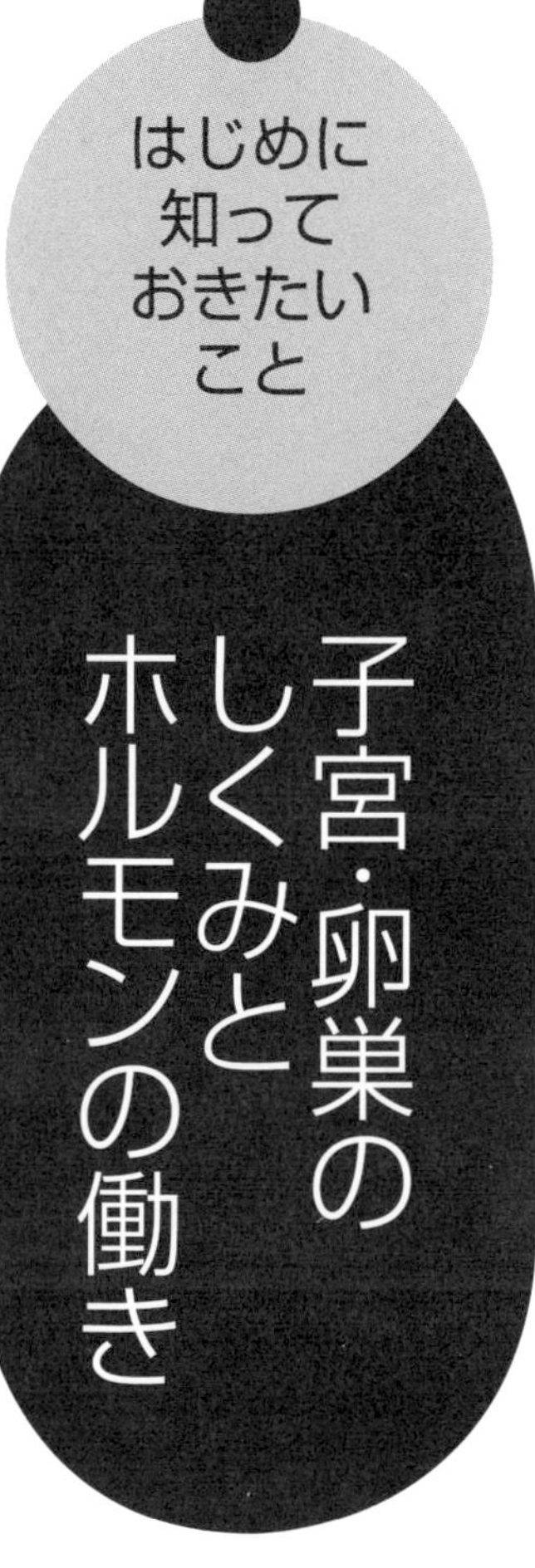

●妊娠・出産のために働く臓器

本書で取り上げている子宮頸がん、子宮体がん、卵巣がんは、女性特有の臓器＝生殖器に発生するがんで、婦人科がんの代表的なものです。子宮と卵巣は、生殖、つまり妊娠や出産を担う臓器であり、卵巣は、妊娠・出産に必要な準備を支えるホルモンをつくり、分泌するという内分泌器官の役割も果たしています。

●骨盤が内性器を守り 骨盤底筋が支えている

女性の生殖器は、外から見える外性器と体の内部にある内性器から成り立っています。子宮や卵巣は、卵管や腟とともに内性器に分類されます。内性器は、両側から骨盤にはさまれるようにして守られ、骨盤底筋（骨盤の底にあたる恥骨、尾骨、坐骨の間にある）という筋肉が子宮や腟を支えています。

子宮は、中が空洞の洋梨のような形をしています。腟につながる筒状の入口部分は子宮頸部といい、その奥は袋状になっており、子宮体部と呼ばれます。

子宮体部の左右からは卵管が伸びています。卵管は、卵巣と子宮をつなぐパイプのような役割をもち、長さは7～12㎝程度です。卵管の先端は漏斗状の構造をしており、卵管采と呼ばれ、卵巣から排卵された卵子は、ここでつかまえられます。

●胎児の成長に耐える子宮の構造

子宮体部は、内側一面を子宮内膜という粘膜で覆われています。子宮内膜に受精卵が着床することで妊娠が成立し、ここで胎児が成長していきます。通常、大人の女性の子宮体部は鶏卵程度の大きさですが、胎児の成長につれて大きく膨らみ、形を変えます。こうした変形が可能になるのは、子宮体部の外側が平滑筋という丈夫で伸び縮みできる筋肉でできているからです。

●卵巣の役割と 女性ホルモン分泌のしくみ

卵巣は、子宮の左右に一つずつあり、親指大の楕円形をした臓器で、靭帯で子宮とつながっています。卵巣と子宮から伸びる卵管を、あわせて子宮付属器と呼びます。

・卵巣は卵子を育て、排出する

卵巣の大きな役割の一つは、卵子の生成、成熟、排卵を行うことです。

■子宮と卵巣のしくみ

卵巣の中には、原始卵胞と呼ばれる卵子のもととなる袋状の組織が無数に存在しています。原始卵胞は、胎児のうちに数百万個用意されていて、生まれたあとに新たにつくられることはありません。

月経が始まってからは、卵巣に蓄えられている原始卵胞を育てながら、閉経まで排卵がくり返されます。

原始卵胞は、発育卵胞を経て成熟卵胞となり、卵胞から飛び出した卵子はさらに卵巣から排出されます。これが排卵です。こうした卵胞の成育や排卵、そして、子宮内膜の変化など、妊娠・出産の準備にかかわる一連の流れは、脳の指令によるホルモンと、卵巣のホルモン分泌がバランスをとりつつ、互いに影響し合うことで保たれています。

・卵子の発育を促すホルモンは脳の指令により分泌

脳の視床下部からは性腺刺激ホルモン放出ホルモン（ＧｎＲＨ）が分泌され、視床下部がつかさどる下垂体を刺激します。卵巣の中にある原始卵胞を育てるように命令を下すのは、下垂体から分泌される卵胞刺激ホルモン（ＦＳＨ）です。

卵胞刺激ホルモンの指令によって原始卵胞が十分に成長し、成熟卵胞になると、卵胞自体がホルモンをつくり出し、分泌するようになります。このホルモンが女性ホルモンの一つである卵胞ホルモン(エストロゲン)です。

エストロゲンの分泌が進み、血液中の濃度が高くなったことを視床下部が感知すると、今度は、下垂体から黄体形成ホルモン（ＬＨ）が分泌

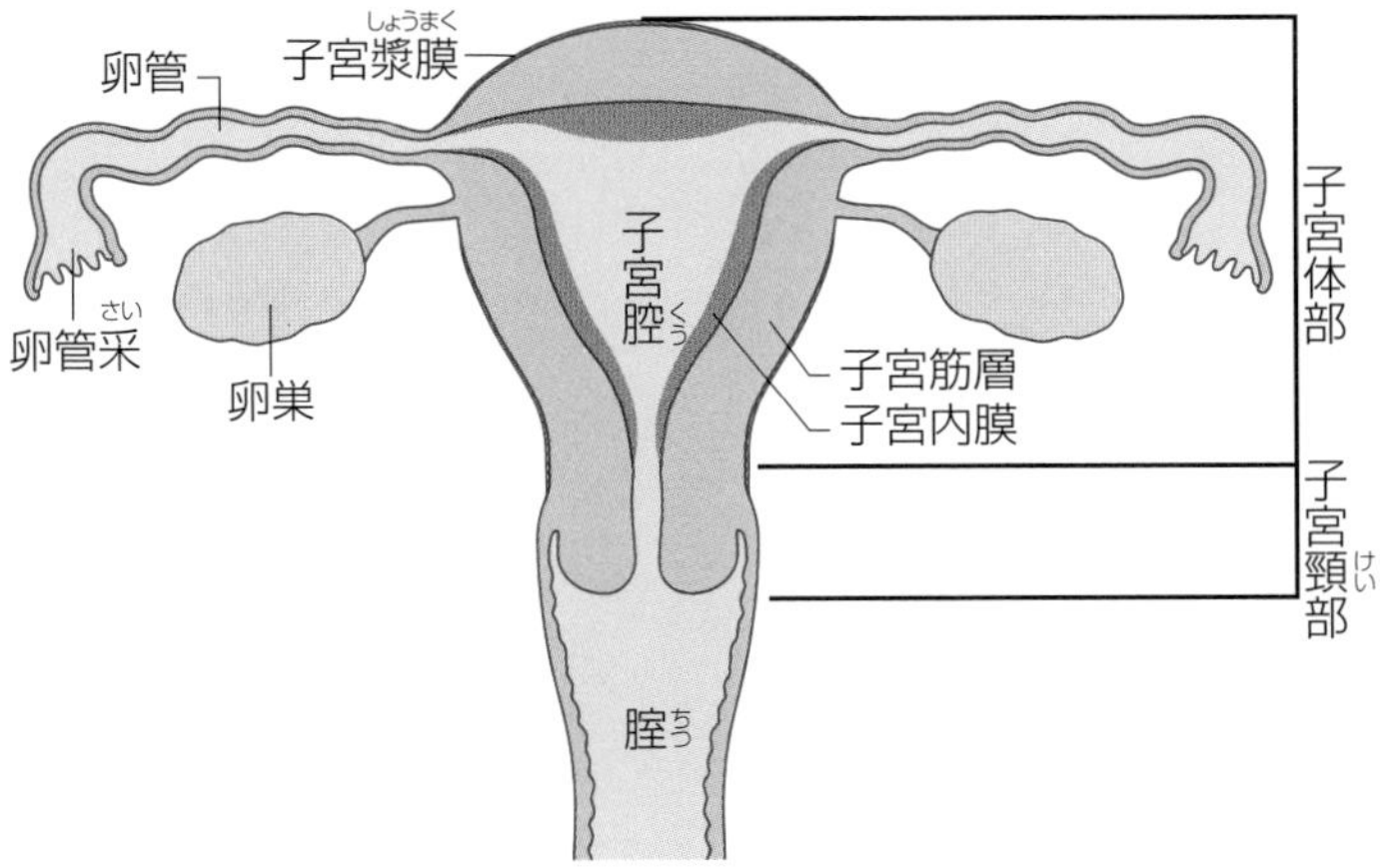

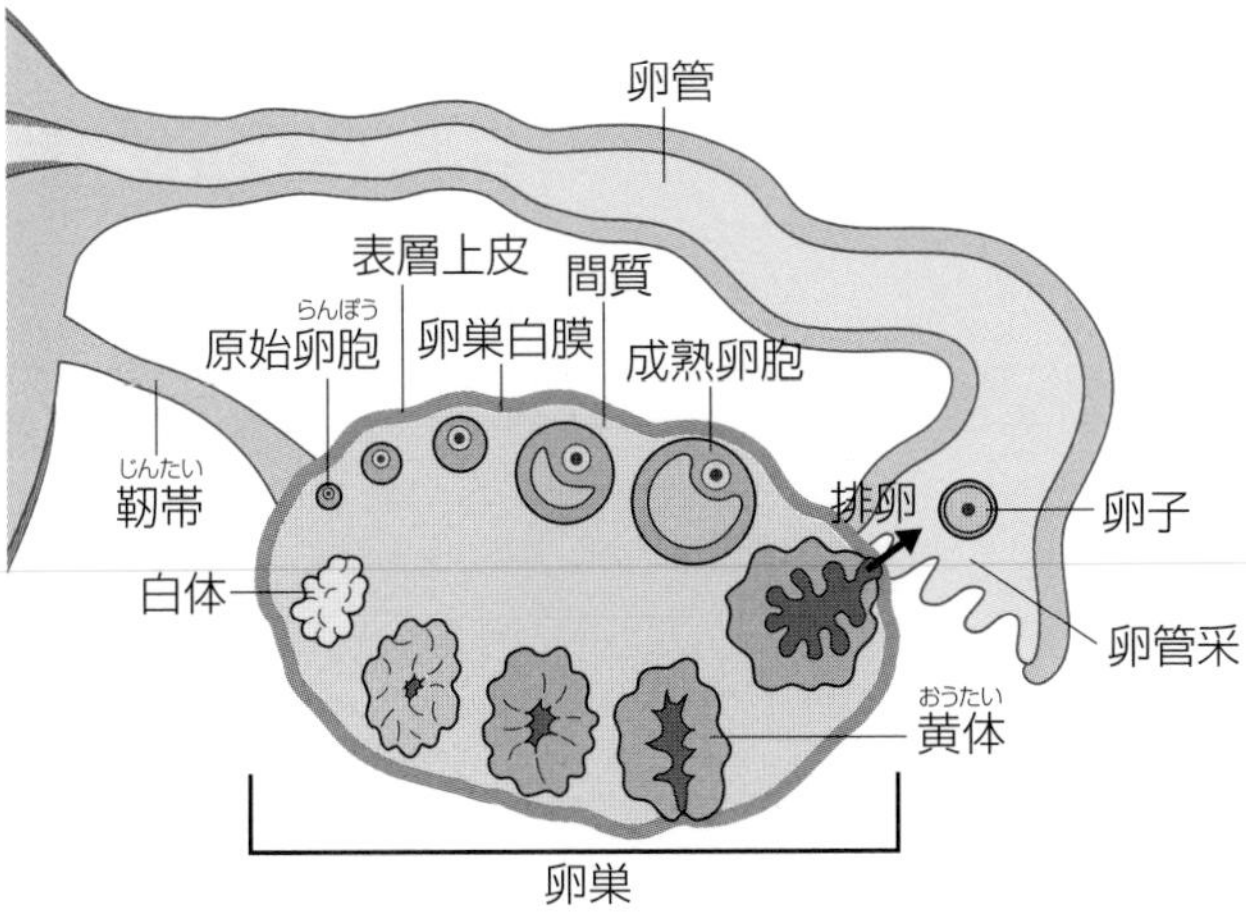

されます。排卵は、この黄体形成ホルモンの作用によって起こります。

　卵子が飛び出したあとには抜け殻となった卵胞が残りますが、これが黄体と呼ばれる器官に変化します。黄体はエストロゲンとともに、黄体ホルモン（プロゲステロン）という女性ホルモンを分泌します。

・女性ホルモンによって子宮内膜は妊娠に備え、変化

　エストロゲンの分泌によって、子宮内膜は受精卵の着床に備え、増殖して厚くなります。排卵のあとには、プロゲステロンの作用が加わり、さらに子宮内膜は厚みを増し、着床の準備を万端に整えます。

　その後、妊娠の成立に至らなければ、黄体は約2週間で退化し、エストロゲンとプロゲステロンの分泌は低下していきます。厚みを増した子宮内膜は役割を失い、剥がれ落ち、体外に排出されます。これが月経です。

　女性の体にはこうしたしくみが備わり、個人差はあるものの、約4週間の周期でくり返されています。

・司令塔＝視床下部はストレスの影響を受けやすい

　こうしたしくみの最も上位の司令塔は脳の視床下部です。視床下部から下垂体へと指令を伝えるのが、性腺刺激ホルモン放出ホルモン（GnRH）です。

　女性ホルモンの分泌量は常に視床下部でチェックされており、低下すれば増加を促し、増え過ぎるようで

■月経周期とホルモン分泌

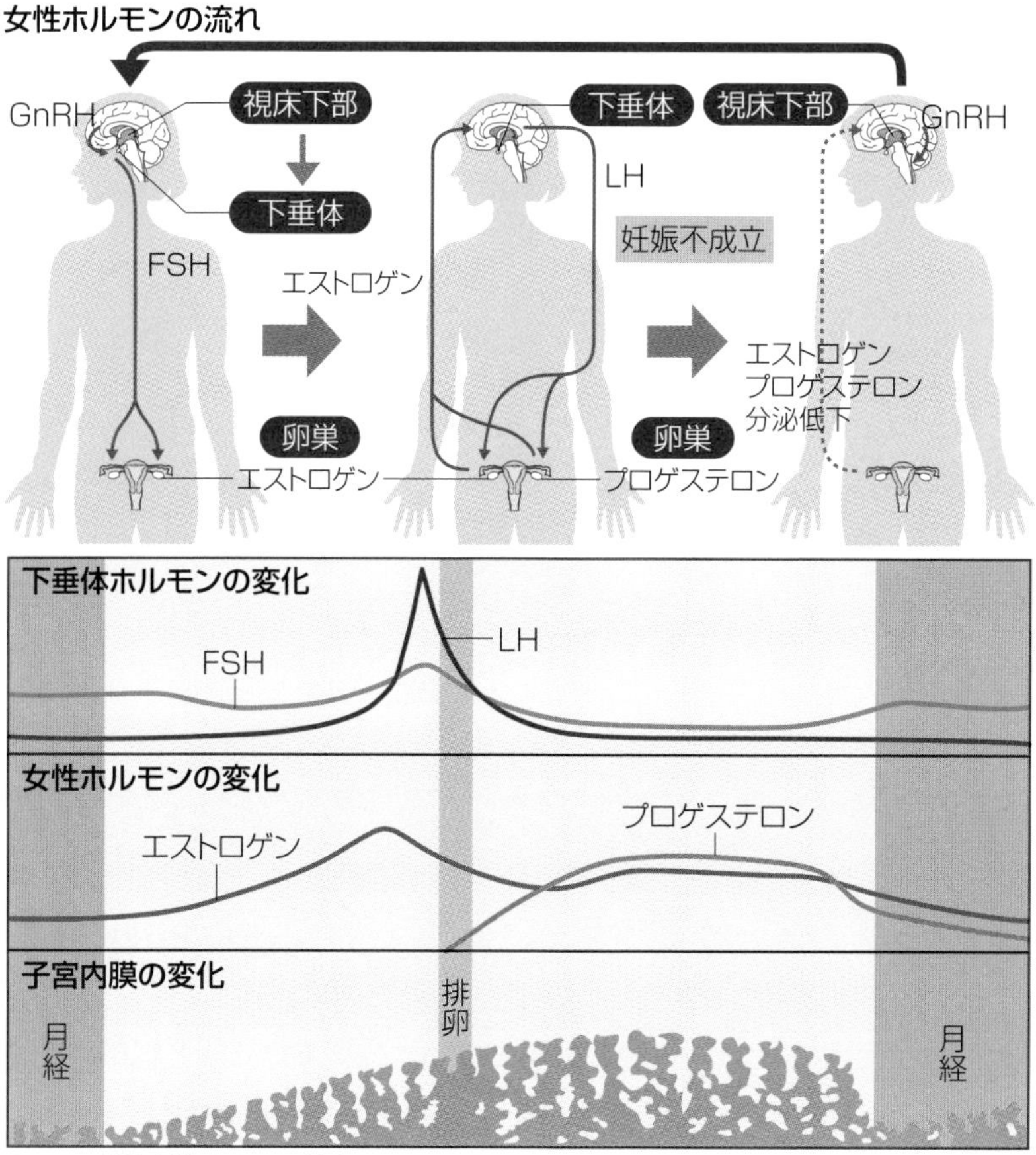

女性ホルモンの流れ

下垂体ホルモンの変化

女性ホルモンの変化

子宮内膜の変化

GnRH：性腺刺激ホルモン放出ホルモン　FSH：卵胞刺激ホルモン　LH：黄体形成ホルモン

あれば低下するように調整されています（フィードバック）。バランスの維持が最も重要ですが、視床下部はストレスの影響を受けやすいとされ、月経周期の乱れなどの背景には精神的な要素がかかわっている場合も少なくありません。

・女性ホルモンの働き

一般にホルモンは体のさまざまな働きを調整している物質です。その種類は100種類以上ともいわれ、脳やいろいろな器官によってつくられ、骨や筋肉の成長、エネルギーの代謝、血圧の維持、食欲のコントロール、食物の消化といった機能にかかわっています。

多種多様なホルモンのうち、卵巣でつくられ、分泌されるのが女性ホルモンと呼ばれるエストロゲンとプロゲステロンです。妊娠、出産に備えるしくみだけでなく、女性ホルモン、特にエストロゲンは上の表のように女性の健康にかかわる大きな役割を果たしています。

女性ホルモンの分泌は、4週間単位の周期とともに、年齢に伴いその分泌量が変化します。一部の子宮体がんは、女性ホルモンとのかかわりが認められています。卵巣がんの発生の背景には、排卵のたびに卵巣が傷つけられることがあるとの指摘もあります。

子宮がん、卵巣がんの手術療法で卵巣摘出が必要とされる場合は、妊娠する能力（妊孕性）にかかわるだけでなく、女性の健康にも大きな影響を及ぼすことになります。

■女性のライフサイクルと婦人科がん

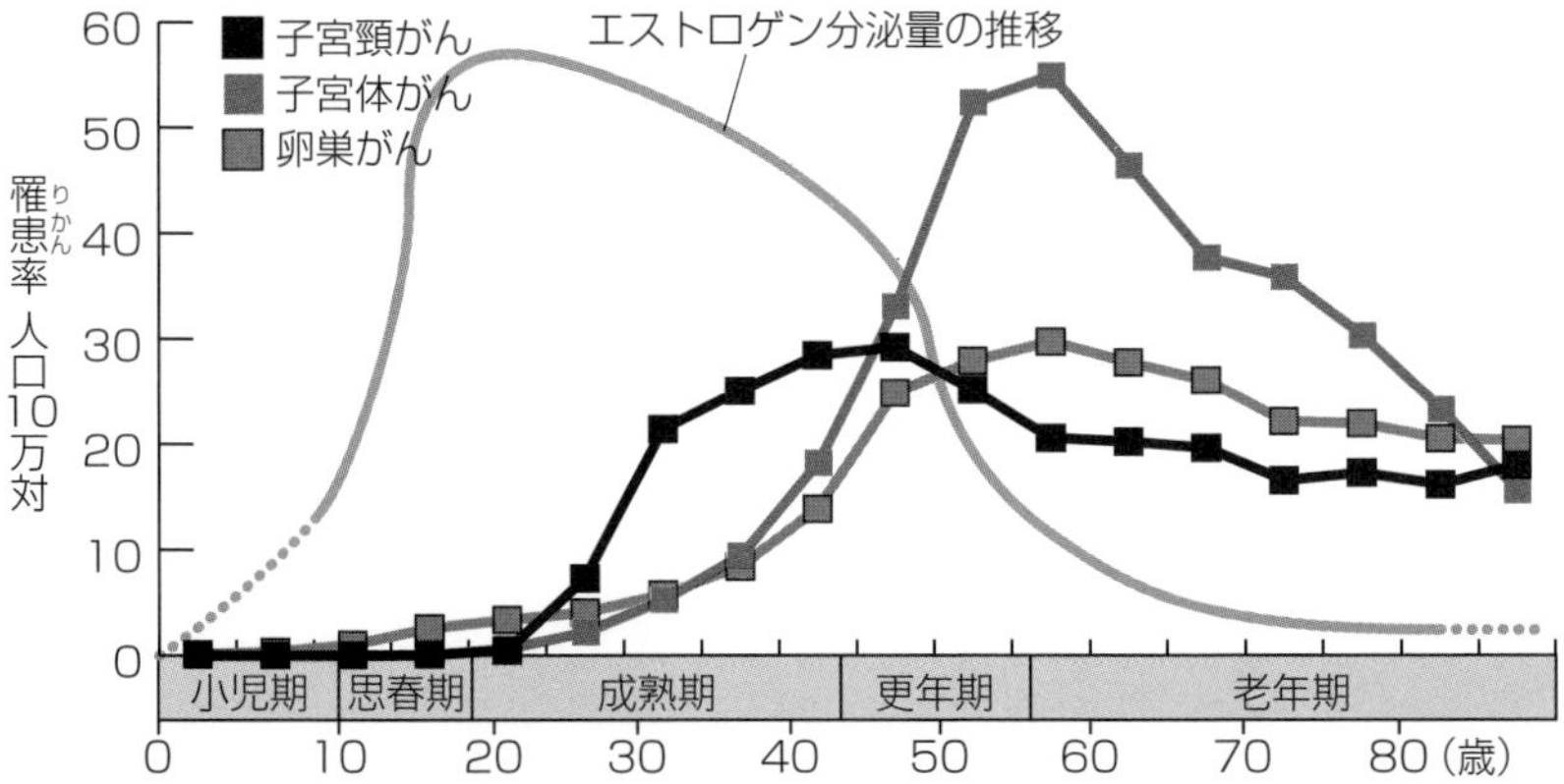

子宮頸がん
子宮体がん
卵巣がん
エストロゲン分泌量の推移
罹患率 人口10万対
小児期　思春期　成熟期　更年期　老年期
0　10　20　30　40　50　60　70　80（歳）

罹患率グラフは「国立がん研究センターがん情報サービス がん登録・統計」より作成

■女性ホルモンの働き

	エストロゲン	プロゲステロン
女性器・妊娠へのかかわり	・子宮内膜を増殖させ厚くする ・下垂体を刺激して黄体形成ホルモンを分泌させ、排卵を起こす ・子宮頸管粘液の分泌を高める	・受精卵が着床しやすいように子宮内膜を整える ・出産まで子宮内膜を維持する ・水分や栄養素を保持し、妊娠の維持に働く ・乳腺の発育を促す
女性の心身の健康へのかかわり	・骨密度を維持する ・HDLコレステロールを増やし、LDLコレステロールを減らす ・肌の潤いや、張りを保つ ・自律神経の働きを安定させる ・気分を明るくする	・食欲を高める ・精神的に不安定になり、イライラしやすくなる ・基礎体温を上昇させる

はじめに知っておきたいこと

がんの広がりや性質を調べるための検査

子宮や卵巣に腫瘍の存在が確認されたら、その広がりや悪性度を調べる検査として、画像検査や病理検査などが行われます。

●さまざまな画像検査

・超音波検査

人の耳ではとらえることができないほどの高周波を用い、体内の状態を画像化する検査です。超音波を送受信する器具（プローブ）を調べたい場所に当て、はね返ってくる反射波（エコー）をコンピュータで処理した画像が、モニター画面に映し出されます。

婦人科で受ける画像検査のうち、基本となる検査であり、広く行われています。痛みなど、患者さんの負担はほとんどありません。

放射線の被ばくはないので、リスクを心配することなく、回数を重ねて行うことができます。

子宮や卵巣を調べる超音波検査は次の2種類があります。一つは、プローブを下腹部に当てて体の外から体内のようすを観察する「経腹超音波検査」であり、もう一つは、プローブを腟に挿入して観察する「経腟超音波検査」です。子宮内膜の厚さなど、経腟超音波検査のほうが、より詳しい情報が得られます。

患者さん自身も、リアルタイムでモニター画面を確認することができ、その場で医師の説明が受けられます。

・CT検査

CTとは、Computed Tomography：コンピュータ断層撮影法の略称で、X線を用いて体の断面を撮影する検査です。X線は体を通過しますが、通過しやすさの度合いは組織や臓器によって異なります。その差をデータ化し、コンピュータ処理することによって体の内部を画像化して見ることができます。

数mm単位で、体を輪切りにした状態の画像が得られます。

ただし、子宮や卵巣の内部を詳しく観察することには向いておらず、がんのリンパ節転移の有無、おなかの内部（腹腔内）全体へのがんの浸潤（周囲の組織に広がっていくこと）、肺や肝臓など離れた臓器への転移の有無などを確認するために行われます。

検査にあたって痛みなどはなく、5～10分間程度の短時間で終了します。X線の被ばくを伴うため、妊娠中や妊娠の可能性のある女性には、検査の必要性を慎重に検討したうえ

■超音波検査

●経腹超音波検査

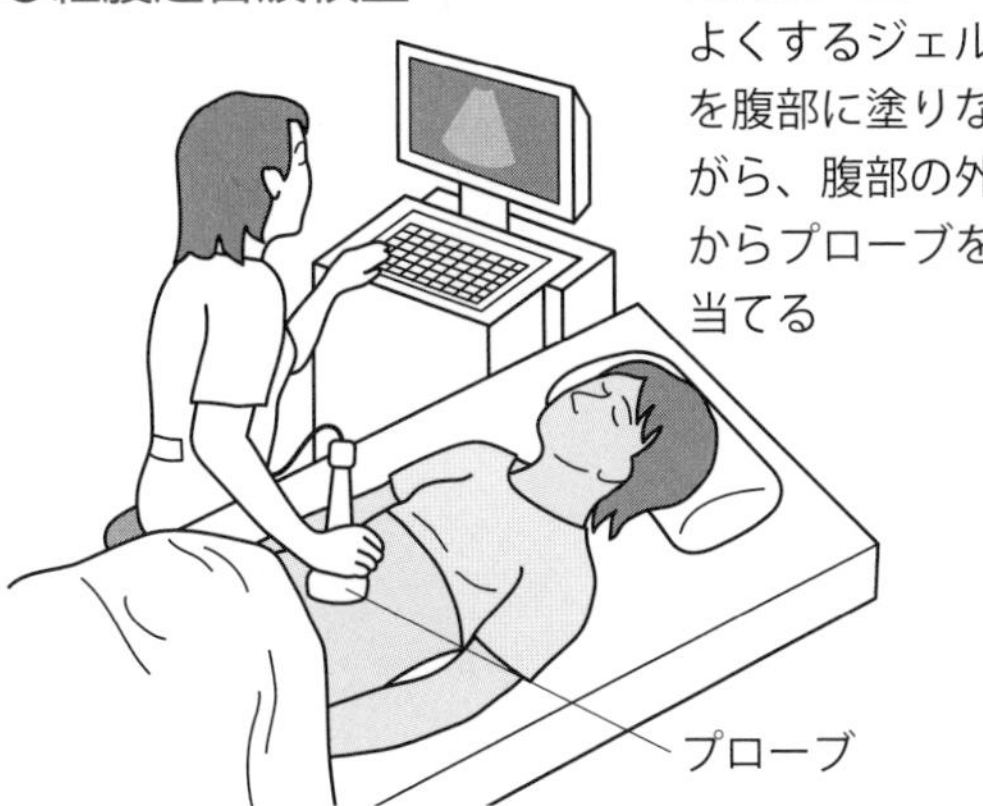

卵巣がん

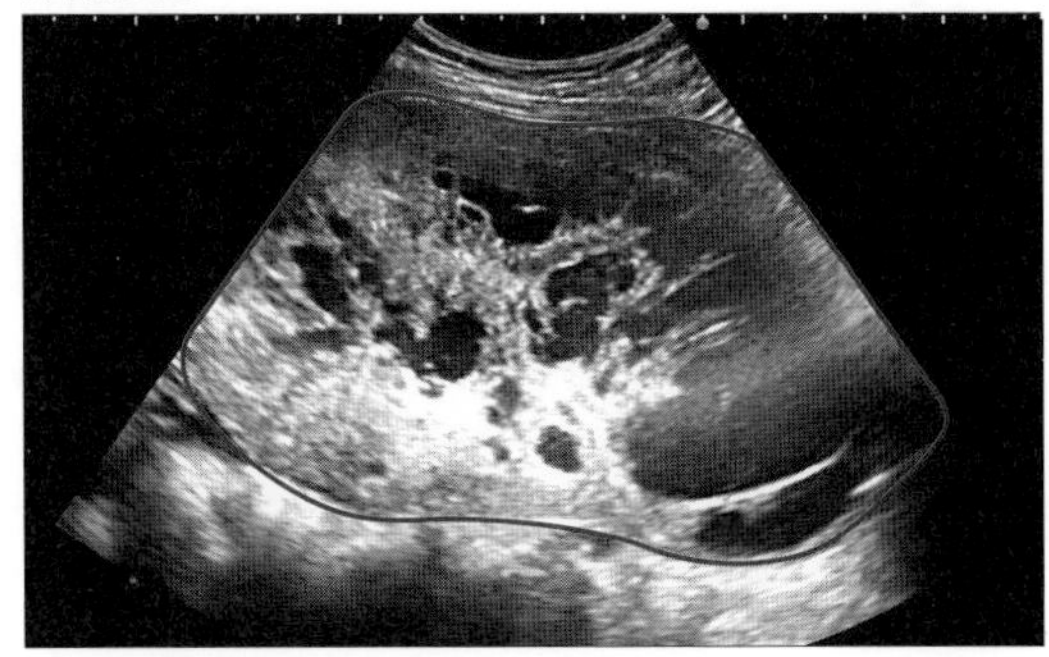

——で囲んだ部分が卵巣（全体ががん）

●経腟超音波検査

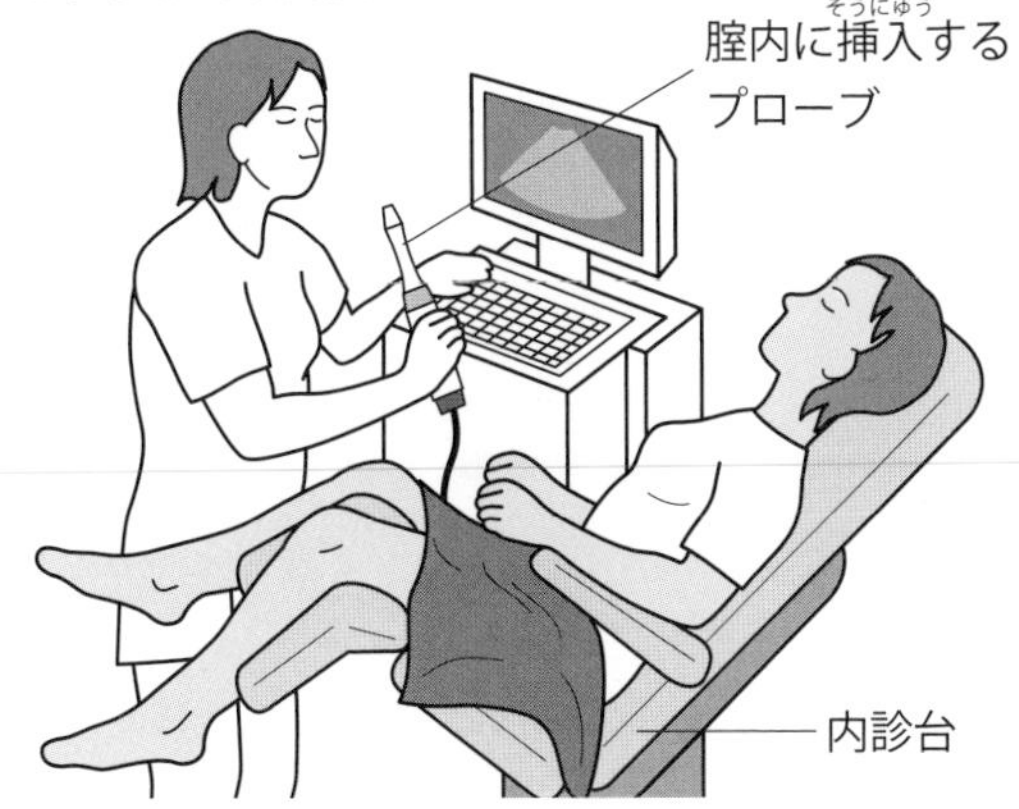

卵巣がん

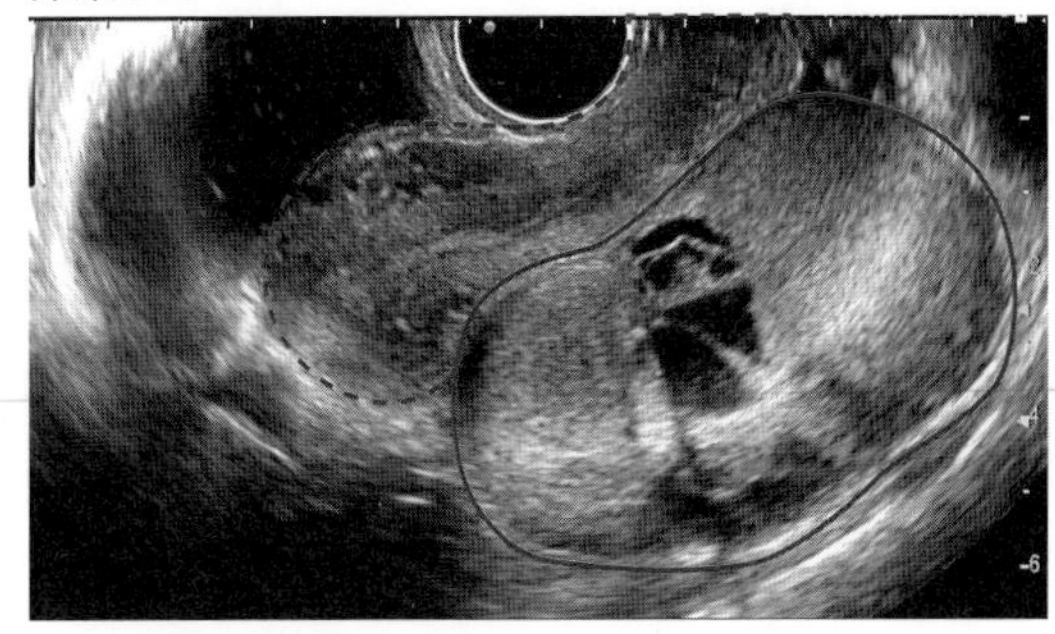

- - -で囲んだ部分は子宮
——で囲んだ部分が卵巣（全体ががん）

■ CT 検査

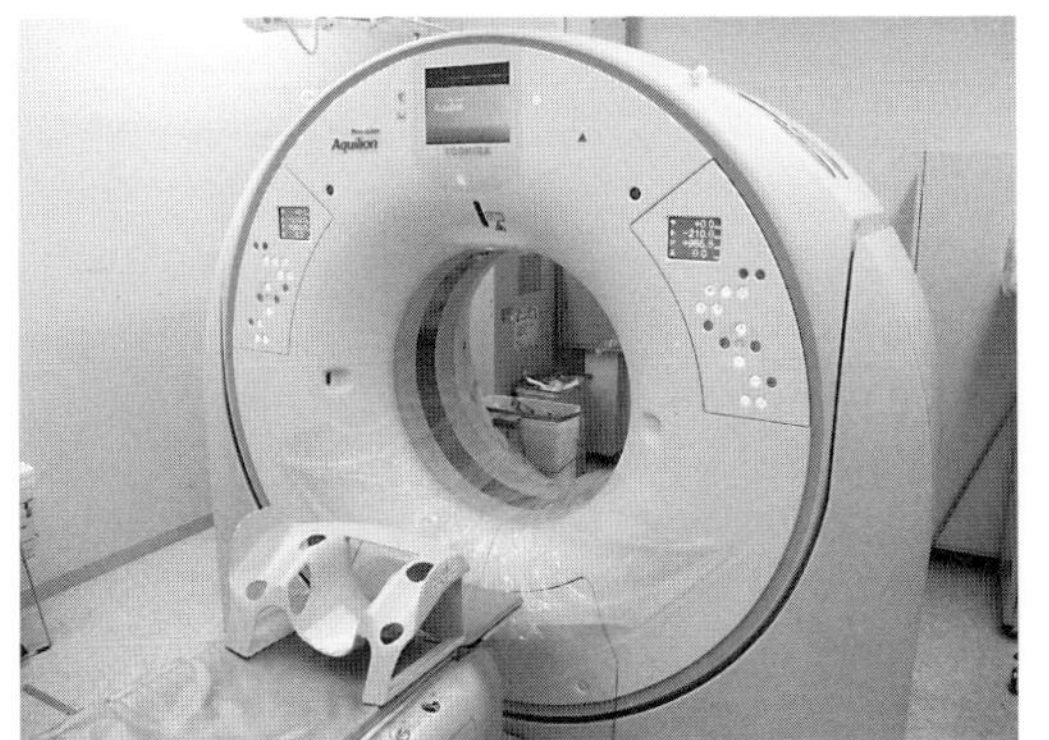

CT検査装置

子宮体がん

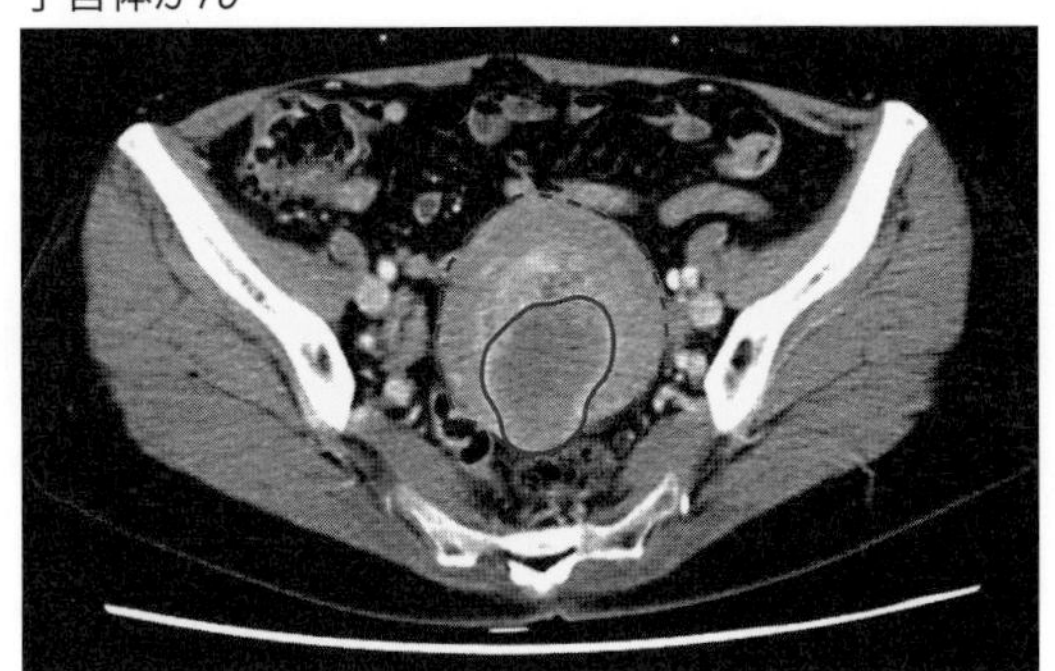

- - -で囲んだ部分が子宮体部、——で囲んだ部分ががん

■ MRI 検査

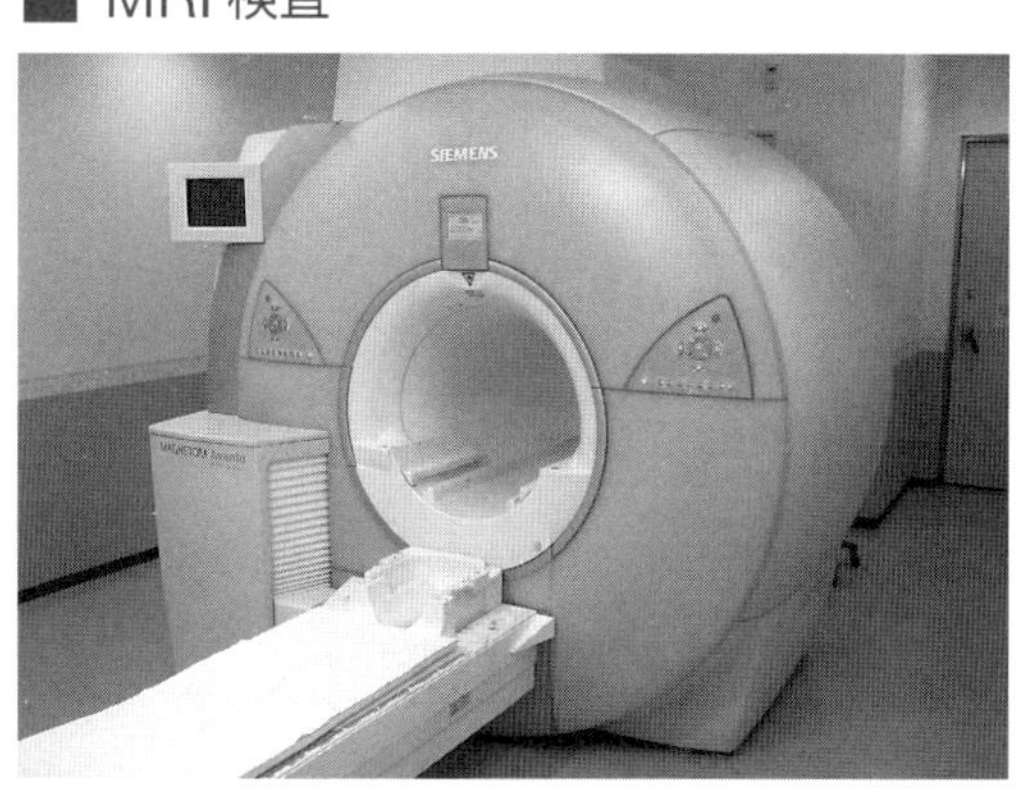

MRI検査装置

子宮頸がん

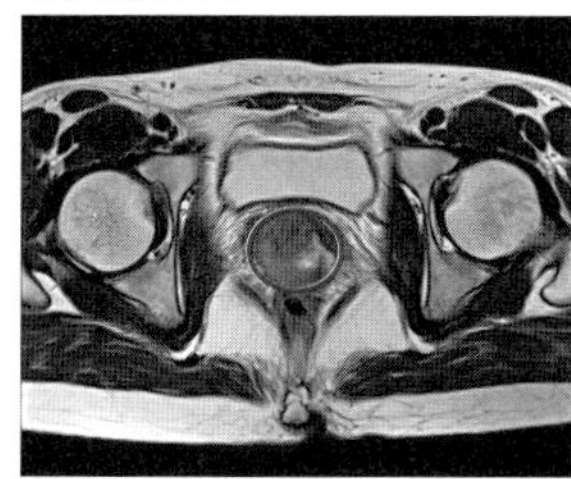

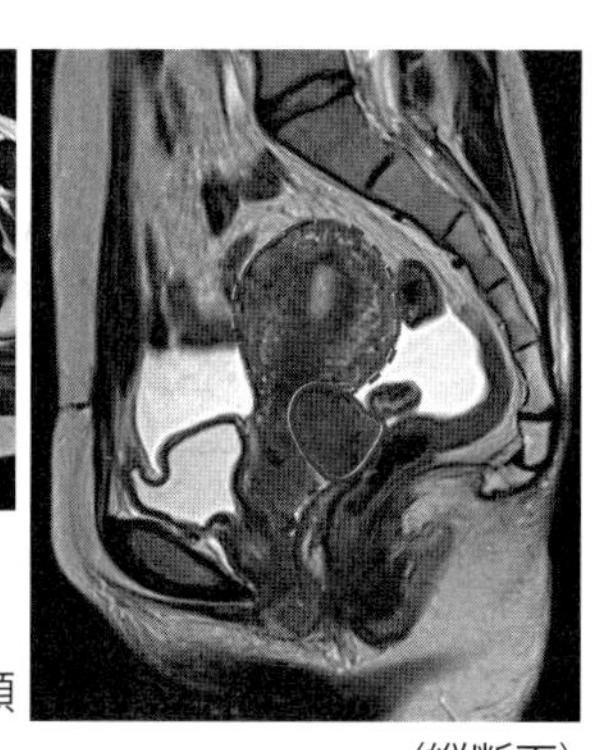

〈水平断面〉
- - -で囲んだ部分が子宮、
——で囲んだ部分が子宮頸部のがん

〈縦断面〉

で行う必要があります。

・ＭＲＩ検査

ＭＲＩとは、Magnetic Resonance Imaging：磁気共鳴画像の略称で、非常に強い磁石と電波を利用して、体内のさまざまな断面を画像化する検査です。全身の骨や筋肉・血管といった組織や内臓について、縦、横、斜めなどあらゆる角度からの画像が得られ、立体的な観察ができます。

骨盤内にある子宮や卵巣に対しては、ＣＴ検査よりも鮮明なコントラストの画像が得られ、詳細な診断が可能になります。

子宮の腫瘍の場合は、悪性か良性かの判断、子宮内膜との位置関係や浸潤の度合い、隣り合う臓器への広がりなどを調べることができます。

卵巣の腫瘍であれば、悪性か良性かの判断、悪性である場合の組織型などの判断に役立つ情報を得ることができます。

経腟超音波検査で得られた情報と、ＭＲＩ検査で得られた情報を組み合わせることで、より精度の高い診断につながります。

周囲の臓器へのがんの広がりを観察するのにも適しており、手術を行う際の切除範囲は、この検査によって決定されます。

ＭＲＩ検査は磁気を使用しているため、Ｘ線の被ばくはありません。痛みもなく、患者さんへの負担は小さいですが、トンネル状の装置の中で終始大きな音がします。

また、心臓ペースメーカーを埋め込んでいる人、体内に金属を埋め込んでいる人（脳動脈瘤クリップ、人工関節、人工内耳など）など、検査を行うことができない場合があります。

・シンチグラフィ

放射性医薬品を体内に投与し、放出される放射線を特殊なカメラで画像化することにより体内のようすを調べる検査を核医学検査（ＲＩ：Radio Isotope 検査）と呼びます。放射性医薬品の分布を画像にすることをシンチグラフィといい、こうした方法で得られた画像をシンチグラムといいます。

放射性医薬品は、特定の臓器や組織に集まりやすい性質をもっているため、目的に応じて適切な種類が選択されます。

ＣＴ検査やＭＲＩ検査は、臓器の形や異常を調べることが中心ですが、シンチグラフィでは、投与された放射性医薬品の体内での分布やその集積量、経時的な変化の情報などから、臓器や組織の形だけでなく、機能や代謝の状態などを調べることができます。

がん細胞に取り込まれやすい放射性医薬品を投与したうえで、全身の骨の代謝のようすを画像にするのが骨シンチグラフィです。骨への転移が確認できます。

ＰＥＴ検査もこうした検査の一種です。がん細胞が増殖していくと、正常の細胞よりも多量のブドウ糖を取り込む性質を利用した検査です。ＦＤＧというブドウ糖によく似た放射性医薬品を投与し、それが全身のどこに取り込まれるかを観察し、転移を確認します。

ＰＥＴとＣＴやＭＲＩを組み合わせた検査法もあります。

■骨シンチグラフィ

卵巣がん・骨転移なし

ANT　POST

■PET-MRI

子宮体がん・骨転移

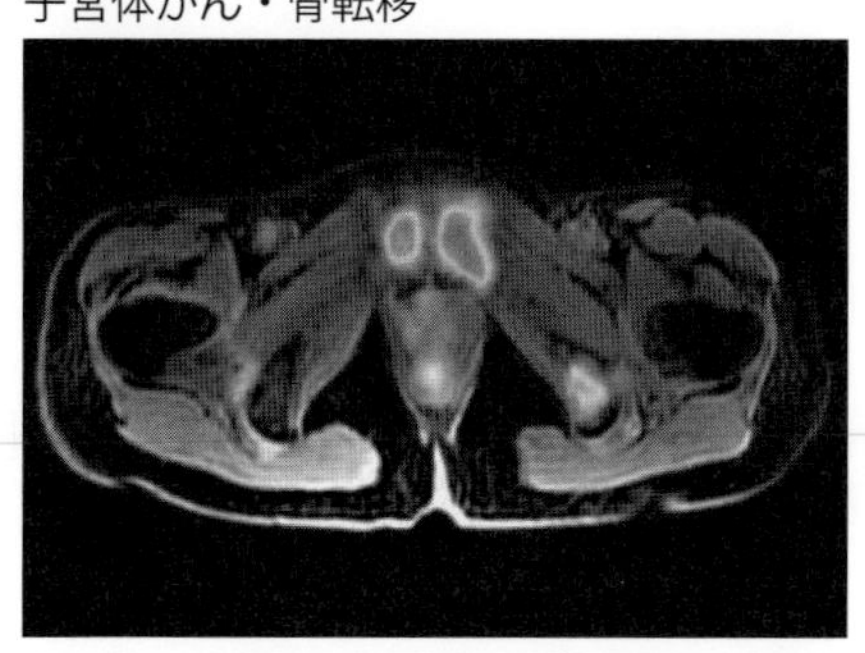

白く光って見えるのが骨転移の部分。上部2か所と右側1か所は骨、中央部分は会陰

●病理検査

・治療前に行えない特性

細胞や組織を採取して顕微鏡で観察し、腫瘍の悪性度、組織型などの詳細を調べるのが病理検査です。

女性の生殖器のうち、特に卵巣は、体の奥のほうに位置しているという特性から、病変が発生しても、簡単に細胞や組織を採取することができません。そのため、治療を開始する前に病理検査による診断を行うことが難しく、通常、まず手術を行い、切除した病変を用いて病理検査が行われます。

病変は良性か悪性か、浸潤の度合いはどのくらいか、といった情報は手術の切除範囲、リンパ節の切除の有無などにかかわることから、手術中に迅速に調べる術中迅速病理診断が行われることがあります。特殊な方法で腫瘍を標本化して観察し、15～20分程度で結果が得られます。

・手術後に詳細を調べる

手術後に時間をかけて行われる病理検査（永久標本病理組織検査）によって、組織型、浸潤・広がりの度合い、悪性度といった腫瘍の性格が確定診断されます。

その情報をもとに、手術後の治療方針が検討されます。

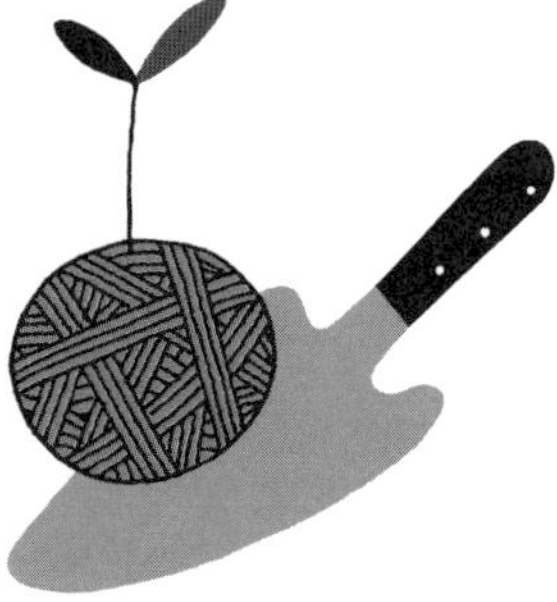

第1章
子宮頸がん

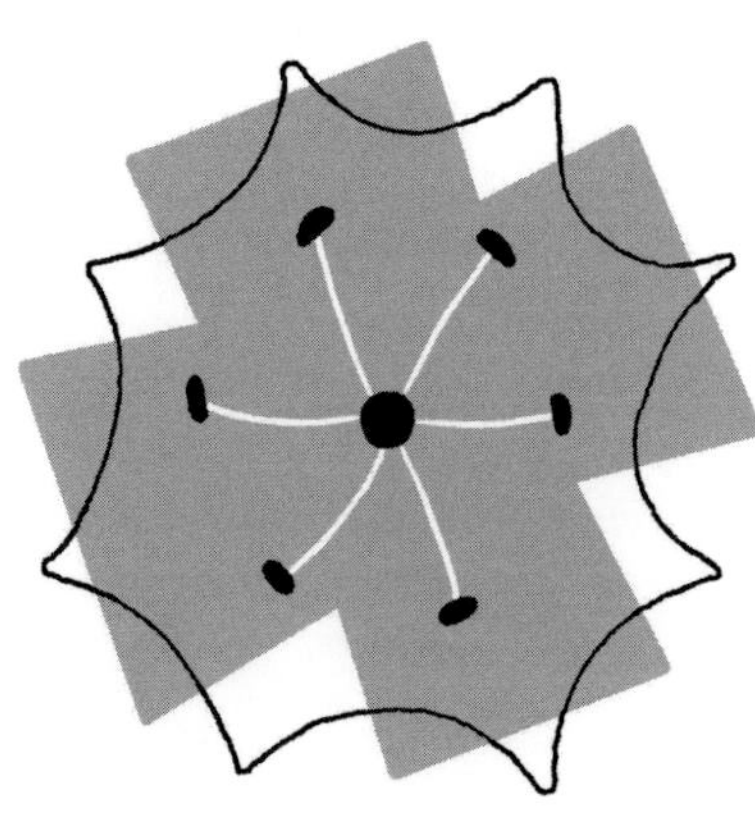

子宮頸がんにはこんな特徴があります

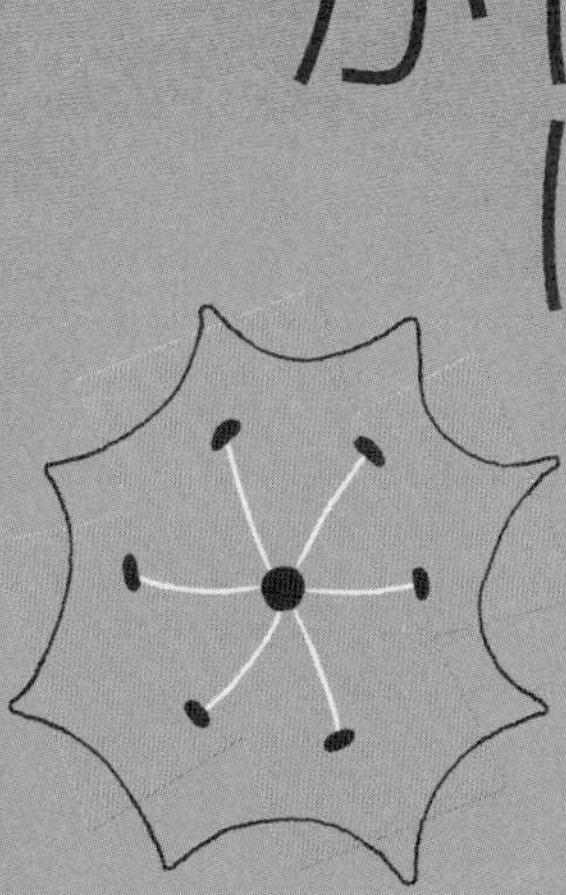

子宮の入口に発生する子宮頸がん

子宮は女性の骨盤内にあり、妊娠したときに胎児を育てるための臓器です。筋肉でできていて、内側は粘膜（子宮内膜）で覆われています。

腟（ちつ）からつながる管状をした子宮の入り口部分を子宮頸（けい）部と呼びます。一方、子宮の上部は子宮体部と呼ばれ、袋状をしており、頸部・体部を合わせた全体の大きさは成人女性で鶏の卵程度です。子宮体部の左右に

体の側面から見る子宮の位置

子宮は骨盤内の下方にあり、後方（背側）にある直腸と前方にある膀胱の間にはさまれている。内部は空洞で、上部の丸い部分を子宮体部、下部の腟へと続く細く管状になった部分を子宮頸部と呼ぶ。子宮頸部は子宮の入り口であり、腟から頸部の一部（入り口部分）を見ることができる。

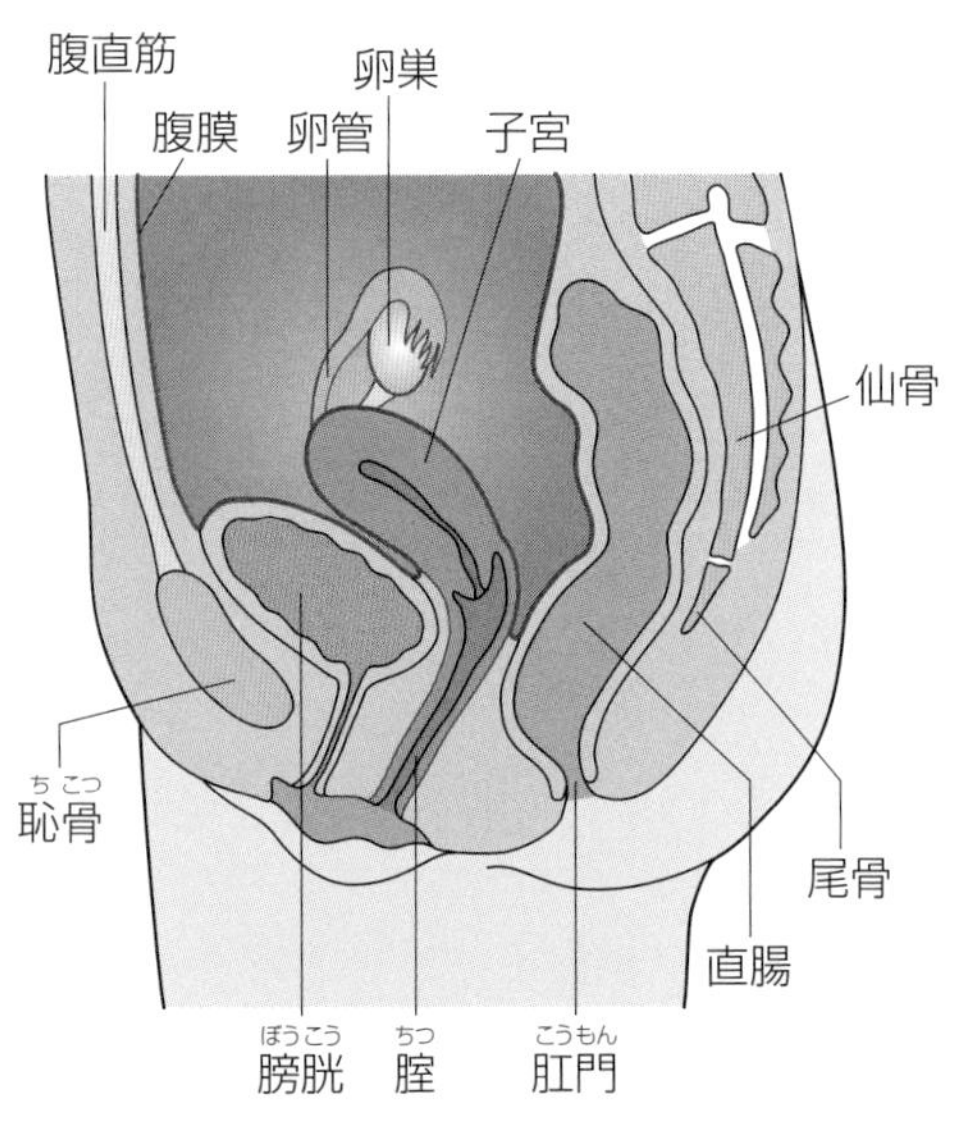

子宮頸部の構造

子宮の下部、腟からの入り口になる子宮頸部の内側表面は、入り口寄りが扁平上皮細胞、子宮体部寄りが腺細胞（円柱上皮細胞）という２種類の細胞に覆われている。子宮頸がんはこの２種類の細胞の境目付近に多く発生し、それぞれ扁平上皮がん、腺がんと呼ばれる。

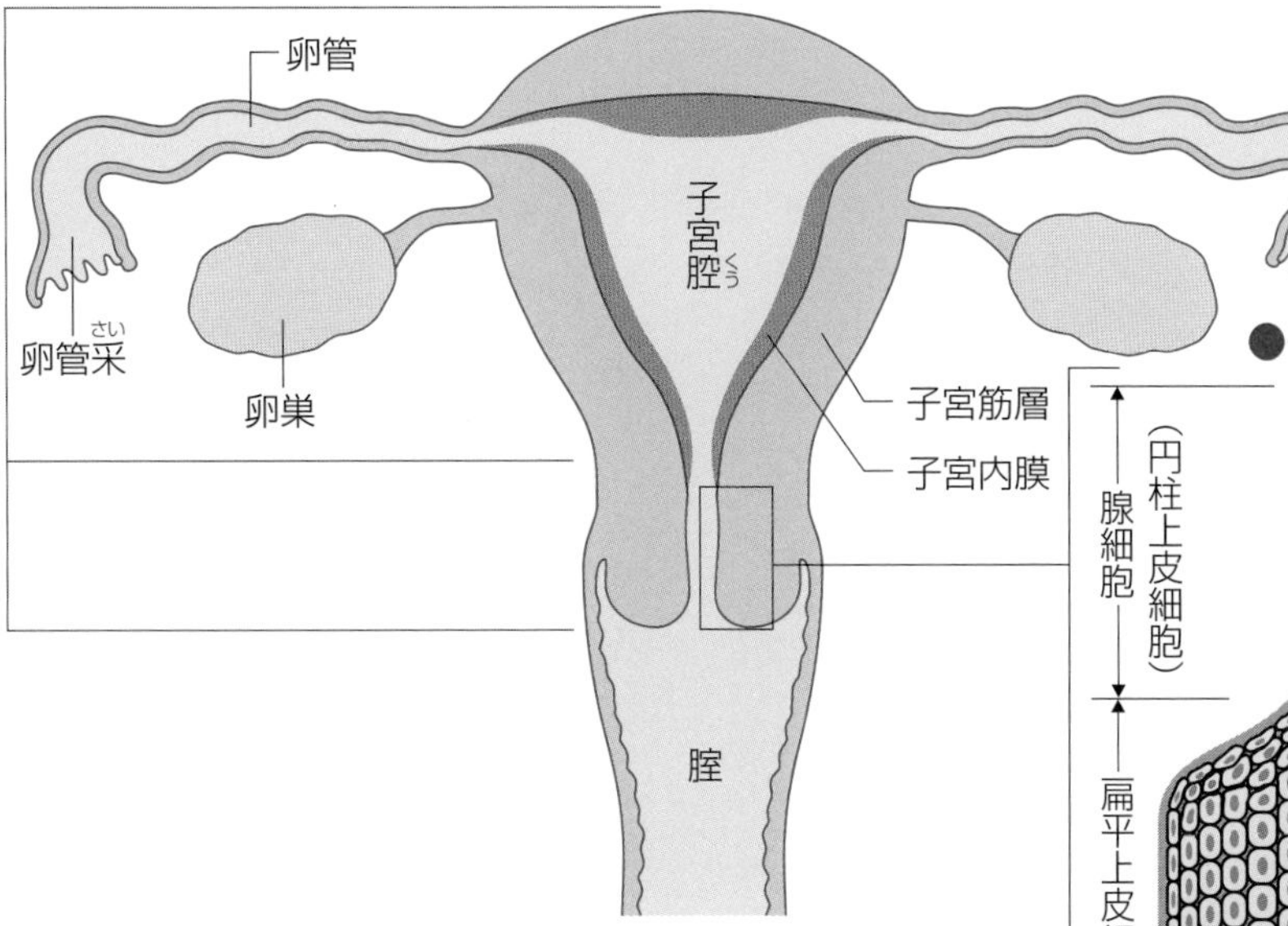

卵管
子宮体部
卵管采
卵巣
子宮腔
子宮筋層
子宮内膜
子宮頸部
腟

●子宮頸部の細胞

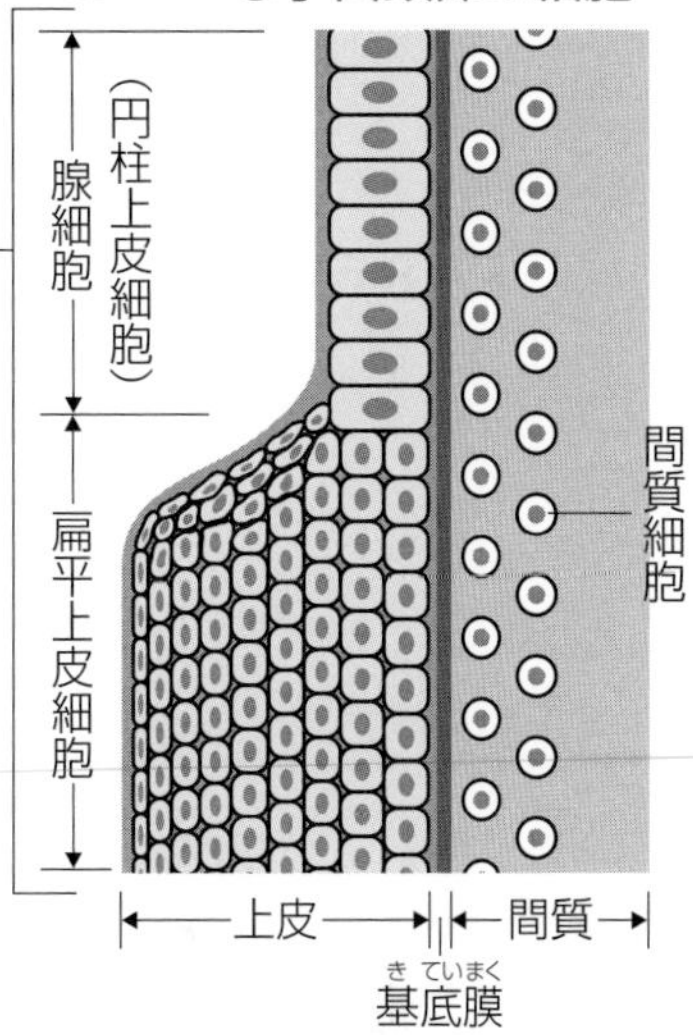

腺細胞（円柱上皮細胞）
扁平上皮細胞
間質細胞
上皮
間質
基底膜

●子宮腟部と子宮頸管部

上記２種類の細胞の境目はエストロゲンの影響で、更年期を過ぎると子宮腟部から子宮頸管部のほうへと動く。腟部のがんは肉眼でも確認しやすいが、頸管部のがんは早期発見が難しくなる。

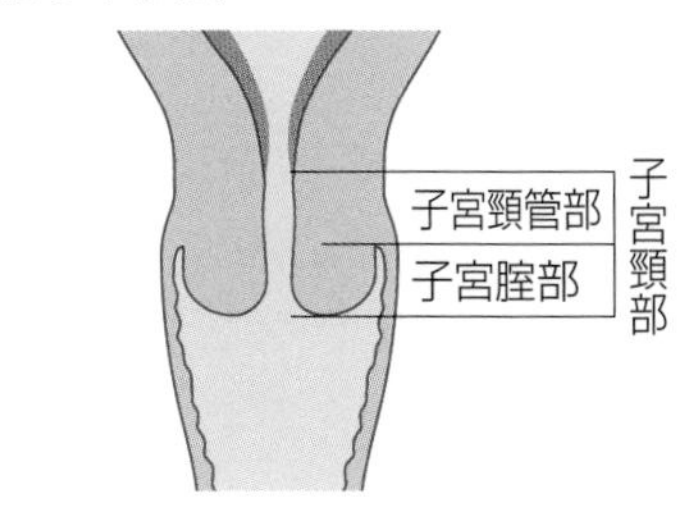

は卵巣、卵管が付属し、子宮頸部は腟に至ります。

子宮頸がんとは、子宮頸部にできるがんです。子宮頸部の内側表面は扁平上皮細胞と腺細胞（円柱上皮細胞）と呼ばれる2種類の上皮細胞からなり、子宮頸がんはこれらが接する境界付近に多く発生することがわかっています。

発生場所で扁平上皮がん、腺がんに分かれる

子宮頸がんは頸部のどの部分に発生するかによって、組織型が異なり、扁平上皮細胞に発生する扁平上皮が

子宮頸がんの罹患（りかん）者数・死亡者数の推移

近年、子宮頸がんにかかる人、死亡する人は、ともに増加傾向を示している。

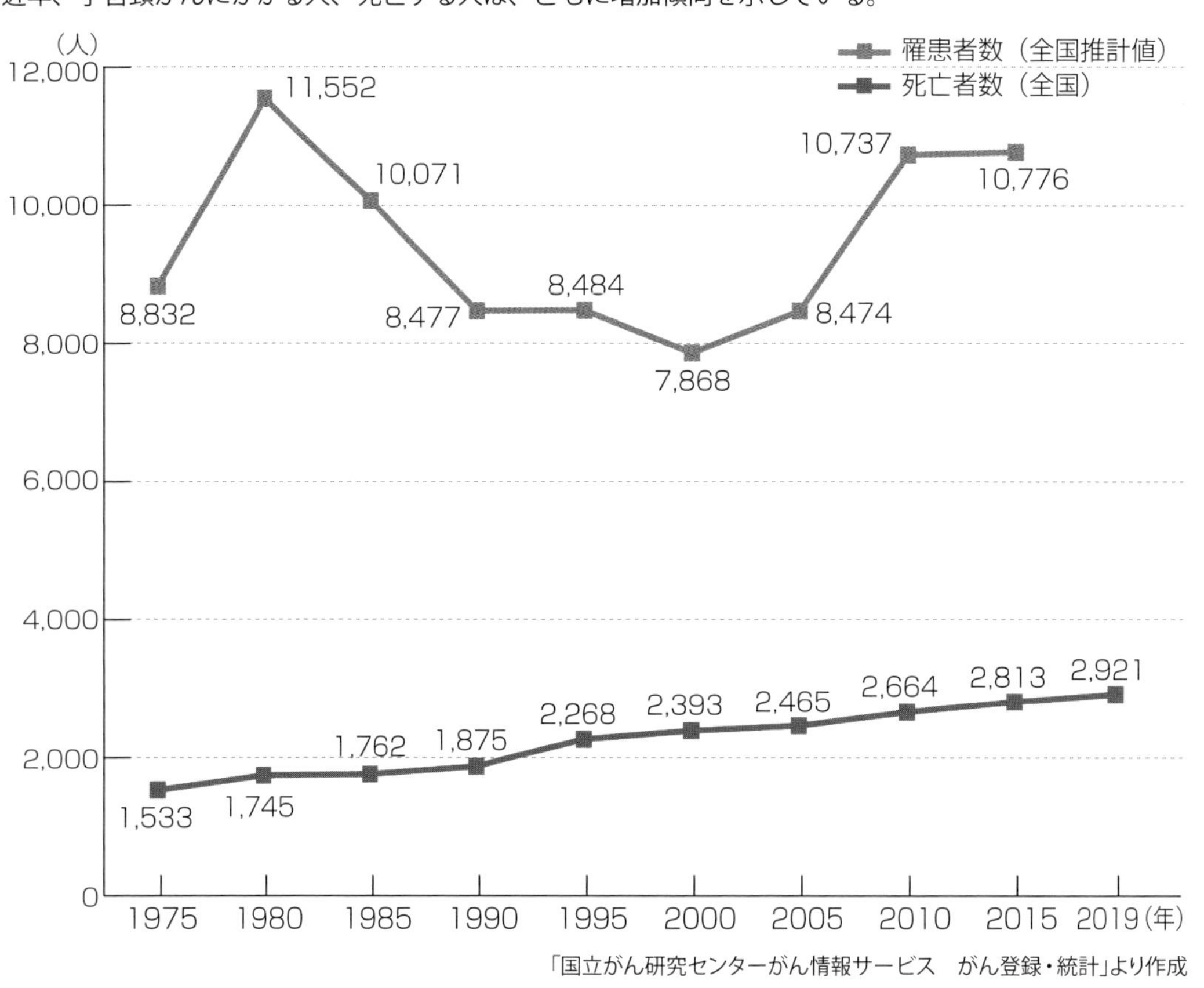

「国立がん研究センターがん情報サービス　がん登録・統計」より作成

んと、腺細胞（円柱上皮細胞）に発生する腺がんとに分類されます。

以前は圧倒的に扁平上皮がんが多く、腺がんは5％程度でしたが、最近では腺がんが増加の傾向にあり、扁平上皮がんが約70％、腺がんが約20％を占めています。

子宮頸がんは、一般には検診システムも確立しており、婦人科の診察で発見されやすく、早期に発見すれば治療の効果が現れることが多く、比較的経過のよいがんと考えられています。ただし、腺がんは扁平上皮がんに比べ、位置的に初期に発見するのが難しい、初期のうちにリンパ節への転移がみられる、放射線や抗がん薬治療が効きにくい、卵巣への転移の確率が高いといった理由から、治療が難しいとされます。

罹患・死亡者数は増加傾向　ピークは若い世代に

年間約1万人の女性が子宮頸がんにかかり、約2、900人が死亡しているとされ、近年増加傾向にあります。なかでも、50歳より若い世代での罹患者数の増加が注目されています。以前は40～50歳代に発症のピークがみられましたが、最近では20歳代後半から増えはじめ、40歳代前半でピークを迎えます。

さらに死亡率に関しても、肝臓がんや大腸がんなどの主要ながんでは低下の傾向にあるのに対し、子宮頸がんは上昇していることが指摘されています。

子宮頸がんの年齢別罹患者数

子宮頸がんは比較的若い世代に罹患者が多く、40歳代がピークとなっている。

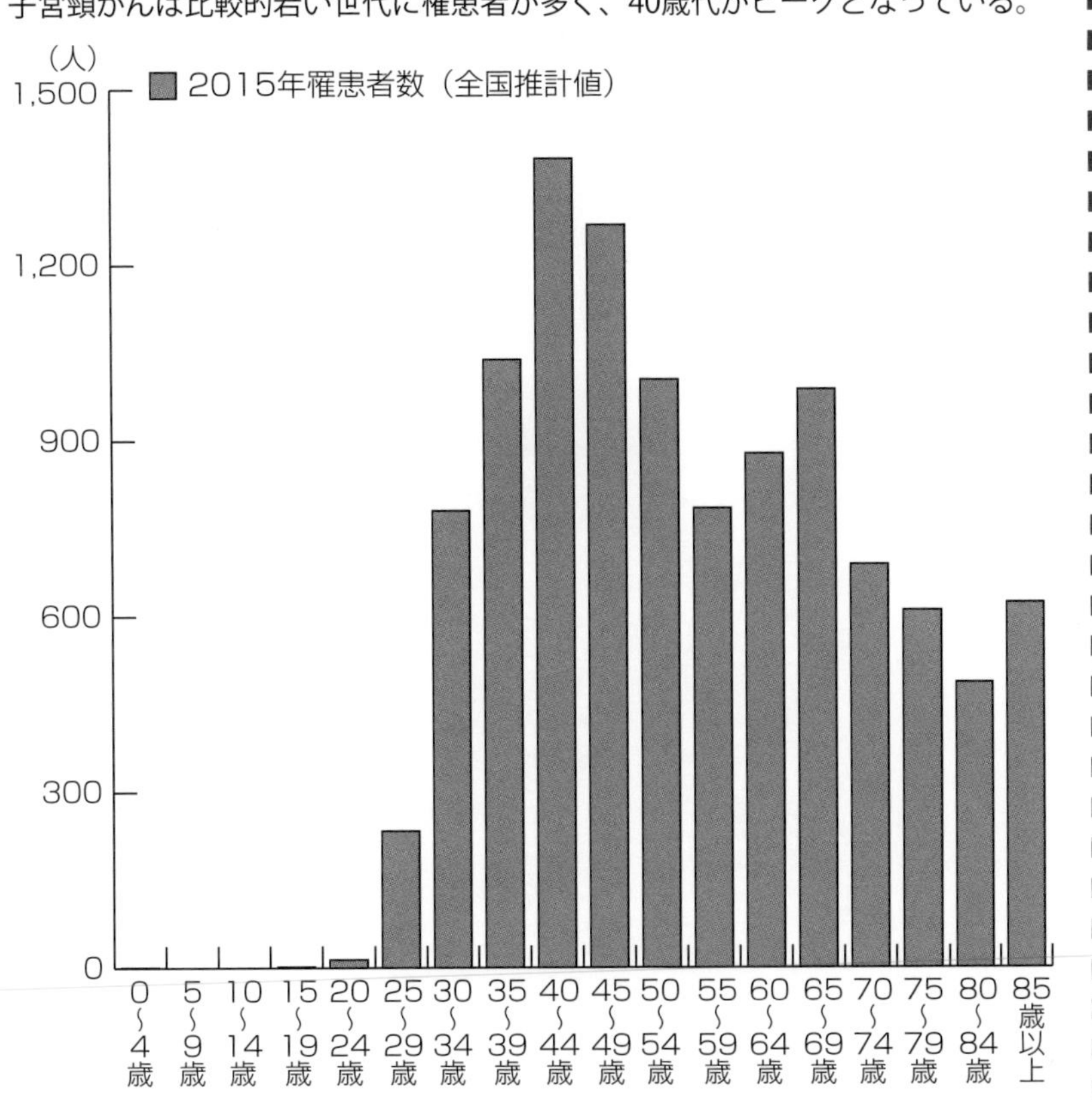

「国立がん研究センターがん情報サービス　がん登録・統計」より作成

働き盛り、あるいは子育て世代の女性にとって、妊孕性（妊娠する能力）を失ったり、命を亡くしたりする可能性も少なくない子宮頸がんは、注意すべき病気の一つであり、その発生要因からも積極的に予防や早期発見に取り組むことが重要です。

子宮頸がんのほとんどはＨＰＶ感染が原因

子宮頸がんの大きな特徴はその原因です。95％以上が、ヒトパピローマウイルス（ＨＰＶ）の感染によるものとされます。

ＨＰＶには２００種類以上のタイプ（遺伝子型）があるとされますが、がんを引き起こすハイリスクＨＰＶと、がんとは別の良性の病気を引き起こすローリスクＨＰＶに分かれます。ハイリスクＨＰＶは13種類知られており、そのなかでもＨＰＶ16型とＨＰＶ18型は、子宮頸部の細胞ががん化していく確率、およびスピードが速いことがわかっています。

ＨＰＶは非常にありふれたウイルスであり、性的な接触により男女を

扁平上皮がんの発生と進行ー異形成からがんに

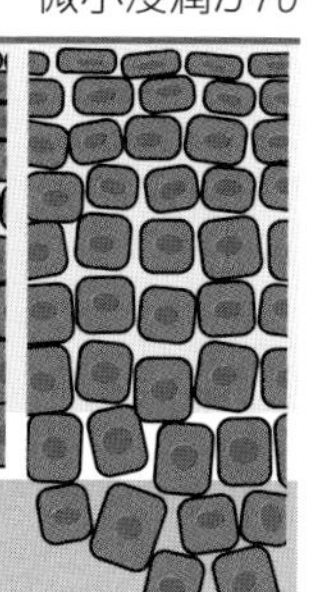

問わず感染します。生涯のうちにHPVに感染したことのある女性は、全女性の50～80％と推測されています。感染しても、約9割の人では免疫によって排除されるのですが、残りの1割程度で、うまく免疫をすり抜けたHPVが体内に長期間潜伏し続けた場合、がんに変化していく可能性があります。

細胞の形の変化を経て やがてがん発生へ

HPVの感染後、子宮頸がんに進行するには、数年～数十年かかると考えられています。

扁平上皮がんでは、異形成といって、感染した細胞が異常な形に変化し、徐々に、その一部ががんへと姿を変えていきます。前がん病変と呼ばれる高度異形成、上皮内がんを経て、やがて周囲の組織に広がる微小浸潤がんへ進行するとされています。腺がんでは、上皮内がんを前がん病変としています。

異形成など前がん病変があっても多くは自覚症状がありませんが、がんが進行してくると不正性器出血、特に性交後の出血がみられるようになります。さらに進行すると、悪臭のあるおりもの、放置していると多量の出血、腹部の痛み、血便・血尿、下肢のむくみなどが現れます。

「子宮頸がん検診」の定期的な受診によって、異形成や早期のうちの発見が可能になります。不正性器出血が続く場合は、直ちに受診することが重要です。

また、がん化のリスクが高いとされるHPV16型、HPV18型をはじめ、ウイルスの感染を予防できるHPVワクチンが開発されており、現在日本では、3種類のワクチンの使用が認められています。

HPVワクチンは初めての性交渉の前に接種することが望ましいとされます。9～10歳から接種することができ、厚生労働省が定める無料の定期接種の対象者は、小学校6年生～高校1年生相当の女子となっています。2020年12月に、一部のワクチンは9歳以上の男児・男性も接種対象として承認されました。

子宮頸がんの検査と診断

検診・ワクチン接種により予防が可能ながん

子宮頸がんの検診は対策型検診として位置づけられ、受診によって集団の死亡率を低下させる根拠が認められています。加えて、ＨＰＶ感染を防ぐワクチン接種も定期接種として認められていることから、具体的な予防対策が確立し、一人ひとりが予防のための行動を起こすことができるがんといえます。

ただし、子宮頸がん検診にも課題があります。一つは、感度（がんのある人を正しく陽性と判定できる確率）の低さです。さまざまな研究によってその結果には差がありますが、子宮頸がんでは、感度は50～70％とされ、前がん病変やがんがあっても陰性と判定されてしまう可能性が少なからずあります。

さらに受診率の低さも大きな課題となっています。日本における２０１９年の受診率は43・７％と、欧米の70～80％台に比べると大きく下回っています。

実際の検診の方法とその後の流れ

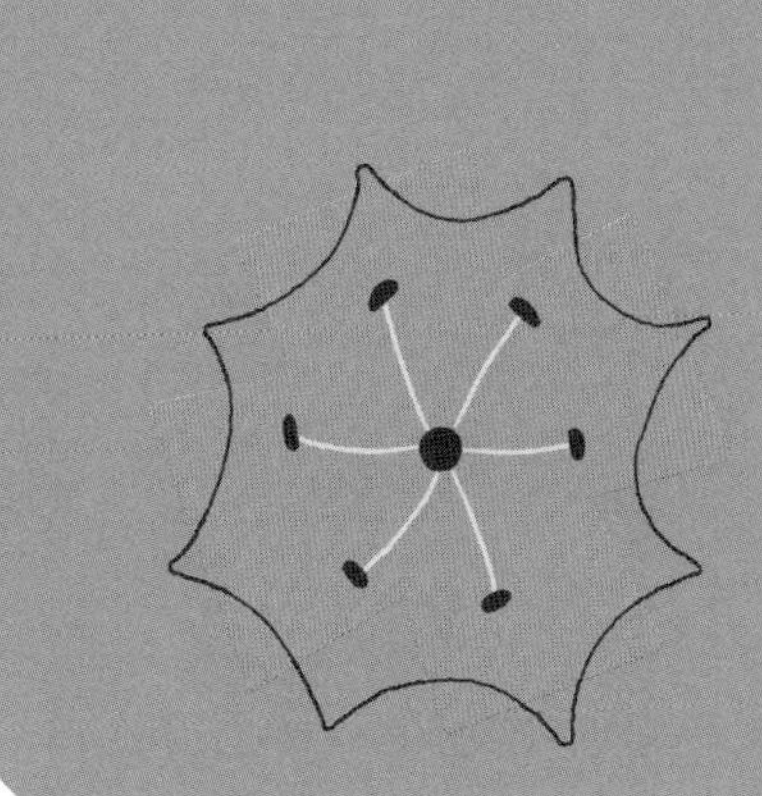

子宮頸がんに対する地域住民検診では、20歳以上の女性を対象に、２年に1度の受診が推奨されています。検診は、症状の有無、ＨＰＶワクチン接種の有無にかかわらず、受けることが重要とされています。

検診では、問診、視診・内診、細胞診などが行われます。

問診では問診票に月経周期や直近の月経の状態、生理痛の有無、月経

検診の流れと検査の方法

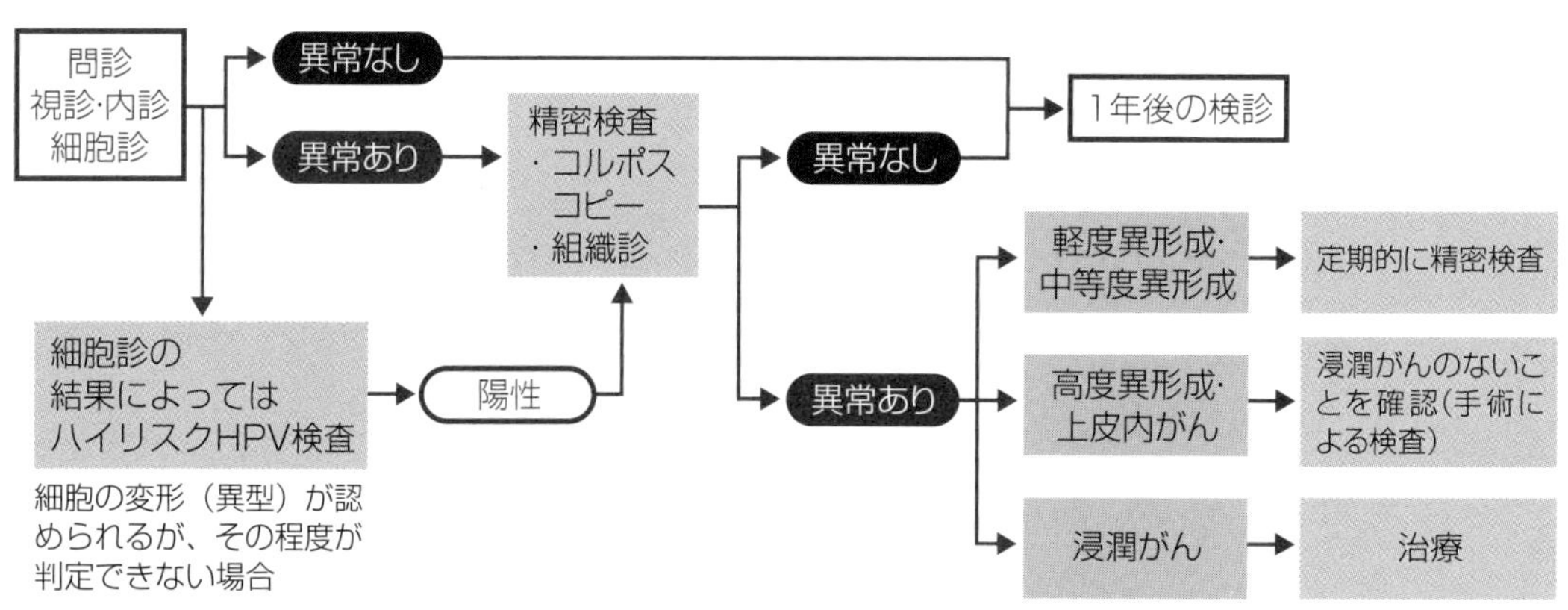

細胞の変形（異型）が認められるが、その程度が判定できない場合

●細胞診（子宮頸部擦過細胞診）

腟鏡（クスコ）を挿入して腟を広げ、子宮頸部にブラシなどを入れて表面をこすり細胞を採取する

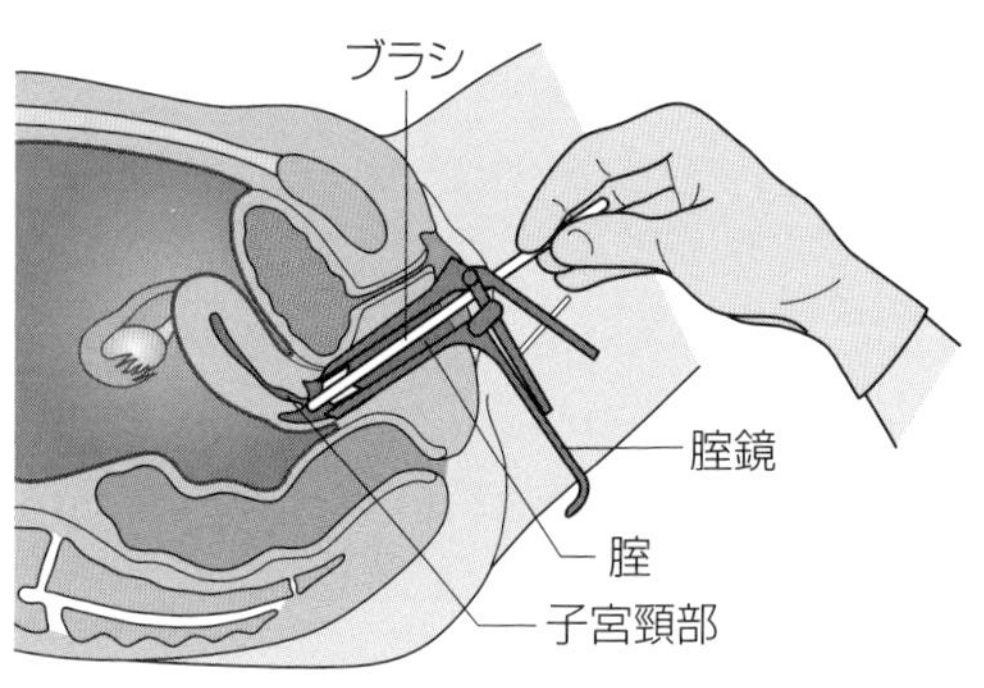

●コルポスコピー

コルポスコープ（腟拡大鏡）を用いて子宮頸部を観察。モニターに接続し、画像を見ることもできる

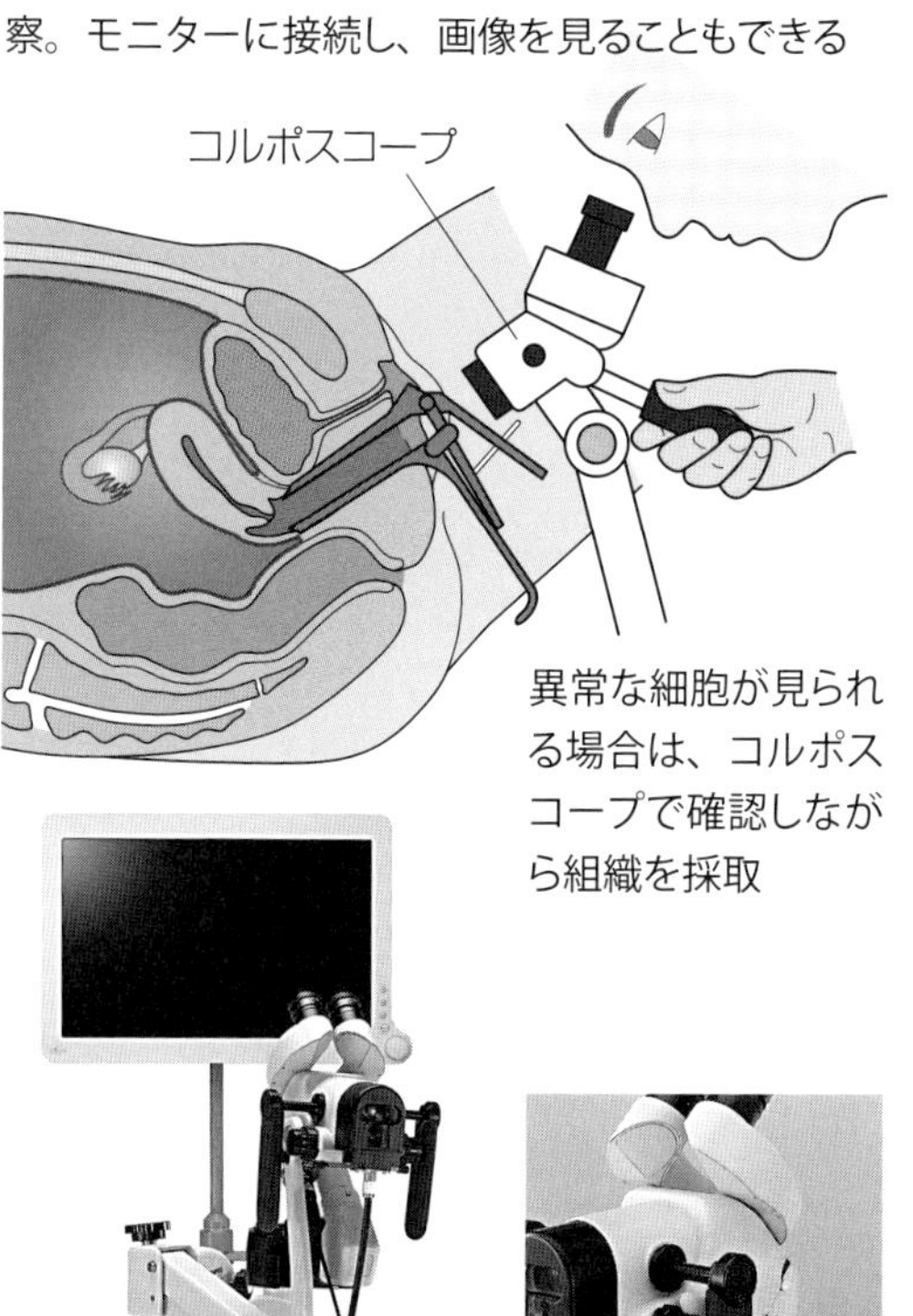

異常な細胞が見られる場合は、コルポスコープで確認しながら組織を採取

写真提供：オリンパス株式会社

血の量、妊娠・分娩歴、閉経年齢、気になる症状の有無などを記載し、医師からの質問に答えます。

視診は腟鏡（クスコ）を腟内に挿入して子宮頸部を観察し、おりものの状態や炎症の有無を医師が目で確認します。医療機関によっては内診が行われる場合もあります。

細胞診（子宮頸部擦過細胞診）は、医師が子宮頸部を確認しながらブラシなどの専用の器具でこすって細胞を採取するもので、痛みはほとんど

■ベセスダシステムによる細胞の分類とその対応

<table>
<tr><th>結果</th><th>推定される病理組織診断</th><th>判定</th><th>対応</th></tr>
<tr><td colspan="4">扁平上皮（へんぺいじょうひ）系</td></tr>
<tr><td>陰性（NILM）</td><td>非腫瘍（しゅよう）性所見、炎症</td><td>異常なし</td><td>1～2年後にがん検診</td></tr>
<tr><td>意義不明な異型扁平上皮細胞
（ASC-US）</td><td>軽度扁平上皮内病変の疑い</td><td rowspan="10">異常あり</td><td>＜要精密検査＞
ハイリスクHPV検査
・陽性の場合：コルポスコピーと組織診（生検）
・陰性の場合：1年後にがん検診</td></tr>
<tr><td>HSILを除外できない
異型扁平上皮細胞（ASC-H）</td><td>高度扁平上皮内病変の疑い</td><td rowspan="9">＜要精密検査＞
直ちにコルポスコピーと組織診（生検）
・異型腺細胞、上皮内腺がん、腺がんの場合：子宮体部の精密検査も行う
・その他の悪性腫瘍の場合：肉腫、血液疾患、他の臓器からの転移なども念頭に、病変の全身的検索も行う</td></tr>
<tr><td>軽度扁平上皮内病変（LSIL）</td><td>HPV感染、軽度異形成</td></tr>
<tr><td>高度扁平上皮内病変（HSIL）</td><td>中等度異形性、高度異形成、上皮内がん</td></tr>
<tr><td>扁平上皮がん（SCC）</td><td>扁平上皮がん</td></tr>
<tr><td colspan="2">腺（せん）細胞系</td></tr>
<tr><td>異型腺細胞（AGC）</td><td>腺異型または腺がんの疑い</td></tr>
<tr><td>上皮内腺がん（AIS）</td><td>上皮内腺がん</td></tr>
<tr><td>腺がん（Adenocarcinoma）</td><td>腺がん</td></tr>
<tr><td>その他の悪性腫瘍</td><td>その他の悪性腫瘍</td></tr>
</table>

日本婦人科腫瘍学会編「患者さんとご家族のための子宮頸がん・子宮体がん・卵巣がん治療ガイドライン」2016年（金原出版）より転載

ありません。

自分で細胞を採取する自己採取法もありますが、精度が非常に低く、信頼性のある結果は期待できないとされています。

なんらかの症状や異常があり婦人科を受診した際に、がんのスクリーニング検査として最初に行われるのも細胞診です。子宮の入口（外子宮口）付近から、ブラシなどの器具を使って細胞を採取し、細胞の形の異常などについて確認します。細胞診の結果により、異常が認められた場合は、精密検査が必要となります。

異常が認められたものの、判定が難しい場合には、ハイリスクＨＰＶ検査を行ったうえで、精密検査の必要性を判断します。ハイリスクＨＰＶ検査は、検診と同様の方法で採取した子宮頸部の細胞を用い、13種類あるハイリスクＨＰＶのウイルス遺伝子を検出する検査です。検査結果が陽性であれば、精密検査が行われます。

現在、細胞診の判定について評価の基準とされているのが、ベセスダシステムによる病変の分類です。従来のクラス分類にかえて、２００８年から世界的に用いられています。

ＨＰＶ感染後の子宮頸部の扁平上皮の細胞は進行度合いにより、軽度異形成、中等度異形成、高度異形成、上皮内がんというがんになる前の段階を経て、数年～数十年かけてがんとして発症し、微小浸潤扁平上皮がん、浸潤がんと段階的に進んでいきます。それぞれの段階で、細胞がどのような形状に変化するか、その特徴が明らかになっています。

また、腺組織の細胞に関しては、異型腺細胞と呼ばれる病変から上皮内腺がん、微小浸潤腺がん、浸潤腺がんへと進展すると考えられています。

ベセスダシステムによる分類は、こうした細胞の異形成からがんへ移行していく過程の形状の変化に着目した分類です。異形成の程度を正確に反映する指標として診断に用いられ、その後の検査の必要性などが検討されます。

なお、検診の方法としてＨＰＶ検査の有効性（罹患率を低下させる）が認められています。30歳以上の女性に対し、5年ごとの検査が推奨されていますが、現在のところ、一般的な検診項目とはなっていません。

●組織診で診断を確定

精密検査として、通常はコルポスコピー、組織診（生検）が行われますが、必要に応じて円錐切除術組織診が行われることもあります。

・コルポスコピー

コルポスコープ（腟拡大鏡）を用いて、子宮頸部の粘膜の表面を観察する方法です。

・組織診（生検）

コルポスコピーで子宮頸部の状態を確認しながら、疑わしい部分の組織片を採取します。採取した組織片から病理検査ができる標本を作製し、顕微鏡で観察し、異形成の程度や、子宮頸がんの確定診断を行います。

・円錐切除術組織診

通常の組織診では診断が確定できない場合などに、子宮頸部を円錐状に切除し、その組織で正確な病理診断を行うことがあります。

子宮頸がんで重要な点は、がんになる前の状態（前がん病変）でも治療が行われることです。これは、検診によってより早期に前がん病変を発見できるからこそ行える早期治療といえます。

組織診として行われる円錐切除術（51ページ参照）は検査と同時に、前がん病変の治療にもなります。

扁平上皮がんでは、高度異形成と上皮内がんが前がん病変とされ、腺がんでは、上皮内がんが前がん病変とされます。

前述の精密検査によって、病変の正確な診断が確定したら、内診・直腸診や各種画像検査など（30ページ参照）を行い、がんの広がり、深さ、転移の有無などから、がんがどのくらい進行しているかを調べ、進行期を判定します。進行期はⅠ～Ⅳ期に分類（「子宮頸がんの臨床進行期分類」46ページ参照）され、進行期に応じて適切な治療が選択されます。

子宮頸がんの治療はこのように行われます

ここで取り上げる治療は扁平上皮がんを基本としています。腺がんについては60ページを参照してください。

進行期分類と治療方針の検討

進行期と本人の状態から治療方針を決定

子宮頸がんでは、治療を開始する前に病理検査や画像検査の情報をもとに、がんが子宮頸部にとどまっているか、周囲の組織へと入り込む浸潤がある場合にはその深さや広がりはどの程度か、病巣の大きさはどのくらいかといったことから、進行の度合い（進行期）を確定します（臨床進行期分類）。それらの進行期ごとに、推奨される治療法がガイドラインとして示され、治療法の検討の目安となっています。

ただし、ガイドラインによる治療法はあくまで原則です。実際には、患者さん本人の年齢や背景、全身状態および意向を考慮しつつ、医師と患者さんがともに話し合いながら治療方針を決めていきます。

なお、子宮頸がんについては、2021年より新しい進行期分類（47ページ掲載）が使用されるようになりましたが、本書では従来の分類（46ページ掲載）によるガイドラインをもとに、治療法を構成しています。

■子宮頸がんの臨床進行期分類　日本産科婦人科学会2011、FIGO（国際産科婦人科連合）2008

Ⅰ期			がんが子宮頸部にとどまっている
	ⅠA期		病理組織検査でのみ診断でき、肉眼では見えない。がんは上皮の基底膜から間質に浸潤（周囲の組織に広がること）し、間質での深さが５㎜以内、縦軸方向の広がりが７㎜を超えない
		ⅠA1期	深さが3㎜以内、広がりが7㎜を超えない
		ⅠA2期	深さが3㎜を超えるが5㎜以内、広がりが7㎜を超えない
	ⅠB期		肉眼で見える。または肉眼では明らかでないが、ⅠA期を超える
		ⅠB1期	病巣が４㎝以下
		ⅠB2期	病巣が４㎝を超える
Ⅱ期			がんが子宮頸部を越えて広がっているが、骨盤壁または腟壁下1/3には達していない
	ⅡA期		腟壁への浸潤が認められるが、子宮傍組織（子宮を支える靭帯などから構成される組織）には浸潤が認められない
		ⅡA1期	病巣が４㎝以下
		ⅡA2期	病巣が４㎝を超える
	ⅡB期		子宮傍組織への浸潤が認められる
Ⅲ期			がんの浸潤が骨盤壁にまで達している。または腟壁の下1/3に達している
	ⅢA期		腟壁の下1/3に達しているが、子宮傍組織への浸潤が骨盤壁までは達していない
	ⅢB期		子宮傍組織への浸潤が骨盤壁まで達している。または明らかな水腎症（尿管がふさがり腎臓内に水がたまった状態）や無機能腎（腎臓が機能しない状態）を認める
Ⅳ期			がんが小骨盤腔（子宮や卵巣、腟、膀胱、直腸などの骨盤内臓器が収まる恥骨と仙骨の間の空間）を越えて広がっているか、膀胱や直腸の粘膜に浸潤している
	ⅣA期		膀胱や直腸の粘膜に浸潤がある
	ⅣB期		小骨盤腔を越えて広がり、子宮から離れた臓器や器官に遠隔転移している

日本産科婦人科学会・日本病理学会編「子宮頸癌取扱い規約 病理編2017年7月（第4版）」P.10（金原出版）より作成

手術、放射線、化学療法選択の目安

●手術にあたっては取りきれるかを適切に判断

がん治療の柱は、手術療法、放射線治療、抗がん薬を用いる化学療法であり、それぞれ単独で行ったり、組み合わせたりすることがあります。

手術が選択されるのは、手術によって取り残すことなく、がんを切除できると判断された場合です。通常、Ⅱ期までは手術が可能とされます。

手術にはいくつかの種類（術式）があり、患者さんごとに病巣の大きさ、深さなど広がりに応じて適切な切除範囲を判断し、ふさわしい術式が選択されます。

●進行期により、放射線治療は手術と同様の効果が

放射線による治療はX線などの放射線を照射し、がん細胞内にあるDNAを破壊する治療法です。子宮頸がん（扁平上皮がん）では、ⅠB～

■子宮頸がんの進行期分類　日本産科婦人科学会2020、FIGO（国際産科婦人科連合）2018

Ⅰ期			がんが子宮頸部にとどまっている
	ⅠA期		病理組織検査でのみ診断でき、肉眼では見えない。がんは上皮の基底膜から間質に浸潤（周囲の組織に広がること）し、間質での深さが５㎜以下
		ⅠA１期	間質での深さが３㎜以下
		ⅠA２期	間質での深さが３㎜を超えるが、５㎜以下
	ⅠB期		浸潤の深さが５㎜を超える（ⅠA期を超える）
		ⅠB１期	がんの最大径が２㎝以下
		ⅠB２期	がんの最大径が２㎝を超えるが４㎝以下
		ⅠB3期	がんの最大径が４㎝を超える
Ⅱ期			がんが子宮頸部を越えて広がっているが、腟壁下1/3または骨盤壁には達していない
	ⅡA期		腟壁への浸潤が腟壁上2/3内にとどまり、子宮傍組織への浸潤は認められない
		ⅡA１期	がんの最大径が４㎝以下
		ⅡA２期	がんの最大径が４㎝を超える
	ⅡB期		子宮傍組織への浸潤が認められるが、骨盤壁までは達していない
Ⅲ期			がんの浸潤が腟壁下1/3まで達する、骨盤壁にまで達する、水腎症や無機能腎の原因となっている、骨盤リンパ節や傍大動脈リンパ節に転移が認められる
	ⅢA期		がんは腟壁下1/3に達するが、骨盤壁までは達していない
	ⅢB期		子宮傍組織への浸潤が、骨盤壁にまで達している、明らかな水腎症や無機能腎が認められる
	ⅢC期		骨盤リンパ節や傍大動脈リンパ節に転移が認められる
		ⅢC１期	骨盤リンパ節のみに転移が認められる
		ⅢC２期	傍大動脈リンパ節に転移が認められる
Ⅳ期			がんが膀胱粘膜または直腸粘膜に浸潤しているか、小骨盤腔を越えて広がっている
	ⅣA期		膀胱粘膜または直腸粘膜に浸潤している
	ⅣB期		小骨盤腔を越えて広がり、子宮から離れた臓器や器官に遠隔転移している

日本産科婦人科学会・日本病理学会・他編「子宮頸癌取扱い規約 臨床編2020年12月（第4版）」P.4-5（金原出版）より作成

日本で用いられている子宮頸がんの進行期分類は、国際産科婦人科連合の規約FIGOに基づき、国内の臨床の実状を考慮し、作成・運用されています。FIGOは、各国の専門医からのデータを集積・分析し、随時、適切な改定が行われてきています。

今回FIGO2018の改定に伴い、国内で使用される進行期分類が改定され、2021年１月より運用が始まり、徐々に新たな分類で診断を受ける患者さんが増えていきます。新分類では、従来より細分化された進行期がみられますが、治療方針が大きく異なるわけでなく、それぞれの患者さんの病状などに合わせ、最善の治療が選択されます。新分類が浸透し、それに基づく治療成果が蓄積されていくことで、より有効で適切な治療指針が確立されていきます。

進行期別にみるがんの広がり

日本産科婦人科学会2011、FIGO（国際産科婦人科連合）2008の臨床進行期分類より作成

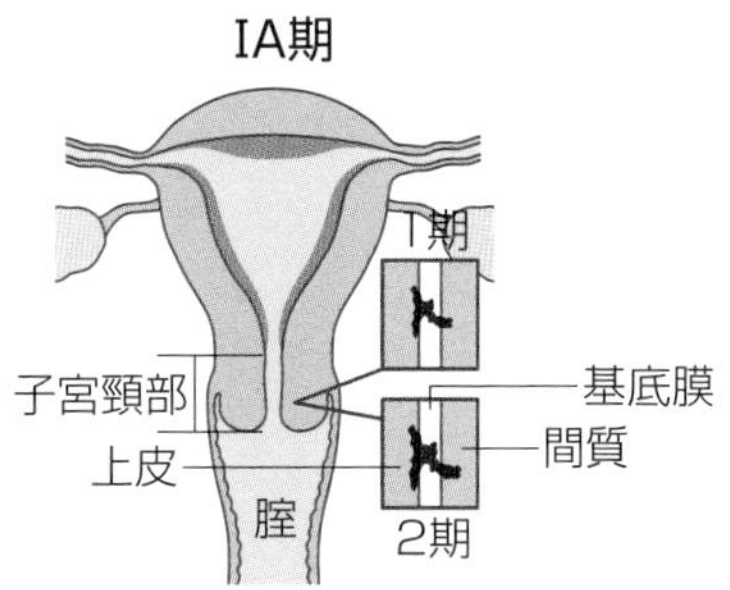

1期は間質への深さが3㎜以内、2期は3～5㎜以内。広がりが7㎜を超えない

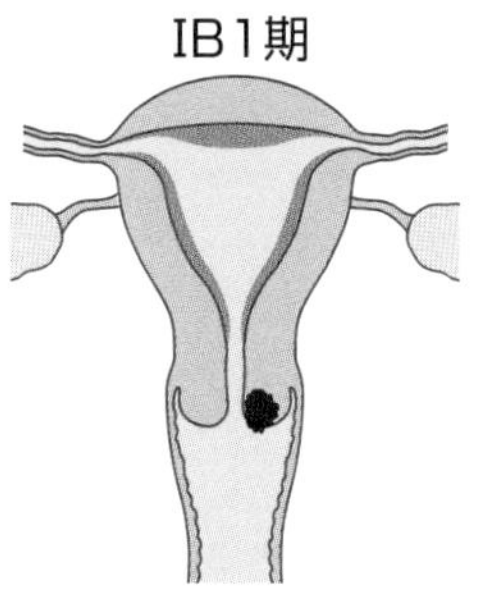

がんは子宮頸部内にとどまり、広がりが4㎝以下

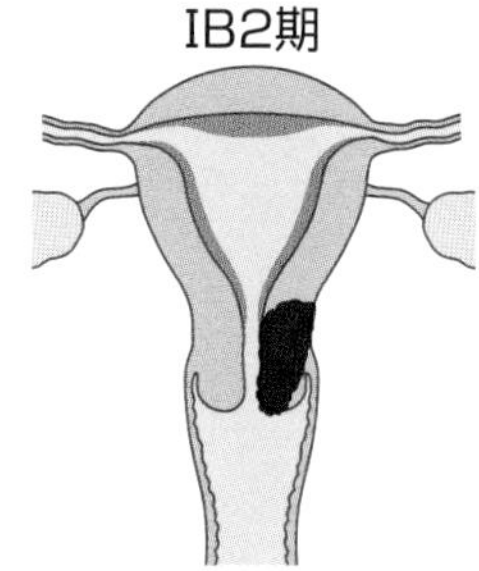

がんが子宮頸部内にとどまるが、広がりは4㎝を超える

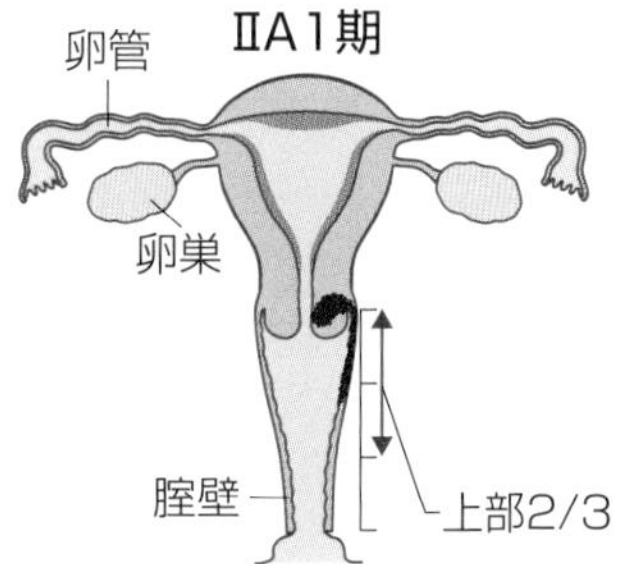

がんが膣壁の上部2/3までにとどまり、広がりが4㎝以下

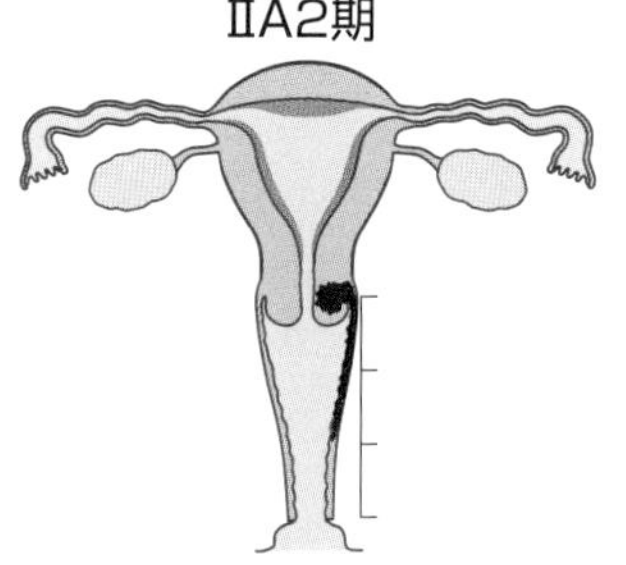

がんが膣壁の上部2/3までにとどまるが、広がりは4㎝を超える

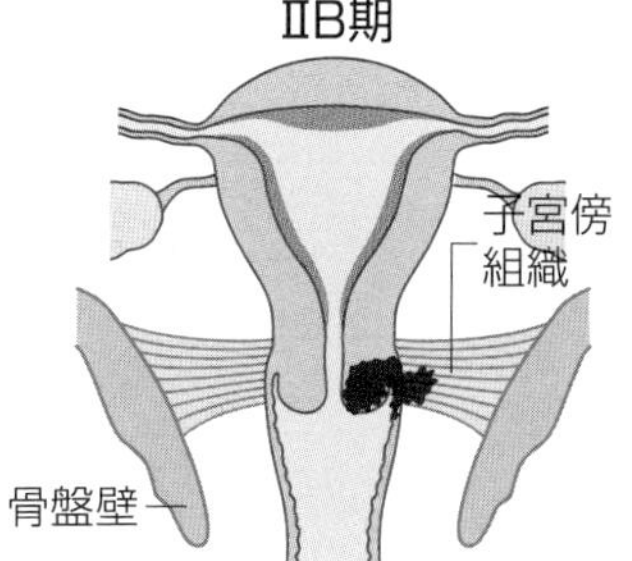

がんが子宮傍組織に広がっている

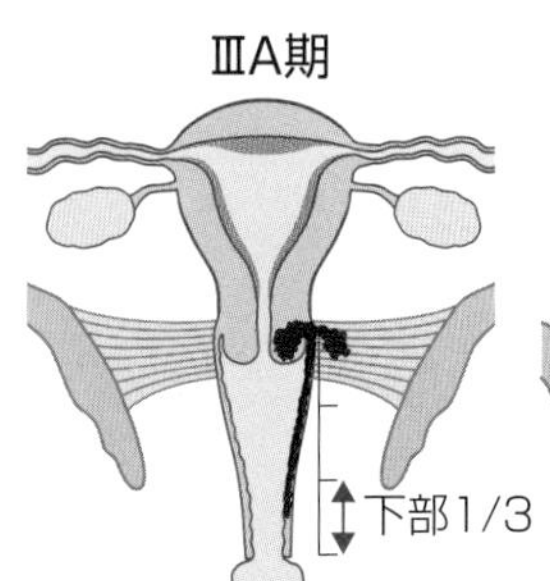

がんが膣壁の下部1/3まで広がっている

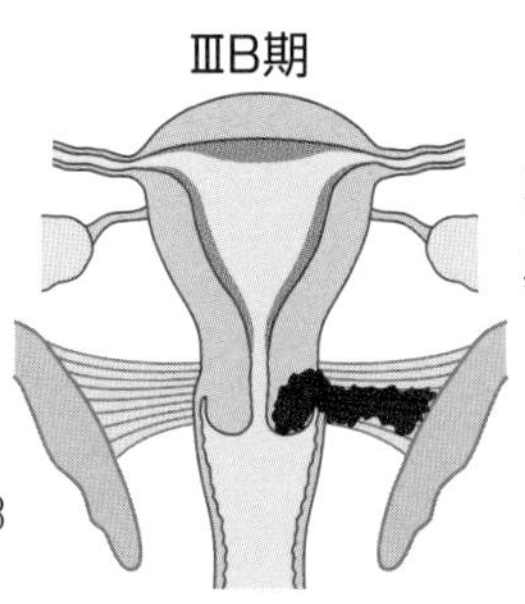

がんが骨盤壁に達している

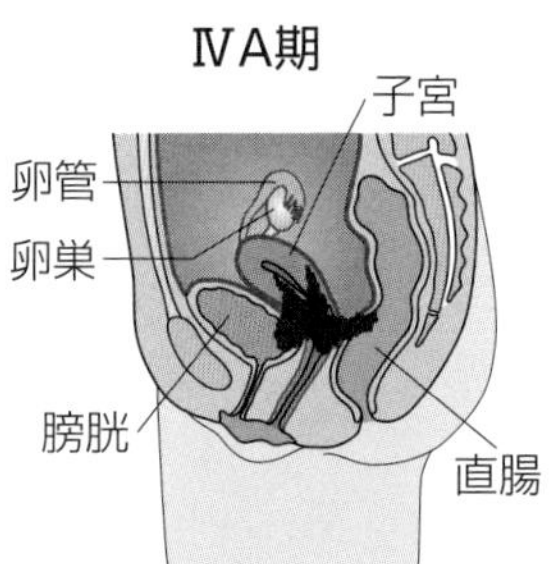

がんが子宮周囲の膀胱や直腸に広がっている

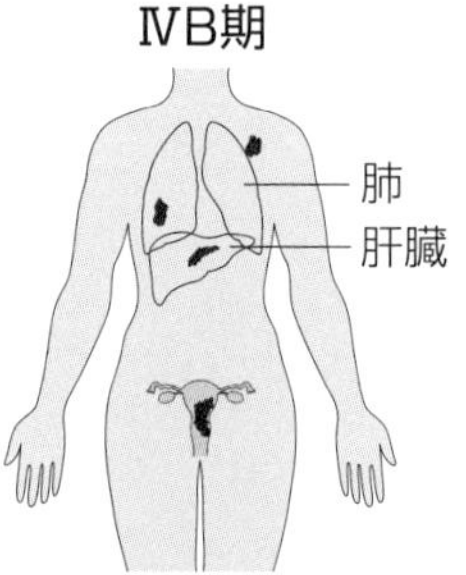

がんが子宮から離れた臓器や器官に転移している

子宮頸がんの進行期別にみる治療法の選択

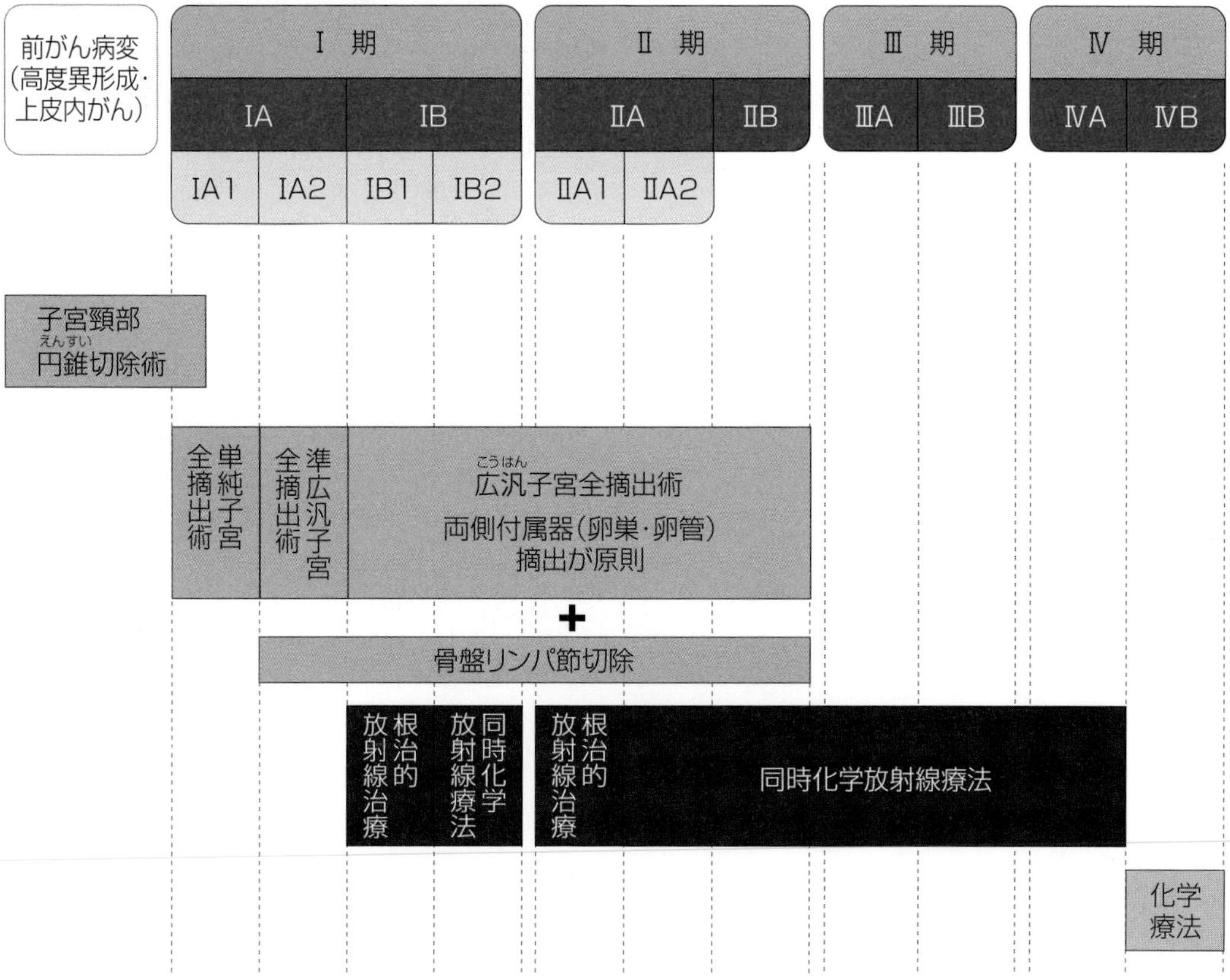

前がん病変（高度異形成・上皮内がん）	Ⅰ期				Ⅱ期			Ⅲ期		Ⅳ期	
	ⅠA		ⅠB		ⅡA		ⅡB	ⅢA	ⅢB	ⅣA	ⅣB
	ⅠA1	ⅠA2	ⅠB1	ⅠB2	ⅡA1	ⅡA2					

子宮頸部円錐（えんすい）切除術

単純子宮全摘出術

準広汎子宮全摘出術

広汎（こうはん）子宮全摘出術

両側付属器（卵巣・卵管）摘出が原則

＋

骨盤リンパ節切除

根治的放射線治療

同時化学放射線療法

根治的放射線治療

同時化学放射線療法

化学療法

日本婦人科腫瘍学会編「子宮頸癌治療ガイドライン」2017年版（金原出版）より作成

Ⅱ期は放射線治療と手術による治療後の経過（生存や骨盤のリンパ節に転移する確率）に差はみられず、放射線治療によってがんを根絶することが期待できます。

Ⅲ～ⅣA期は手術は困難であり、放射線治療を行うことになります。放射線治療は体外から照射する外部照射と、放射性物質を腟（ちつ）から病巣の近くに挿入して、体内から放射線を照射する内部照射に分類されます。

●全身への効果が期待できる化学療法

抗がん薬による治療は全身療法ともいわれ、子宮周囲に大きく広がったがん、あるいは子宮を離れて存在するかもしれないがんに対して効果が期待できます。

進行したがんの治療、あるいは手術後に再発リスクが確認された場合、また、手術前に病変の縮小を目的に追加されることがあります。

放射線治療の効果を高めることが期待される場合は、同時化学放射線療法が選択されます。

子宮頸がんの主な手術方法

●膣式手術

膣からの操作により腹部を切らずに行う手術法で、前がん病変、ＩＡ1期までの子宮頸がんで行われます。子宮頸部円錐切除術は、子宮頸部の病変を円錐形に切り取る手術です。子宮体部、卵巣を残すことができるので、妊娠、出産が可能です。

　また、単純子宮全摘出術の手術法の一つとして、膣からおなかの中の処理を行い、子宮を膣のほうに引き出して摘出する方法があります。おなかに傷が残らない、痛みが少なく回復が早いなどのメリットがありますが、がんの状況や施設の対応により実施できる場合は限られます。

●膣式手術

子宮頸部円錐切除術

単純子宮全摘出術

膣から子宮を摘出

●開腹手術

オーソドックスな方法で、下腹部を切って開き、直接目で見て、手で患部に触れ、確認しながら進める手術です。出血への対応、リンパ節切除の確実性などに優れ、手術時間が短いのもメリットです。ただし切開の傷が10～15㎝と大きく、痛みや術後の回復に時間がかかり、傷跡が残るデメリットがあります。

●手術の傷の比較

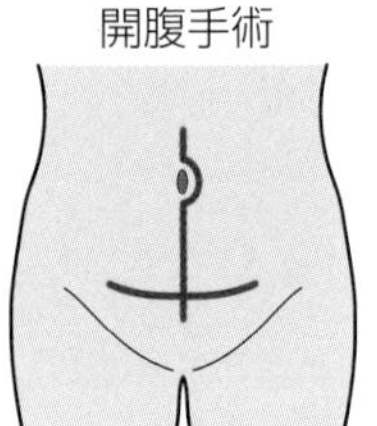

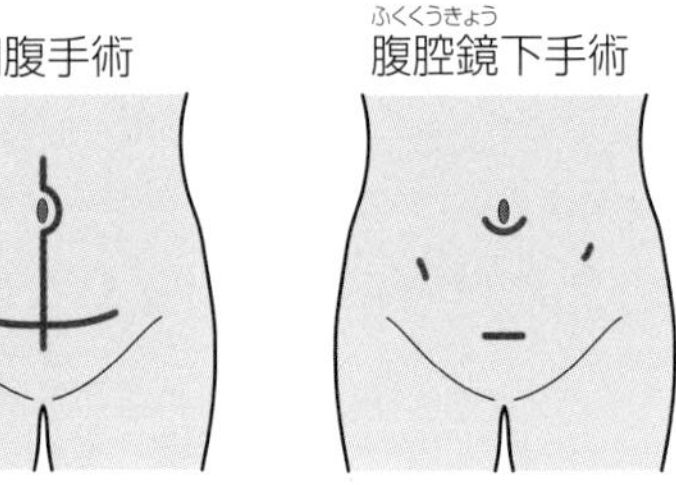

●腹腔鏡下手術

患者さんへの手術負担を軽減させる低侵襲手術の、代表的な手術法です。おなかに5～12㎜の小さな穴を3～5カ所あけ、腹腔鏡と長い手術器具を差し込んで、腹腔鏡先端のカメラが送る映像をモニターで見ながら手術を進めます。

　一般に出血量が少ない、傷が小さいため術後の痛みが軽く、回復が早い、傷が目立たないなどの利点があります。一方、手術の視野が限られる、体外から器具を操作して手術を進めるなど、執刀する医師の技術と経験が重要な手術法とされます。

●腹腔鏡下手術

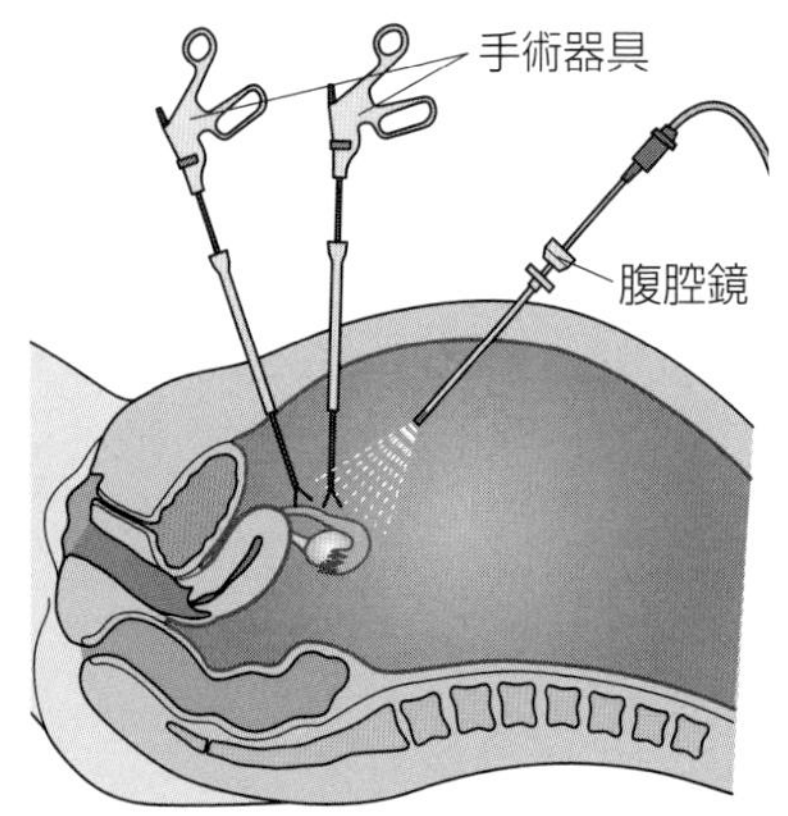

前がん病変～ＩＡ期の子宮頸がん

手術で根治を目指す

子宮頸部円錐切除術

●病巣を含む子宮頸部の一部を切除

前がん病変（高度異形成・上皮内がん）を含め、ＩＡ期（微小浸潤がん）の患者さんに対しては、手術によって根治を目指します。この段階のがんであれば、ほとんどの場合、手術によってがんをすべて切除できると考えられています。

前がん病変に対する術式としては、通常、腟内から子宮頸部を円錐状に切り取る子宮頸部円錐切除術が選択されます。

●治療あるいは検査として行われる場合も

子宮頸部円錐切除術は、前がん病変に対する治療として行われるほか、早期のがん（Ｉ期）に対する確定診断のための検査として行われることがあり、これによりＩＡ１期かＩＡ２期かを確定します。

治療、検査のどちらで行われる場合も、切除した組織は、病理の専門医によってその断端（だんたん）にがん細胞があるかないかなどの病理診断が行われます。

断端にがん細胞がない（陰性）と判断されれば、それで治療は終了となります。

断端にがん細胞が認められた（陽性）場合は、単純子宮全摘出術（後述）、あるいは再度の子宮頸部円錐切除術が検討されます。

子宮頸部円錐（えんすい）切除術

腹部を切らずに腟内から、扁平上皮細胞と腺細胞の境目部分を円錐形に切り取る。更年期以降は境目の位置が深くなるため、若い女性とは切除する範囲が異なってくる。

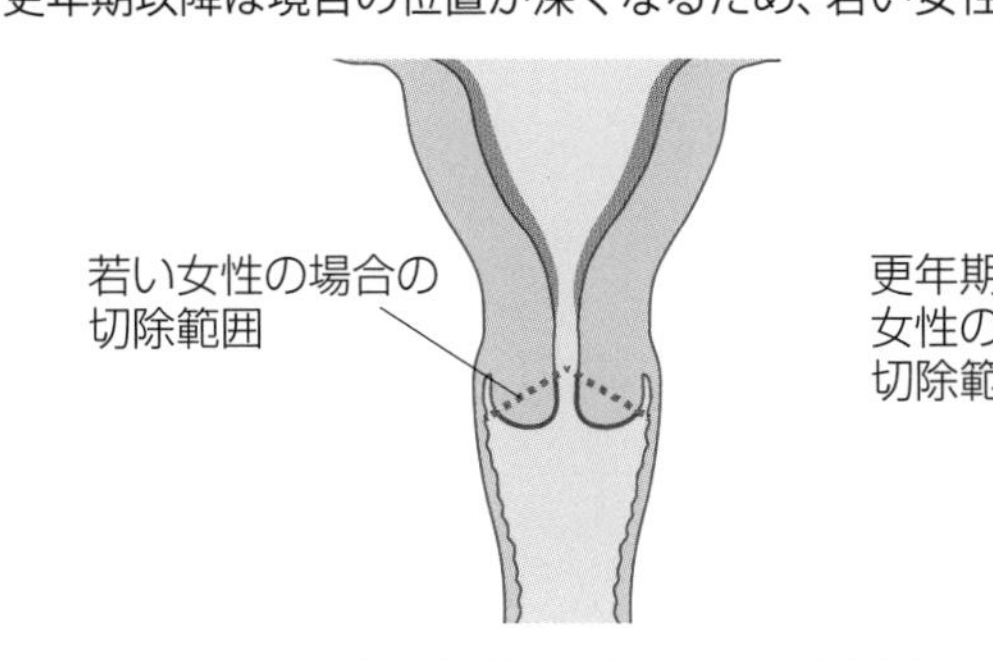

単純子宮全摘出術

●広がりを正確に判断し最適な術式を選択

ＩＡ期は、がんがどのくらいの広さ、深さまで進展しているかによって、さらに2つに分類されます。慎重に切除の範囲を検討したうえで、術式が選択されます。

がんが子宮頸部にとどまり、子宮の内側、外側に向かっての深さ・広がりが一定の範囲内（浸潤の深さが3㎜以内、広がりが7㎜を超えない／ＩＡ1期）であれば、単純子宮全摘出術が行われます。

これは、卵巣・卵管をはじめとする子宮頸部周辺の組織は取らずに残し、子宮だけを摘出する手術法です。

おなかを切開して行う開腹手術、おなかは切開せず腟からアプローチする腟式手術、おなかにごく小さな穴をあけ、カメラや手術器具を挿入して行う腹腔鏡下手術のいずれかを選択します。

準広汎子宮全摘出術

●骨盤リンパ節切除が原則

円錐切除術による診断で、子宮頸部内でのがんの深さが3～5㎜以内、広がりが7㎜を超えないＩＡ2期は、骨盤リンパ節切除を含む準広汎子宮全摘出術が行われます。

この術式は、単純子宮全摘出術より切除範囲が少し広くなり、子宮傍組織（子宮を支える靭帯などから構成される組織）の一部、腟の一部（2㎝程度）を切除する方法です。

切除された組織に対してはすべて病理検査が行われ、切除範囲を決めるにあたっては、断端にがんがあるかないかとともに、脈管侵襲の有無が重要な目安となります。

脈管侵襲とは、血管やリンパ管などの中にがんが入り込むことで、これが認められる場合はリンパ節転移の可能性が高くなります。脈管侵襲がなければ骨盤リンパ節の切除が省略されることもあります。

単純子宮全摘出術

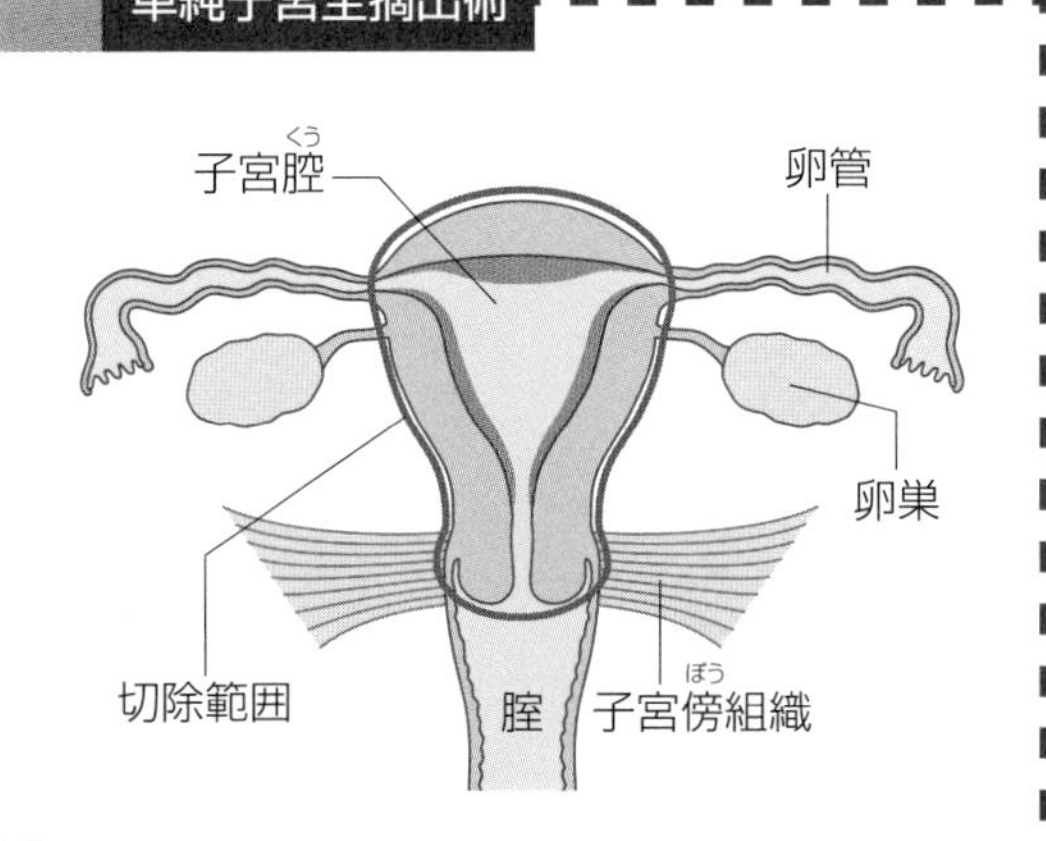

準広汎子宮全摘出術

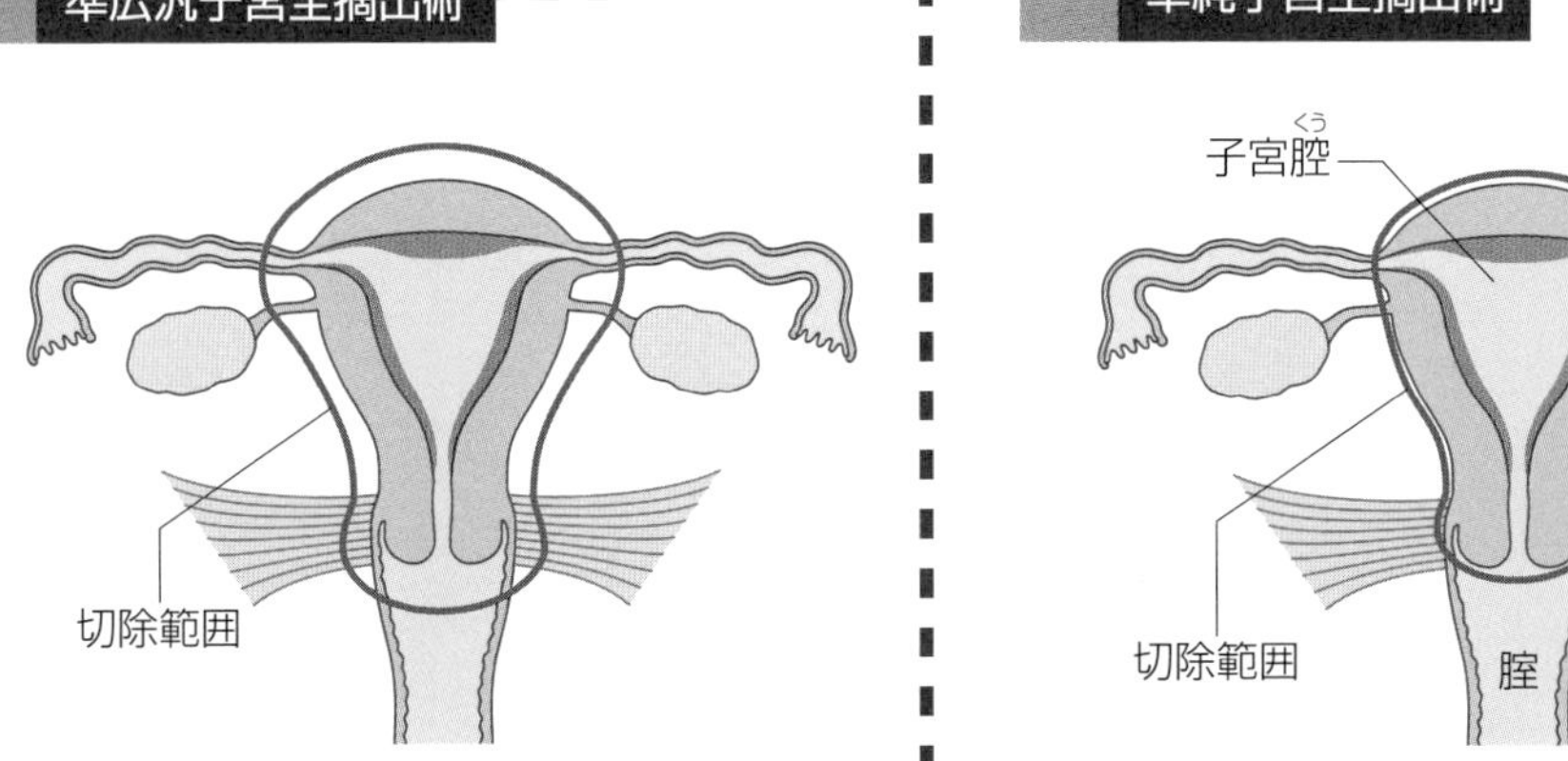

ⅠB期～Ⅱ期の子宮頸がん

広範囲の切除手術または放射線治療

広汎子宮全摘出術

●手術後のケアも重要

さらにがんの深さ・広がりが進展している進行期（ⅠB期、ⅡA期、ⅡB期）では、準広汎子宮全摘出術より広範囲に切除する広汎子宮全摘出術が行われます。子宮、子宮傍組織、腟の一部（3～4㎝程度）が切除範囲となり、骨盤リンパ節も切除します。両側付属器と呼ばれる左右の卵巣・卵管は摘出が原則ですが、年齢や組織型、進行期により、省略が検討される場合もあります。

切除範囲を広くすることでがんを完全に取りきる可能性が高くなりますが、周辺の組織、リンパ節の切除は、排尿や性生活への影響、リンパ浮腫など手術後の日常生活を左右する症状が現れるリスクも高まります。手術前には、そうした症状への理解を含め、手術後の継続した生活のケアに備えることが大切です。

また、腹腔鏡下子宮全摘出術が、2018年から保険適用となっていますが、現在はまだ、ごく早期の症例に限定する施設が多く、限られた施設でしか行われていません。

●再発リスクが高い場合は術後に放射線治療を加える

広汎子宮全摘出術を選択したⅠB1期、ⅠB2期、ⅡA1期、ⅡA2期、ⅡB期の患者さんでは、再発リスクに応じて、術後に放射線治療あるいは同時化学放射線療法（後述）を行うことがあります。再発リスクは、手術で切除した組織の病理診断によって検討されます（次ページ表）。

子宮傍組織への浸潤（広がり）、あるいは骨盤リンパ節への転移が認められる場合には再発高リスク群に分類され、同時化学放射線療法が行われます。ただし、年齢や全身状態

広汎子宮全摘出術

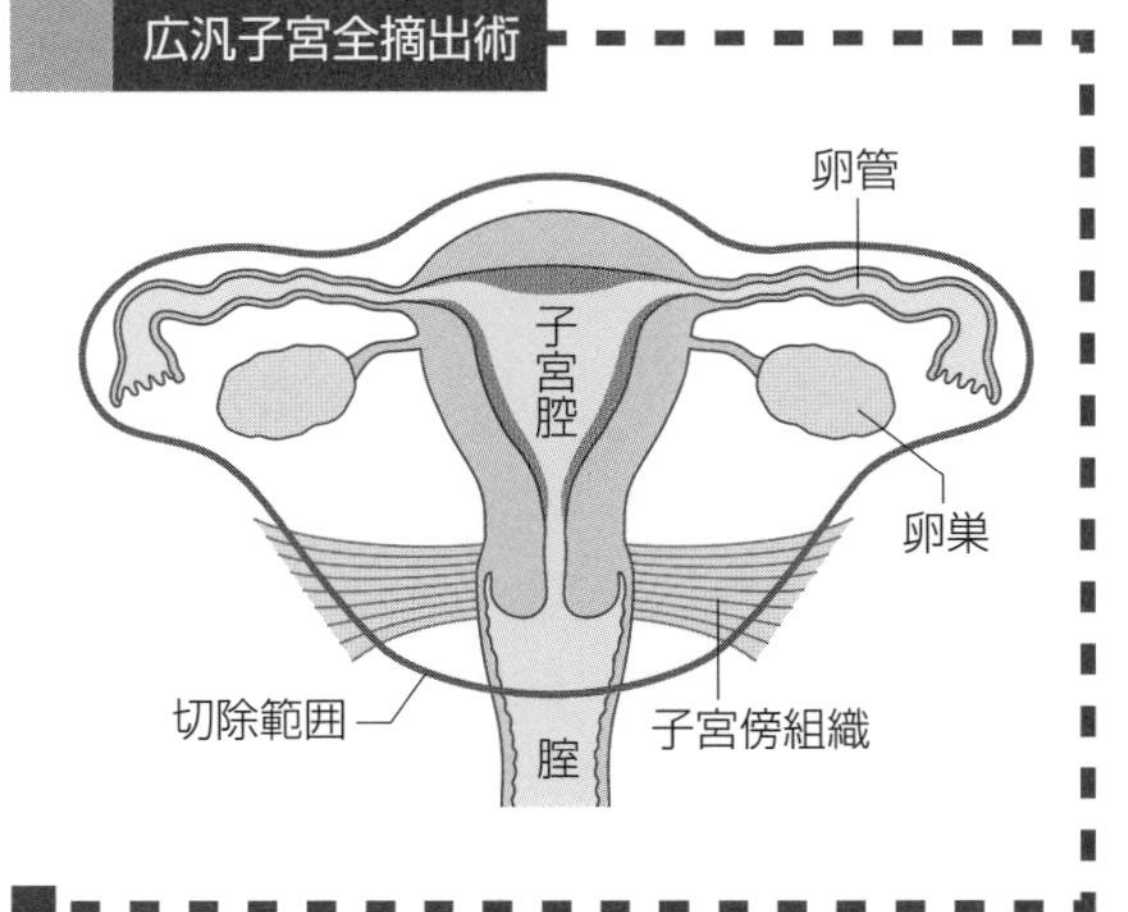

などによっては、放射線治療が単独で行われる場合もあります。

高リスク因子は認められなくても、その他の再発リスク因子が認められる場合には、放射線治療、または同時化学放射線療法の追加が検討されます。

根治的放射線治療（ⅠB1期、ⅡA1期）

●根治を目的として行われる

ⅠB1期、ⅡA1期の扁平上皮がんでは、手術と同様に根治を期待して、放射線治療を行うことが可能です。手術を望まない患者さん、年齢、持病や体力などの全身状態によって手術が難しい患者さんに対して選択されます。

通常、放射線治療では卵巣の機能が低下し、一方で手術よりも治療後の性機能や排尿機能に対する影響は少ないとされています。

根治的放射線治療は、外部照射と内部照射（腔内照射）を併用するのが標準的です。

外部照射は、子宮頸部およびリンパ節への転移を予防するために、骨盤全体の広い範囲に照射します。照射スケジュールの詳細は施設によって異なりますが、通常では1日1回、週5回（土日・祝日は休み）行われ、約5～6週間（合計25～30回程度）続けられます。

■再発リスクの検討因子

・大きさ
・子宮頸部間質への浸潤の深さ
・血管やリンパ管への浸潤の有無
・子宮傍組織への浸潤の有無
・骨盤リンパ節への転移の有無 など

術後の放射線治療でも卵巣機能の温存は可能

ⅠB1期、Ⅱ期で広汎子宮全摘出術を選択した患者さんでは、再発リスクが高い場合、放射線治療あるいは同時化学放射線療法が術後に行われることがあります。

卵巣は放射線の影響を非常に受けやすい臓器で、数回の照射によってその働きがほとんど失われてしまうと考えられています。卵巣にダメージを受けると、女性ホルモンの働きが低下し、心身にさまざまな不調が起こります（72ページ参照）。

そこで、卵巣の働きの温存を望む患者さんでは、手術後に放射線治療が行われる可能性に備え、卵巣を移動する処置を行います。広汎子宮全摘出術と同時に、放射線の照射範囲を避けられる位置（上腹部の大腸の外側）へ移し、固定します。この処置によって、通常卵巣の働きは維持されますが、維持されない場合はホルモン補充療法が行われることがあります。

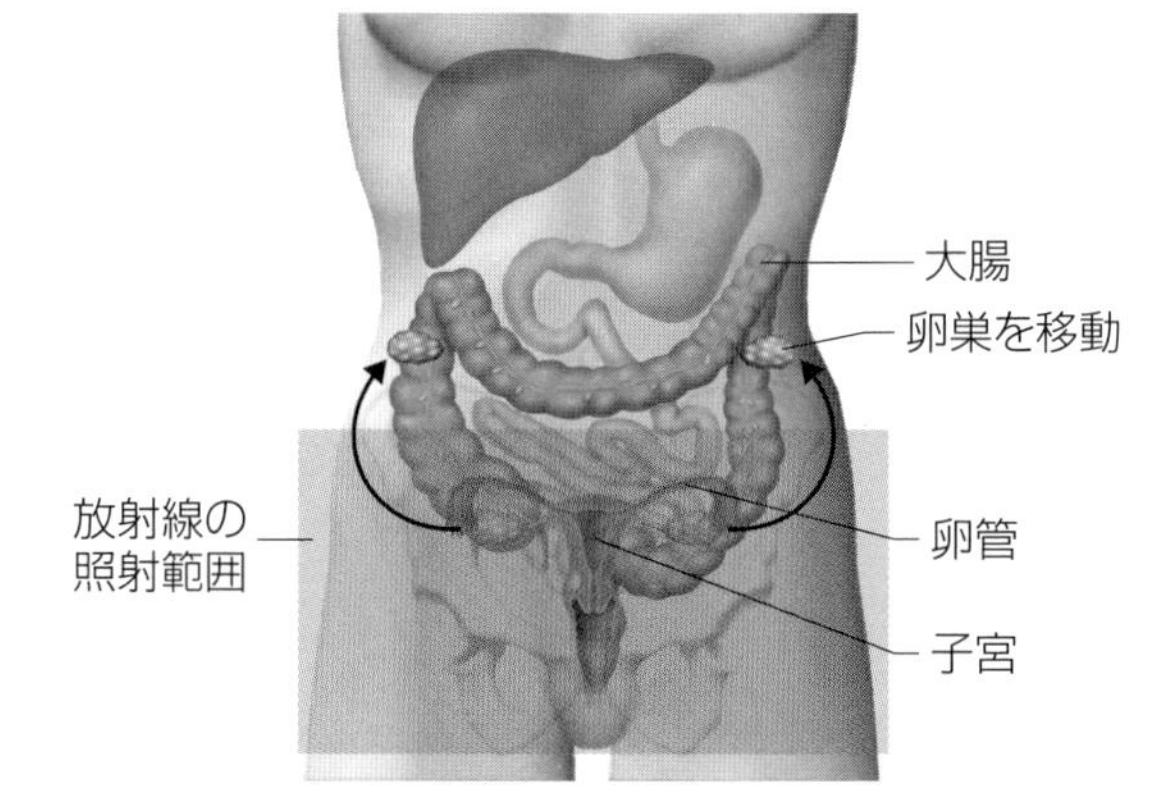

腔内照射は、子宮と腟に専用の器具（アプリケータ）を挿入後、適切な位置に固定し、アプリケータの中に密封小線源（放射線を出す金属を収めた小カプセル）を入れ込み照射する方法で、病巣に集中的に照射します。週1～2回、合計3～4回程度行われます。

根治的放射線治療

●外部照射

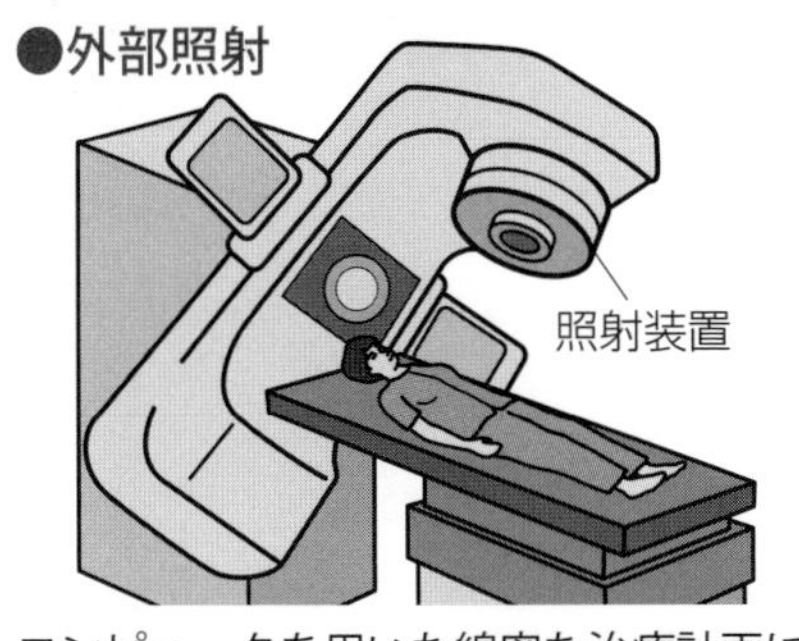

コンピュータを用いた綿密な治療計画により、的確な照射が行われる

●腔内（くうない）照射

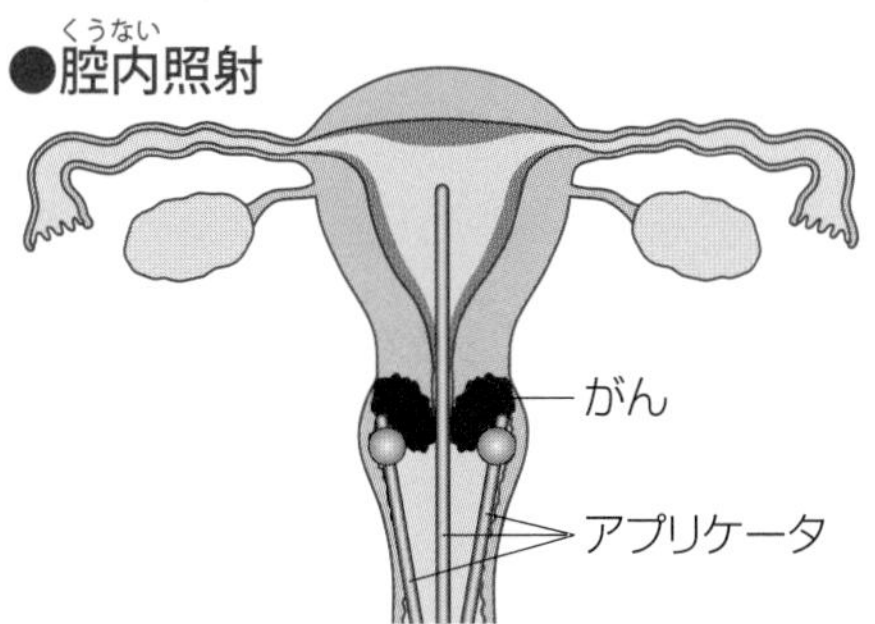

アプリケータ内に密封小線源を入れ、がんの病巣に直接照射する

同時化学放射線療法（ⅠB2期、ⅡA2期）

●放射線治療の効果を高める

ⅠB2期、ⅡA2期の患者さんに対しては、広汎子宮全摘出術、あるいは同時化学放射線療法が選択されます。同時化学放射線療法は、放射線治療に加えて、抗がん薬による化学療法を行う治療法です。

この治療法は、放射線治療による治療効果をさらに高め、骨盤周辺からの再発を防ぐこと、さらに照射範囲に発生しているかもしれない目に見えないがんを抑えることを目的に行われます。

化学療法には、シスプラチン（商品名：ブリプラチン、ランダなど）という抗がん薬が用いられます（週1回、合計5～6回程度）。

同時化学放射線療法のスケジュール例

1週目　2週目　3週目　4週目　5週目　6週目

化学療法（シスプラチン）

外部照射

腔内照射

＊シスプラチン：週１回投与→５～６回
＊外部照射：１日１回 週５回照射（土日祝は休み）→25～30回
＊腔内照射：週1回→３～４回

Ⅲ期～Ⅳ期の子宮頸がん

手術で取りきれない進行期の治療

同時化学放射線療法（Ⅲ期、ⅣＡ期）

●放射線＋抗がん薬で効果を期待

がんが子宮頸部を越えて骨盤壁や腟壁の下部１／３まで浸潤しているⅢ期、膀胱（ぼうこう）や直腸の粘膜まで浸潤しているⅣＡ期の患者さんでは、手術でがんを完全に取りきることは難しくなります。通常は手術を行わず、放射線治療と抗がん薬をあわせて用いる同時化学放射線療法が選択されます。治療方法については前ページを参照してください。

抗がん薬は子宮頸がんで中心的に用いられるプラチナ製剤のシスプラチンが主体ですが、この進行期ではシスプラチンにフルオロウラシル（商品名：５－ＦＵなど）、パクリタキセル（商品名：タキソールなど）など、作用の異なる抗がん薬を併用する場合もあります。

子宮頸がんは放射線治療が効きやすいがんであり、抗がん薬を併用することで骨盤内の再発を抑え、目に見えない全身のがん細胞に効果を及ぼして、根治率を高めることを目的とします。

高齢者や合併症のある患者さんなどは副作用が強く出る傾向があり、状態によって抗がん薬併用が難しい場合は、放射線治療を単独で行うこともあります。

全身化学療法（ⅣＢ期）

●子宮から離れたところに転移　抗がん薬で全身治療を

がんが子宮頸部の周辺にとどまらず、遠くの臓器やリンパ節に広がっているⅣＢ期では、手術で完全に切除することはできず、放射線による照射範囲でもカバーすることができません。

そこで、ⅣＢ期の患者さんに対しては、全身に治療効果が及ぶ抗がん薬による化学療法が行われます。

用いられる抗がん薬はシスプラチンを中心に、作用の異なる抗がん薬のパクリタキセルが併用されることがあります。また、進行・再発子宮頸がんでは唯一保険適用となっている分子標的薬のベバシズマブ（商品名：アバスチン）を加えた、３剤併用療法も標準治療となっています（168ページ参照）。

この進行期の治療の大きな目的は、がんの進行を抑え、病状の悪化を最

子宮頸がんの治療に用いられる主な抗がん薬

	分類	一般名	商品名	投与法	特徴
殺細胞性抗がん薬	プラチナ製剤	シスプラチン	ブリプラチン、ランダなど	点滴	がん細胞のDNAに作用する。カルボプラチンはシスプラチンより腎臓への負担が少ない
		カルボプラチン	パラプラチンなど		
	タキサン系	パクリタキセル	タキソールなど	点滴	がん細胞の分裂時に作用し、増殖を抑える
	トポイソメラーゼ阻害薬	イリノテカン	カンプト、トポテシンなど	点滴	DNAの複製を阻害してがんの増殖を抑える
分子標的薬		ベバシズマブ	アバスチン	点滴	がんに栄養を送る血管ができるのを抑える

全身化学療法の中心となる抗がん薬の併用療法

TP療法	シスプラチン＋パクリタキセル
TC療法	カルボプラチン＋パクリタキセル
TP＋Bev療法	シスプラチン＋パクリタキセル＋ベバシズマブ

小限にとどめて、できるだけ苦痛なく、日常生活を送れるようにすることです。抗がん薬には、程度の多少はあれ、どうしても副作用が伴います。治療の副作用によって生活の質が低下する可能性もあるだけに、治療の効果と副作用の程度を慎重に観察しながら治療の継続を図ることが重要です。

緩和的放射線治療（ⅣB期）

●さまざまな症状を抑える

子宮頸がんに対する放射線の治療効果は広く認められており、手術と並び、進行期によっては根治を目指すことができる治療法として位置づけられています。

ただし、子宮から離れた臓器や器官への遠隔転移を伴うⅣB期の患者さんでは、基本的には根治療法としての放射線治療が行われることはありません。

しかし、照射する範囲外の臓器や全身への影響がなく、照射範囲内で高い効果を得ることができる放射線の特性を生かし、がんの進行に伴って現れるさまざまな症状をやわらげるために放射線治療が行われることがあります（緩和的放射線治療）。

症状に応じて、その原因となっている場所に限定して放射線を照射します。例えば、子宮頸部からの出血、がんの浸潤がみられる膀胱や直腸からの出血（血尿・血便）、痛み、むくみなどに対しては、子宮頸部の周辺やリンパ節などに放射線を照射し、症状を抑えます。

骨折や神経の麻痺（まひ）を招く骨への転移のほか、脳への転移などに対しても緩和的放射線治療が行われます。

治療後の経過観察と再発時の治療

治療後の経過観察

●定期的な通院は不可欠

治療の終了後には、定期的な経過観察が欠かせません。

子宮頸がんの再発の約75％は初回の治療から2～3年以内、約90％以上は5年以内にみられるとされています。ただし、5年以降にも再発が認められる場合があり、長期にわたっての経過観察は重要です。

経過観察の目的は、再発の早期発見・早期治療ですが、それだけではなく、治療に伴って生じるさまざまな合併症により生活の質が損なわれていないかの確認、およびそのケアもまた大切な目的となります。

通常、1～2年目で1～3カ月ごとに1回、3年目で3～6カ月ごとに1回、4～5年目で6カ月ごとに1回、6年目～で1年ごとに1回を目安に定期検査が行われます。

定期検査の項目としては、触診、内診、直腸診、細胞診、胸部X線検査、腫瘍マーカー（SCC、CA125、CEAなど）、CTやMRIを用いた検査などが行われます。

ただし、経過観察の間隔や検査項目ともに、がんのタイプや全身状態など、患者さんの状態を考慮し、患者さんごとに適切な方法で実施されます。

再発時の治療

●初回治療などを考慮し、治療法を検討

再発が確認された場合は、再発した場所や初回の治療法のほか、本人の体力や各臓器の働きなどを考慮し、適切な治療法が検討されます。

・骨盤内で再発がみつかった場合

骨盤内での再発で、初回に放射線治療を行っていない場合は、放射線治療、または同時化学放射線療法が選択肢となります。初回治療で放射線治療を行った場合、これまでは化学療法、手術、放射線治療などが行われてきました。ただし、いずれも体への負担や生活の質への影響と、得られる効果とを十分考慮し、非常に慎重な検討が必要となります。

全身状態がよく、臓器の働きが保たれている患者さんでは、化学療法が選択肢の一つとなります。化学療法によってがんがすべて消失するこ

とは望めませんが、がんが小さくなることでさまざまな症状を抑えることはできます。化学療法は少なからず副作用を伴うため、その程度によってはＱＯＬ（生活の質）の維持や向上を優先させた緩和ケアを中心に治療を進めることもあります。

膣断端に再発した患者さんでは手術が選択され、病変を切除します。周囲の臓器への広がりに応じて膀胱や直腸などを摘出することもあり、これを骨盤除臓術といいます。子宮頸部に再発した場合は、子宮全摘出術が行われることがあります。

また、内部照射の一種である腔内照射や組織内照射（161ページ参照）も選択となりえますが、病変によっては熟練した手技が必要なため、症例数の多い施設での治療が望まれます。

どちらの治療法も合併症の可能性が高く、選択にあたっては、患者さん側の状態や意向に加え、関連診療科との連携など医療施設側の条件なども含めて検討を重ねます。

・骨盤外で再発がみつかった場合

患者さんの年齢や全身の状態、再発が確認された場所、大きさや個数、初回の治療の種類などの情報をもとに治療法が選択されます。骨盤外で再発が多くみられるのは、傍大動脈リンパ節、脳、骨、肺などです。それぞれの場合について考えられる治療法は、表に示すとおりです。

再発の治療にあたっては、がんの完全な根絶は難しく、常に患者さんのさまざまな苦痛に対応する緩和ケアも念頭に置き、ＱＯＬを保つことが重視されます。

■骨盤内の再発

再発箇所	治療法	
	初回に放射線治療あり	初回に放射線治療なし
骨盤内	症状を抑える緩和ケア 化学療法 骨盤除臓術 子宮全摘出術	放射線治療 同時化学放射線療法

■骨盤外の再発

再発箇所		治療法
骨盤外	傍大動脈リンパ節	放射線治療 同時化学放射線療法
	脳転移	手術＋全脳照射（転移が１個） 定位放射線治療±全脳照射（１～３個） 全脳照射（４個以上）
	骨転移	放射線治療（痛みをとる） 定位放射線治療（転移が少数個） ビスホスホネート製剤（痛み、骨折、神経障害を防ぐ）
	肺転移	手術 定位放射線治療

腺がんの治療

対して効果的であるといったことは明らかにされておらず、腺がんに対する治療は進行期に応じて、これまで述べてきた扁平上皮がんの治療とおよそ同様の治療法が選択されます。

海外では腺がんの治療方針は扁平上皮がんと区別していませんが、日本では手術で取りきれると判断できれば手術を行う傾向にあります。化学放射線療法では、扁平上皮がんと腺がんといった組織型による治療成績の差ははっきりしていません。

●扁平上皮がんとほぼ同様の基準で行う

子宮頸がんの約20％は腺細胞に発生する腺がんです。

腺がんは、扁平上皮がんが発生しやすい場所より少し奥の腺細胞から発生します。がん検診などで行われる細胞診でみつかりにくいこと、さらに精密検査で行われるコルポスコピー（42、44ページ参照）でも見えにくいこと、たとえ見えても正確な評価が難しいことをはじめ、腺がんは、リンパ節への転移が多い、放射線治療や化学療法が効きにくい、卵巣への転移の確率が高いといったことから、扁平上皮がんに比べ、治りにくいがんとされています。

ただし、治療方針において、扁平上皮がんと異なる治療法が腺がんに

■進行期別・腺がんの標準的な治療法

進行期	治療法
上皮内腺がん	子宮頸部円錐切除術
	単純子宮全摘出術
ⅠA1期	子宮頸部円錐切除術 単純子宮全摘出術 または準広汎（こうはん）子宮全摘出術
ⅠA2期	準広汎子宮全摘出術 または広汎子宮全摘出術 ＋骨盤リンパ節の切除
ⅠB期・Ⅱ期	広汎子宮全摘出術 ＋骨盤リンパ節の切除
	根治的放射線治療
	同時化学放射線療法
Ⅲ期・ⅣA期	同時化学放射線療法
ⅣB期	同時化学放射線療法
	全身化学療法
	緩和的放射線治療
	限定的に手術が行われることも

妊娠合併子宮頸がん

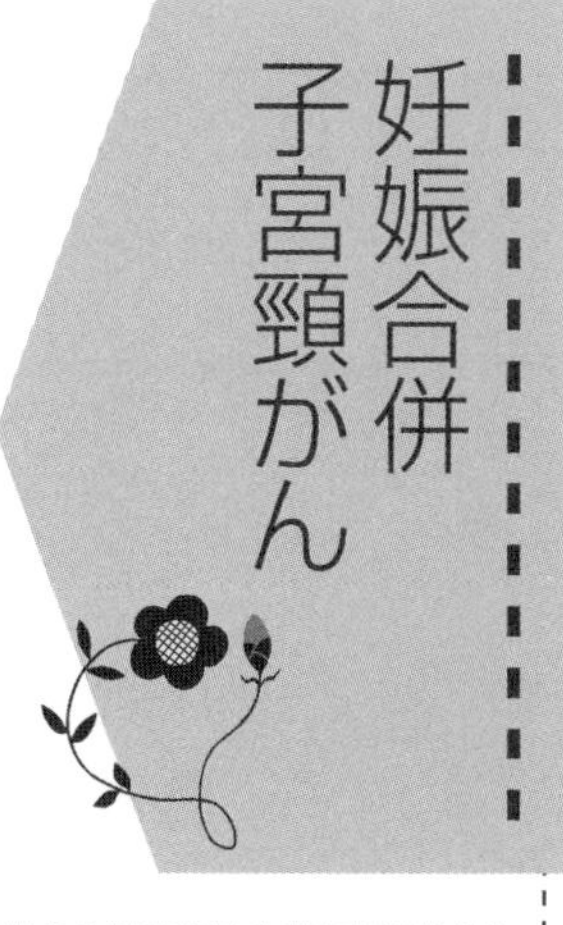

妊娠中には、妊婦健診の一環として子宮頸がんの検診が行われますが、子宮頸がん全体のおよそ3％がその検診をきっかけに発見されるとされます。多くは、前がん病変（高度異形成〜上皮内がん）、あるいは初期のがん（ＩＡ期）でみつかります。ほとんどの場合、妊娠を継続し、出産に至ることができます。

●前がん病変の場合

妊娠初期に診断された前がん病変が浸潤がんまで進行する可能性は1％未満といわれています。さらに、妊娠中に子宮頸部円錐切除術を行うと出血や流産・早産のリスクを増大させ、また、妊娠初期に診断された前がん病変は、出産後（特に経腟分娩の場合）自然に縮小・消失（自然退縮）する例が少なくないことなどから、積極的な治療は行われません。

通常は、数カ月ごとに細胞診を行い、必要に応じてコルポスコピー（腟拡大鏡診）を追加します。

出産後4〜8週に、病変の再評価を行い、その後の治療を検討します。

子宮頸がんは、扁平上皮がんと腺がんとに大別されますが、前がん病変であっても上皮内腺がんの場合、および当初の精密検査によって病変の診断が確定されない場合は、円錐切除術が勧められます。

●ＩＡ期：微小浸潤がんの場合

微小浸潤がんの場合は、子宮頸部円錐切除術を行い、切除後の病変の状態が次の条件をすべて満たす患者さんでは、厳重な経過観察のもと妊娠の継続が可能と判断されます。

・間質への浸潤が浅い
・扁平上皮がんである
・脈管侵襲がない
・切除断端に微小浸潤がみられない

右記の条件が満たされない患者さんでは妊娠の継続は難しく、次項の浸潤がんと同様の対応となります。

ただし、患者さんが妊娠の継続を強く望む場合には、がんの組織型、妊娠週数、胎児の成長の度合い、受診している医療施設の周産期医療（妊娠22週から出生後7日未満の期間の総合的医療）体制などを考慮し、慎重に治療方針が検討されます。

●ＩＢ期以上の浸潤がんの場合

ＩＢ期以上の浸潤がんがみつかった場合は、いつ、がんに対する治療を開始するか、どんな治療を行うか、出産に至れるか、といったことを患者さん本人、そしてパートナーを含め、納得のいく選択に達するまで話し合いを重ね治療方針を決定します。

妊娠34週を目安として、可能な限り予定日に近い週数で分娩することが理想的ですが、母親の治療への対応を優先しなければならない場合は、34週未満であっても分娩を行い、同時に母親へのがんの治療を開始します。この場合、出産した週数が早いほど、生まれてからの赤ちゃんの健康管理のリスクは高まります。

妊娠を希望する場合は——

卵巣と子宮体部を温存する手術

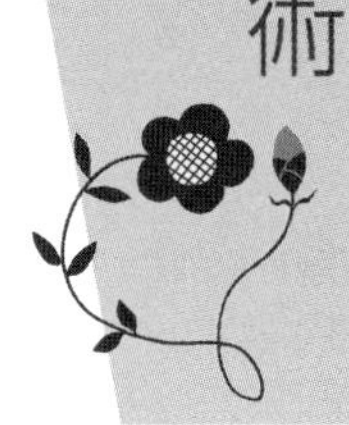

●子宮と卵巣を温存する子宮頸部円錐切除術

妊娠を成立させるためには、胎児を育てる子宮があること、および卵子をつくり排出する卵巣があることが欠かせない条件です。

また、子宮頸部は、妊娠に伴い、徐々に大きくなっていく子宮を支える働きをします。子宮頸部の長さが流産や早産の危険性にかかわるため、子宮頸部円錐切除術を行う場合には一定の長さの子宮頸部を残すことが必要です。

子宮頸がん初期の上皮内がんからＩＡ期の一部で、円錐切除術で治療を終えた場合には卵巣と子宮を残して妊孕性（妊娠できる力）を温存できるので、妊娠、出産が可能です。

●卵巣と子宮体部を温存する広汎子宮頸部摘出術

子宮の全摘出が選択されるＩＡ期、広汎子宮全摘出術が選択される進行期で、患者さんが妊娠を希望する場合には、がんをできるだけ取りきりつつ、妊娠に不可欠な臓器を温存することが求められます。選択肢となるのは、広汎子宮頸部摘出術です。

この術式は、子宮体部と卵巣を温存したうえで、広汎子宮全摘出術と同様の範囲を切除するもので、切除後、子宮体部と腟をつなぎ合わせます。通常、子宮頸部を補強する手技（特殊な太い糸で子宮頸部を縛る。縫縮という）を合わせて行い、妊娠に備えた頸部の役割を維持できるようにします。

■子宮温存の基準

進行期	ＩB1期以下
脈管侵襲	なし（陰性）
リンパ節転移	明らかな転移は認められない
がんの種類※	扁平上皮がん 腺がん
腫瘍サイズ※	2㎝以下

※施設によっては、扁平上皮がんのみ

※サイズの条件を設けていない施設もある

広汎子宮頸部摘出術は、開腹で行う方法、腟側から行う方法、腹腔鏡を用いて行う方法があります。腹腔鏡下で行う手術は比較的新しい方法ですが、開腹と腟側からの手術は世界中で広く行われています。手術後の妊娠の確率からいうと、腟側からの手術のほうが高くなると考えられています。

ただし、本来切除したほうがよい部分を残すことから、術後の再発を可能な限り防ぐために、この術式を行うには一定の基準を満たしている

広汎子宮頸部摘出術

子宮体部を残してがんのある子宮頸部を周囲の組織とともに大きく切除し、子宮体部と腟をつなぎ合わせる手術法で、妊娠・出産の可能性を残すことができる。ただし、施設の対応、術後の管理を含め、担当医師としっかり相談することが必要となる

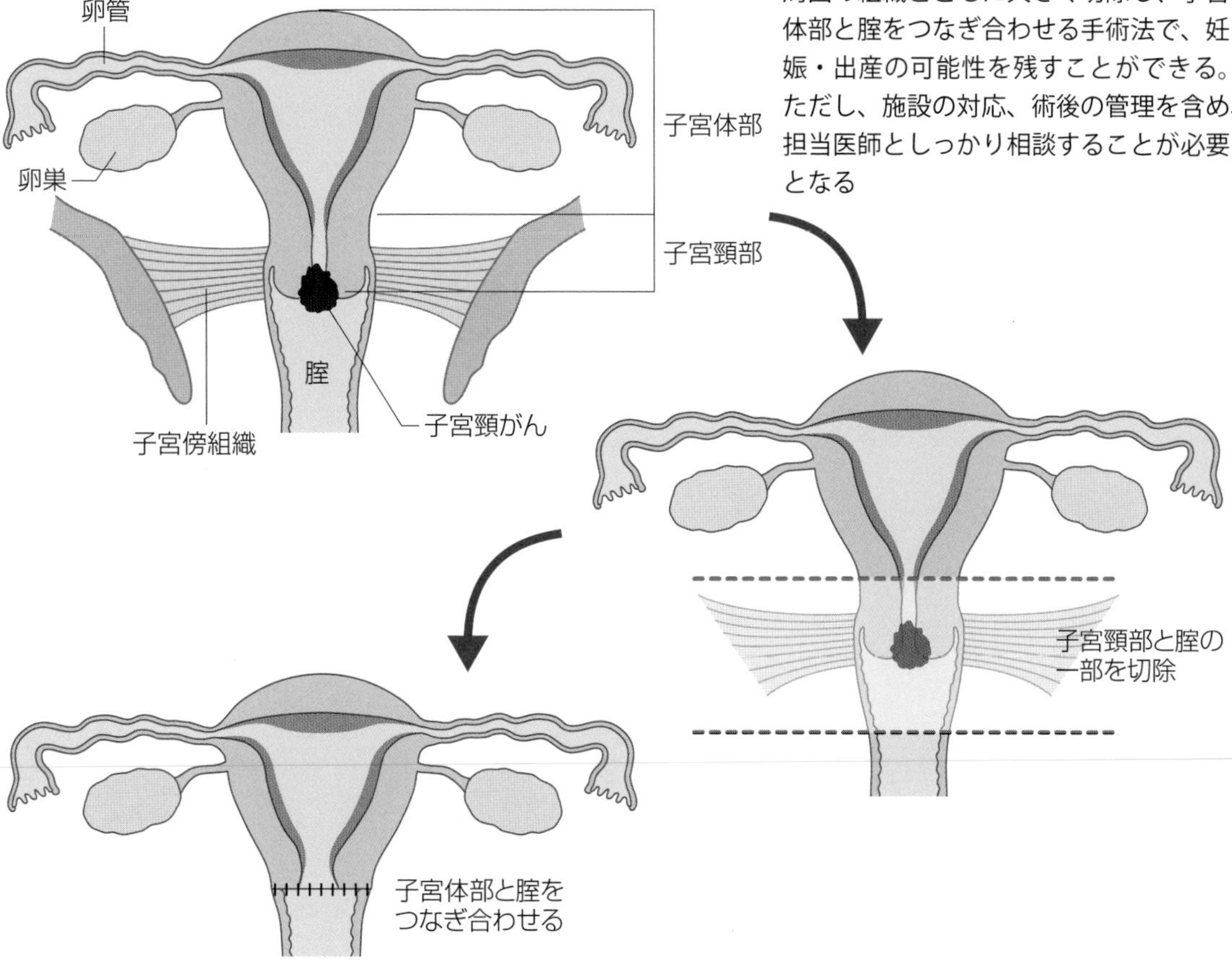

卵管
卵巣
子宮体部
子宮頸部
腟
子宮傍組織
子宮頸がん
子宮頸部と腟の一部を切除
子宮体部と腟をつなぎ合わせる

必要があります（右ページ表）。これらの基準を満たしている限りにおいては、再発のリスクについて広汎子宮全摘出術との比較で差は認められないとされています。

●慎重な経過観察 産科との緊密な連携が不可欠

妊娠を望んで行われる手術ですが、手術の結果として起こる腹腔内の癒着や子宮頸管の狭窄など、可能性を阻む要因により、自然な妊娠が難しくなる場合も少なくありません。

この手術を行った場合は、定期的な診察による再発への厳重な管理、そして、産科との連携による妊娠へのケア（ときには生殖補助医療／187ページ参照）を必要とし、また、妊娠した場合も流産や早産のリスクが高いとされ、出産までの綿密な管理も欠かせません。

妊孕性にかかわる治療については、国立がん研究センター中央病院では対応困難なこともありますので、担当医師にご相談ください。

膣がん、外陰がん

膣がん

●多くは扁平上皮がん

膣は子宮頸部と外陰部をつなぐ長さ6～8㎝の筒状の組織で、膀胱と尿道の後ろ、直腸の前にあります。膣の表面を覆う粘膜に発生するがんが膣がんです。進行すると粘膜表面に広がったり、粘膜の下の筋肉の層、さらには周囲の臓器にまで広がったりすることもあります。

大変まれながんで、希少がんと呼ばれるがんに分類されます。婦人科がんの患者さんのうち、約1％程度にみられます。膣がんは、大きく扁平上皮がん（約80～90％）と腺がんの2種類の組織型に分類され、この他、非常に少ないものの、悪性黒色腫、肉腫、小細胞がんといった組織型がみられることがあります。

●初期にはほとんど無症状 子宮頸がん検診で発見

高齢（60歳以上）、ヒトパピローマウイルス（ＨＰＶ）感染が発症のリスクと考えられています。

初期には症状がみられないことがほとんどで、子宮頸がん検診などの検査でみつかることがあります。膣がんが疑われる症状としては、不正性器出血やおりもの（帯下）、性交中の痛み、下腹部（骨盤領域）の痛み、排尿時の痛み、膣内のしこり、便秘などがあります。

子宮頸がん検診などの細胞診で膣がんの可能性が指摘された場合には、内診、コルポスコピー、組織診を行い、がんであることを確認します。超音波検査、ＣＴ検査、ＭＲＩ検査などによって、病変の広がり具合を調べ、病気の進行度を判定し、治療方針を検討します。

●基本は放射線治療

膣がんに対して広く行われているのは放射線治療、または手術ですが、最も多く行われているのは放射線治療です。

放射線治療には外部照射と腔内照射があり、Ⅰ期以降の浸潤がんや、手術後、周辺の組織への転移がある場合などに行われることがあります。

手術はがんの広がり具合などに応じて、レーザー蒸散術、部分膣壁切除、子宮全摘出術、骨盤除臓術などから適切な手術法が選択されます。

化学療法には標準治療と呼べるものはなく、病状が進行した場合と再発した場合に限り行われます。多くは子宮頸がんの抗がん薬投与計画（使用薬の選択、用量や用法などの投与法）に沿って治療を進めます。

外陰がん

●大部分は大陰唇に発生

生殖器は体内にある内性器と、体外にある外性器に分けられます。外陰部は外性器にあたり、外部の刺激から内性器を守る役割を果たしています。

外陰部は、恥丘、大陰唇、小陰唇などで構成されています。外陰がんの多くは大陰唇に発生し、進行すると、鼠径部（おなか側の脚のつけ根）のリンパ節に転移がみられます。

早期には症状がみられないことが多いのですが、外陰部の腫瘤、かゆみ、熱感、痛み、出血、色素沈着、皮膚の色が部分的に白くなる白斑などが現れることがあります。

●タイプにより治療方針を検討

外陰がんは、ほとんどが扁平上皮がんです。このうち、外陰部の上皮内にとどまっているものを外陰上皮内腫瘍（ＶＩＮ）と呼びますが、ＨＰＶ感染に関連するものと、関連しないものに分類されます。

ＨＰＶ感染に関連するＶＩＮのなかで、軽度扁平上皮内病変の場合は自然に消えることが多いため、経過観察でようすを見ます。一方、高度扁平上皮内病変はがんに進行する可能性が高いため、治療が行われます。

ＨＰＶ感染に関連しないＶＩＮは悪性度が高いと考えられているため、治療が行われます。

●病状に応じて手術法を選択 再建術の追加も重要

外陰がんに対し、根治を望める治療は手術です。外陰部に発生している病変と、鼠径部のリンパ節切除が基本となりますが、病変の広がり、患者さんの全身状態や年齢を考慮したうえで、レーザー蒸散術、局所切除術、単純外陰切除術、根治的外陰部分切除術、広汎外陰切除術＋鼠径部のリンパ節切除、骨盤除臓術などから適切な手術法が選択されます。切除が広範囲にわたる場合、合併症の予防や症状の軽減のため、あるいは外見の改善のため、外陰部の形成外科による再建術が積極的に取り入れられています。

●補助的に行われる 放射線治療、化学療法

放射線治療は、術後補助療法として行われます。外部照射、腔内照射がありますが、単独または組み合わせて行われ、鼠径部のリンパ節などへの転移がある場合に、手術後、鼠径部および骨盤周辺に照射します。

外陰がんは患者さんの数が少ない希少がんであるため、化学療法について、有効な抗がん薬投与計画が確立されていません。現在、局所進行した外陰がんの患者さんを対象に、病変の縮小を目的として、術前に放射線治療を併用した化学療法（化学放射線療法）を行い、そのうえで、手術を行って根治を目指す試みが行われています。

また、外陰部から離れた臓器や器官に遠隔転移のある進行外陰がんや再発がんに、化学療法が考慮される場合があります。

婦人科がんに共通する問題と対処法

治療後のQOLを高めるために

　がんの治療には、がん種や進行期、本人の持病や全身状態、年齢などによって程度や種類に個人差はあるものの、少なからず副作用や合併症が伴います。手術を行えば傷が残り、直後は体力も低下します。しかも、がんは、自分の細胞であり、敵としてはとても厄介な相手です。放射線や抗がん薬でがんをやっつけることが、他の正常な細胞を傷つけることになり、がんが発生している臓器の他に、なんらかの臓器の機能を損なわせることもあります。

　がんの治療法の研究が進んでいない時代であれば、「生活上になんらかの不便や不具合が残っても、がんを治すのが第一。合併症があっても我慢すればよい」と、考えざるをえない場合もあったかもしれません。

　しかし、現在のがんの臨床の場では、がんの診断を受け自分ががんであることを知ったときから、治療法を選択し実際に治療を進める間も、治療を終了したあとも、患者さん一人ひとりがその人らしく、以前と変わらずに生活を続けられること、つまり、ＱＯＬ（Quality of Life：生活の質）を保つことが、治療の目標とされます。その目標達成には、患者さん自身の意思と行動が不可欠です。

　治療法の選択にあたっては、その治療によって起こりうる副作用や合併症のリスクについて十分説明を受け、疑問を残さないようにすることが適切な管理につながります。合併症によっては、治療前に自分の生活習慣を見直すなどなんらかの準備をすることでリスクを減らせる場合もあります。

　最近では、治療前に医師や看護師をはじめとする専門家でチームを編成し、患者さん一人ひとりの情報を共有し、詳細に合併症のリスクの有無や種類、その程度を評価して、必要なケアやサポートを提供する施設もあります。

　合併症には、臓器の機能低下といったものの他に、それぞれの症状によって起こる気持ちの変化、意欲の低下なども含まれます。診断時からの緩和ケア（21ページ参照）の実践もＱＯＬの向上につながります。

●妊孕性は繊細で、重い課題

患者さんのＱＯＬを考えるとき、婦人科がんでいえば、妊孕性（妊娠できる力）の問題は避けて通れない課題です。特に近年では、子宮頸がんの発症年齢が変化し、ＡＹＡ世代（Adolescent and Young Adult：思春期・若年成人、国により年齢の定義は異なるが、日本では15歳から39歳の患者さんが当てはまる）の患者さんが増えつつあります。

進行期によっては、患者さん自身にとってつらい選択を迫らざるをえない場合もあります。パートナーや家族の気持ちも無視できません。

納得できる選択に到達するには、リスクや厳重な経過観察の必要性など病気に対する正しい理解が欠かせません。医師や看護師を中心に、必要に応じて精神的ケアなども考慮したチームでのケアが大切です。

国立がん研究センター中央病院では、ＡＹＡ世代のがん患者さん同士が集まって交流や情報交換する場として、「ＡＹＡひろば」などを設けています。

婦人科がんの患者さんに多くみられる 治療後の症状への緩和ケア

●対応が重要な治療後の症状

婦人科がんの治療の基本は手術です。全身状態が悪い、深刻な持病があるといった患者さんを除き、多くの人が手術を受け、手術に関連した合併症が発生することもあります。

また、特に患者さんの不安が大きい治療後の症状についてもケアが重要です。

・不正性器出血へのケア

婦人科のがんでは、治療後に腟への再発が起こることがあります。その際、よくみられる症状が不正性器出血です。出血は、患者さんに大きな動揺をもたらしがちです。

診察には内診が欠かせず、担当医師からの診察であれば問題はありませんが、内診は非常に繊細な手技であり、医師側の経験や、患者さんの抵抗感とともに、医師との信頼関係などもかかわっています。

患者さんが不安を感じたり、あわてたりしないように、出血の可能性などは事前にていねいに説明し、治療後の受診先の確認をしておくといった対応が重要となります。

・血栓症のリスク

血管内でできた血の塊を血栓といい、その血栓が血液の流れにのってどこかの血管に詰まることを血栓塞栓といいます。例えば、下肢の静脈にできた血栓が血流にのって肺動脈にたどり着いて詰まってしまうと、肺血栓塞栓症を発症します。

がんにかかっていることで静脈の血栓症のリスクが高まることが知られています。その要因としては、腫瘍が大きくなり、周囲の静脈を圧迫して血流を低下させること、治療の副作用による食欲の低下や嘔吐などで脱水傾向が生じやすいこと、体力の低下などから活動性が抑えられ横になっている（臥床）時間が長くなること、がん細胞やその周囲の炎症を起こしている組織などから、血栓をつくりやすい物質が放出されることなどが考えられます。

婦人科がんを含む骨盤内のがんの場合、さらにそのリスクが上昇するとされています。下肢に血栓が生じやすく、ときに肺血栓塞栓症などを引き起こすこともあります。自覚症状がないだけに、患者さん自身で管理することは難しい合併症です。

入院中であれば、手術後できるだけ早く起き上がって歩く早期離床、下肢を圧迫してうっ血を防止し血栓の発生を予防する、弾性ストッキングの着用やフットポンプの周期的な使用といった対策をします。患者さんによっては、手術前に血栓の予防薬を用いることもあります。

その他、手術後は定期的に血液検査を行い、血栓形成を示すD-ダイマーの値を評価（月1回）し、適度な運動、十分な水分補給など、日常生活の注意点を確認していきます。

・腹水のコントロール

腹水は、腹腔に異常に水がたまった状態のことです。卵巣がんでは病状が進むにつれ、腹膜にがん細胞が散らばってしまう播種によってがん性腹膜炎が引き起こされ、腹水がみられることがあります。腹水のコントロールは重要で、適切な治療を行わないと腸閉塞を起こすなど、全身状態が悪化します。

治療としては、散らばったがん細胞を取り除く治療（化学療法、放射線治療）のほか、たまった水を抜く穿刺排液などが行われることがあります。ただし、排液によってたんぱく質が体外に排出され、低栄養状態を招くことも考えられるので、実施については慎重に検討します。

・他臓器への浸潤

骨盤内のがん全般にいえることですが、消化管（腸）や膀胱など、周辺の他の臓器に広がる浸潤による合併症に注意が必要です。

腸や膀胱への浸潤が進むと、ろう孔を形成し（他の臓器や腔とつながる穴があく）、腸であれば腹膜炎を併発したり、人工肛門を造設する必要性が生じたりします。膀胱にろう孔ができると血尿が止まらなくなる場合があり、こうした際には導尿（カテーテルを挿入し、尿を排出させる）による排泄の管理が必要です。

基本的な症状と対策

化学療法・放射線治療の副作用

●殺細胞性抗がん薬の副作用は細胞分裂が活発な組織に出やすい

婦人科がんに対する化学療法には、以前から用いられている殺細胞性抗がん薬と、比較的新しいタイプの抗がん薬である分子標的薬が用いられることがあります。

殺細胞性抗がん薬は、細胞の中のDNAに働きかけ、細胞分裂のさまざまな過程に作用してがん細胞を殺したり、その増殖を防いだりします。こうした作用はがん細胞だけでなく正常な細胞のDNAにも及び、その影響が副作用として現れるため、患者さんを悩ませる症状につながります。

特にがん細胞と同じように細胞分裂が活発に行われている粘膜や毛母細胞に影響を与えやすく、主に吐き気・嘔吐、脱毛、便秘や下痢、口内炎、爪の変化、骨髄機能の低下などの症状がみられます。

●事前に対策を講じ、症状を抑える

殺細胞性抗がん薬による治療の歴史は古く、薬の種類ごとに、投与量や投与方法について数多くの研究が重ねられ、効果と安全性の検証結果が蓄積されています。近年では、副作用の出る時期などもわかってきており、それぞれの症状に備え、あらかじめ予防薬を投与するなどの対

抗がん薬による主な副作用と現れる時期

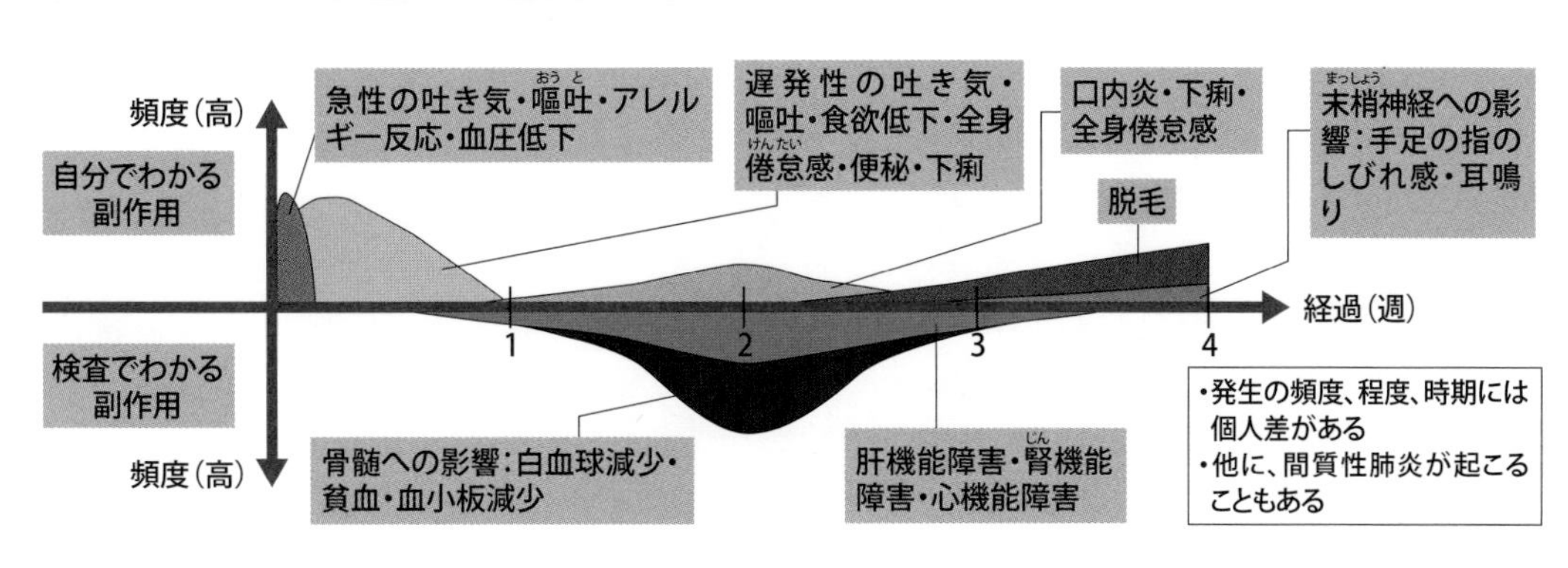

策が進み、副作用はかなり抑えられるようになってきています。ただし、患者さんごとに異なるため、患者さんの症状の現れ方は一様ではなく、患者さんの状態に応じたケアを行う必要があり、患者さん自身も対策を知っておくことが大切です。

白血球の減少といった、血液検査などによって客観的に知ることのできる副作用もありますが、患者さん自身の訴えがなければ判断できない副作用もあります。新たに、つらい症状や何かしら体調の変化を感じたら担当の医師や看護師に伝え、そのつど対策を確認します。また、次のような症状がみられた場合は、早めに医療機関と連絡をとり、相談することが勧められます。

- 強い吐き気や嘔吐があり、水も飲めない
- 発熱があり、事前に処方されている抗菌薬を服用しても熱が下がらない
- 激しい下痢が続く
- 息苦しさがある

●これまでの抗がん薬とは異なる分子標的薬の副作用

分子標的薬は、これまでの抗がん薬と異なり、がん細胞に特有の物質を明らかにし、それを狙い撃ちすることを目的に開発された薬です。標的にする物質の種類から、次の3タイプに分類されます。細胞の増殖促進にかかわる物質（増殖因子）や細胞の表面にある受容体、細胞の中で行われている情報伝達にかかわる酵素などを標的にするタイプ、がん細胞の増殖に欠かせない血管新生にかかわる物質を標的にするタイプ、細胞の表面に現れる抗原を標的にするタイプです。

標的が決まっているのですから、当初、正常な細胞への影響は少なく、副作用が大きく抑えられることが期待されました。

しかし、従来の殺細胞性抗がん薬

■化学療法の副作用と対策

	副作用	対策
脱毛	治療開始２～３週間後くらいから髪、まゆ毛、まつ毛、鼻毛などが抜けることがある	治療開始前から準備し、治療後、回復するまでは帽子やウイッグ、スカーフなどで対応する
爪（つめ）の変化	手足の爪が黒ずんだり、２枚爪になったりすることがある	ネイルケアなどでカバー。手は約半年、足は約１年で生え替わる
吐き気・嘔吐	治療後すぐに症状が出るものと、治療開始後24～48時間に生じ、2～5日 続くものがある	治療前に吐き気止めを点滴、治療後は吐き気を抑える内服薬を用いる
口内炎	治療後１～２週目ごろに出る	刺激物をとらない、口内を傷つけないようにする。抗炎症薬などを用いる
骨髄機能の低下	白血球減少による免疫力の低下で感染症が起こりやすくなる。また、赤血球減少で貧血が起こることがある	感染症には抗菌薬を内服。重症の場合は入院が必要となることもある。貧血の症状が強い場合は輸血が必要となる

で生ずる副作用は少ないものの、それとは異なる副作用が現れることがわかってきています。

婦人科がんでは、現在、ベバシズマブ（商品名アバスチン）という分子標的薬が、子宮頸がんと卵巣がんに対して保険適用となっています。

がんは、増殖・増大するときに十分な栄養を得たり、血管を通じて移動したりするために、自身に都合のよい血管を新たにつくり出しています。血管新生にかかわる物質を攻撃し、その働きを阻むのがベバシズマブです。

血管に作用する薬であるため、左上の表のように、血管にかかわる副作用が現れることがあり、こういった症状に注意が必要です。

特に、血栓塞栓症や消化管穿孔は深刻な事態につながりかねないので、急に胸痛に襲われたり、経験したことがないほどの腹痛に見舞われたりしたときには、直ちに医療機関に相談することが必要となります。

■分子標的薬ベバシズマブにかかわる副作用

血圧の上昇や高血圧	めまい、頭痛、しびれなど
血管が破れて出血を起こす	点状出血、皮下出血、あざができやすいなど
血栓塞栓症	突然の胸痛、呼吸困難など
消化管穿孔	激しい腹痛、吐き気、便秘など
創傷治癒遅延	傷が治りにくい
たんぱく尿	むくみ

●放射線治療の副作用には急性障害と晩期障害が

放射線治療は、手術のように体内の臓器を切除することはなく、手術より体への負担は小さく、また、作用するのは照射した範囲に限られるので、全身に効果が及ぶ化学療法よりも副作用は軽いといえます。

放射線治療の副作用は、現れる時期によって大きく2つに分けられます。治療中や治療直後（放射線の照射を始めて数週間以内）に現れるものを急性障害、治療後数カ月～数年後に現れるものを晩期障害と呼びます。

急性障害には、だるさや吐き気、下痢、貧血、照射された箇所の皮膚炎（皮膚の赤みや痛み、乾燥、かゆみ、水ぶくれなど）や粘膜炎のほか、直腸炎や膀胱炎などがみられます。これらは、治療が終了し、時間がたてば自然に治ります。

晩期障害には、消化管からの出血や閉塞、穿孔、直腸炎や膀胱炎（排便時の痛みや血便、排尿時の痛みや血尿）、直腸腟ろう（直腸と腟がつながり、腟から便がもれる）、膀胱尿管腟ろう（膀胱や尿管と腟がつながり、腟から尿がもれる）、卵巣欠落症状（卵巣の機能が低下し、更年期障害のような症状が現れる）、腟の萎縮・狭窄（性交痛や性交時の出血）などがあります。

これらの症状がみられたら、他の病気ではないことを確認するとともに、治療が必要となる場合も多いので、医療機関への受診が勧められます。

治療により卵巣機能が失われた場合に

ホルモン補充療法（ＨＲＴ）

●がん治療による卵巣欠落症状

婦人科がんに対する手術療法では、卵巣がんだけでなく、子宮頸(けい)がん、子宮体がんであっても、多くの場合、転移の可能性を考慮して、両側の卵巣が摘出されます。

手術を行わず、化学療法や、骨盤周辺への放射線治療を行った場合も、抗がん薬や放射線の影響によって、卵巣は大きくダメージを受けます。

卵巣の大きな役割に、女性ホルモンの分泌(ぶんぴつ)があります。手術によって卵巣が摘出されるとその働きが止まり、女性ホルモンの分泌が断たれます。

化学療法や放射線治療の影響によっても卵巣の機能は低下し、女性ホルモンの分泌は抑制されます。

自然閉経の前に、治療によって閉経と同様の状態になると、いわゆる更年期障害のような症状をはじめ、女性ホルモンの減少がもたらすさまざまな症状が現れることがあります。これを卵巣欠落症状と呼びます。

●症状は多様で、個人差が大きい

女性ホルモンは、子宮の発育や子宮内膜の増殖にかかわっているほか、神経、皮膚、血管、骨、脳、腎臓(じんぞう)、肝臓、肺、膀胱(ぼうこう)など全身の多くの臓器に幅広く作用し、女性の体を守るうえで大切な働きをしています。そのため、女性ホルモンが減少すると非常に多様な症状がみられます。

まず、更年期障害様の症状が出ます。いわゆる「ホットフラッシュ」と呼ばれるのぼせ・ほてりや発汗、不安、イライラ、抑うつ、不眠、意欲の低下といった精神的な症状、肩こり、腰痛、頭痛などの身体的な症状のほか、女性ホルモンは腟(ちつ)をなめらかにし、細菌の繁殖を防ぐ作用があるため、その作用の低下により腟が乾いて炎症を起こしやすくなったり（萎縮(いしゅく)性腟炎、細菌性腟炎、カンジダ腟炎など）、性交痛が起こったりします。

これ以外にも人によって多彩な症状があるとされ、卵巣欠落症状の内容や出かたには個人差が大きいといわれています。

●長期的な健康のリスクも

女性ホルモンは、いろいろな臓器に関連し、女性の健康を守っています。閉経後は、その保護がなくなり、脂質異常症、動脈硬化、骨粗しょう症などのリスクが高まることがわかっています。がんを発症した年齢が自然閉経を迎える50歳前後よりも若かった人では、女性ホルモンが減少した状態がより早く訪れることになり、通常より前倒しでコレステロール値の上昇、骨量の減少などが生じる可能性があり、注意が必要です。予防のためには、食生活や運動習慣など、生活習慣の見直しが大切です。

●ホルモン補充療法が効果的

卵巣欠落症状は女性ホルモンの減少によって生じます。そこで、体の外から女性ホルモンを補充して症状を改善しようというのがホルモン補充療法（ＨＲＴ）です。ＨＲＴは、さまざまな精神的、身体的症状、さらに脂質異常症や骨粗しょう症に対する高い効果が認められており、一般の閉経後の女性および、婦人科がん治療後の女性の生活の質を保つ有用な治療法とされています。

ＨＲＴには、飲み薬（経口剤）、貼り薬（経皮貼付剤）、塗り薬（経皮ゲル剤）があり、患者さんの希望に応じて使い分けられます。腟の乾燥、性交痛など腟の症状が強い場合は、腟錠を使うことがあります。

卵巣と子宮をともに摘出した患者さんには、女性ホルモンのエストロゲンだけを補います。子宮を摘出していない患者さんでは、エストロゲンだけの投与は子宮体がん発症のリスクを高めるため、エストロゲンとプロゲスチン（黄体ホルモン製剤）の2種類を投与して周期的に月経を起こさせ、子宮体がんの発症を防ぎます。

ただし、乳がんを治療中あるいはかかったことがある女性、脳卒中や血栓症（深部静脈血栓症、肺塞栓症）、心筋梗塞や冠動脈の動脈硬化の病歴がある女性には、ＨＲＴを行うことはできません。コントロールできていない糖尿病や高血圧の人は、ＨＲＴを行うかどうか慎重に検討されます。また、喫煙は血栓症のリスクを高めるため、ＨＲＴは必ず禁煙してから始めます。

●長期にわたり定期的なチェックを

子宮体がん、卵巣がんの発症や病状の進行には女性ホルモンが関連していると考えられています。しかし、これまでの研究結果をみると、子宮頸がん、子宮体がん、卵巣がんのいずれのがんも、ＨＲＴにより再発のリスクが上昇したという報告はいまのところありません。ただし、子宮頸がんの一部（腺がん）、子宮体がんの治療後では、ＨＲＴを行うかどうか、行う時期や期間を慎重に検討し、決めることが必要です。

ＨＲＴには、肝機能障害、血栓症、乳がんといった副作用があるため、定期的な血液検査と乳がん検診は欠かせません。また、ＨＲＴを行わない場合には、コレステロール値や骨量を定期的にチェックして、健康状態の変化は早期に発見し、早めに対応するようにします。

リンパ節切除の影響による下肢リンパ浮腫への対応

●リンパ液が組織にたまってむくんだ状態がリンパ浮腫

リンパ節は、全身に張り巡らされたリンパ管の要所要所にあって体の害になるものを取り除くフィルターのような役割をしています。リンパ液はリンパ管を通り、末梢（まっしょう）から胸の奥の深い静脈に向かって一方向に流れています。

体には主要なリンパ節がいくつかあり、がんの転移に大きくかかわっています。婦人科がんの手術においても、必要に応じて骨盤周辺のリンパ節を切除することがあります。このようにリンパ節が取り除かれたり、放射線治療によってリンパ節が損傷を受けたりすると、リンパ液は流れていく先を失ってしまいますが、リンパ液は正しい方向への流れを保とうとして細いリンパ管を発達させてわき道（バイパス）をつくり出します。わき道がうまく開通せずに詰まったり、流れが滞ったりすると、周辺の組織にリンパ液がたまってしまい、むくむことがあります。この状態を、リンパ浮腫（ふしゅ）といいます。

リンパ管やリンパ節になんらかの障害を受けた人はリンパ浮腫を発症する可能性があり、術後すぐに発症する場合もあれば、10年以上たってから発症する場合もあります。体重が増えること、リンパ液の流れが悪くなったところに細菌感染が起こることなどが、リンパ浮腫を生じやすくするとされていますが、原因が明らかではないことも少なくありません。一度発症すると根治が難しいと

■リンパ浮腫の程度を示す分類

リンパ浮腫（ふしゅ）の程度は、国際リンパ学会により、0期〜Ⅲ期に分類される。徐々に進行するのが特徴。

病期	状態
0期（潜在期）	見た目に症状がわかりにくいため、病院で診断されないこともある。
Ⅰ期 	違和感を感じる軽度のむくみがある。日によって症状が変わることも多い。むくみのある脚を上げていると症状が軽くなる。
Ⅱ期	見た目にもむくみの左右差がわかる。皮膚を圧迫するとあとが残るようになる。
Ⅲ期 	浮腫が最も進行し、皮膚組織が線維化して硬くなる。皮膚の炎症などの合併症も起こしやすくなり、セルフケアのみでは改善が難しい。

され、できるだけ早期に発見し、適切なケアを開始し、症状を改善し悪化をくい止めることが重要です。

子宮がん、卵巣がんでは、下腹部、会陰部、下肢などに浮腫がみられ、片脚あるいは両脚が、歩くのも困難なほど腫れ上がることがあります。

●注意すべき合併症「蜂窩織炎」

リンパ浮腫の合併症として注意を必要とするのは蜂窩織炎です。

■早期発見のためのリンパ浮腫チェック

脚の太さを月1回、定期的に測る

脚のつけ根
ひざ上10cm
ひざ下5cm
足指のつけ根
足首

リンパ浮腫の症状

- 皮膚のしわがなくなる
- 皮膚がつまみにくい
- 皮膚を押すとくぼみが残る
- 皮膚が乾いて硬くなる
- 靴下のゴムのあとがはっきり残る
- 重い、腫れぼったい、だるいなどの感じがする

感染症を契機として、むくんでいる部分の皮膚が広い範囲で赤くなって腫れ、熱をもつことがあります。赤い斑点、かゆみ、ピリピリとした痛みを伴ったり、悪寒や頭痛、関節痛、突然の38℃以上の高熱といった症状がみられる場合もあります。

違和感を感じたら直ちに医療機関を受診しましょう。治療には抗菌薬の投与、熱をもった皮膚を十分に冷やすこと、安静が必要です。冷やす方法としては、患部に密着できる氷のう(ビニール袋で代用してもよい)が勧められます。マッサージは炎症を悪化させる可能性があるので行わないようにします。アルコール（飲酒）は厳禁です。再発しやすいため、医師の指示に従い、しっかり治しきることが重要です。

蜂窩織炎の原因は、一般的にはけがや虫刺されなどの細菌感染とされますが、特定できない場合もあります。疲労や過度のストレスによる免疫力の低下が引き金になることもあります。

蜂窩織炎の予防として、皮膚を清潔に保つことが勧められます。婦人科がんの治療のあとは、女性ホルモンの分泌が低下し、皮膚が乾燥しやすい状態になっています。乾燥によって皮膚のバリア機能が弱まり、ちょっとした傷から細菌に感染しやすくなります。予防のために、上の表に挙げるような注意が大切です。

■蜂窩織炎など感染を予防するための注意事項

- 薬用石けんで皮膚を清潔に保つ
- 乾燥を防ぐためローションやクリームで皮膚の保湿を心がける
- 爪の周囲を清潔にする
- 水虫があれば治療する
- 虫刺されを防ぐ
- けがをしないよう気をつける

●日常生活では姿勢に注意

立つ、座るなど同じ姿勢を長時間続けることは、リンパ液の流れを悪くします。まめに姿勢を変えることで流れを促します。脚を下げたまま

の姿勢も避けます。寝るときは両脚を心臓より少し高めに保つ、いすに座るときは踏み台に脚を乗せる、床に座るときは脚を前に投げ出すようにします。

軽く体を動かすことも、むくみの解消に役立ちます。脂肪はリンパ液の流れを阻むため、リンパ浮腫を悪化させます。適正体重を維持するためにも適度な運動が勧められます。

■リンパ液のスムーズな流れを促す運動

ストレッチなどの軽い体操
縄跳びや自転車こぎなどの全身運動
ウォーキング
水中歩行（ジャグジーやジェットバスでも同様の効果）

- 水中歩行は筋肉の収縮と弛緩に加え、水圧の影響によってリンパ管を圧迫したり緩めたりするマッサージ効果がある
- 運動は疲れない程度に行う。疲れるまで行うとかえってむくみが悪化する

●用手的リンパドレナージでリンパ液の流れを促す

リンパ液の流れを改善するマッサージを用手的リンパドレナージといいます。治療として、一定の訓練を受けた看護師や理学療法士などによって行われます。

術後の下肢リンパ浮腫は、腹部や下肢のリンパ液が集まる鼠径部（おなか側の脚のつけ根）のリンパ節の切除が大きな原因となっています。この場合は、下肢にたまったリンパ液を、浮腫を起こしている下肢と同じ側の腋窩リンパ節（わきの下）へと誘導していきます。

患者さんが自身で行う簡易的リンパドレナージについては、リンパ浮腫の発症予防としても治療としても、しっかりした効果を認める研究結果に乏しく、勧められないとされています。

ただし、患部をほぐしたりさすったりすることで自覚症状がやわらぐ場合はあるので、患者さんが自身でできる適切な方法を医療者に確認して行うようにしましょう。

基本的には、脚の先から中心部の心臓に向けて、リンパ液の流れる方向にゆっくりマッサージします。一般的なこりをほぐすマッサージとは違い、強い力はかけずに、皮膚の表面をリンパ液を流したい方向に優しい力で伸ばしていくような感覚で行うのがポイントです。特に入浴後に行うようにすると血行もリンパの流れもよくなり、効果が高まります。

●圧迫によりむくみを改善

むくみが現れた部分に対して、圧を加えることで改善を狙う方法もあります。婦人科がんでは下肢にむくみが出るので、医療用弾性ストッキングを着用します。起床時に着け、就寝時にはずします。

むくみの程度や皮膚の状態、年齢などを考慮し、自分の状態に適したサイズを選ぶことが大切で、担当医師への相談が欠かせません。痛みやしびれ、うっ血などがある場合は、圧のかけすぎです。

弾性ストッキングを着用して運動すると、両者の相乗効果が期待できます。

なお、医療用弾性ストッキングについては、医師からの指示で手術後

の下肢リンパ浮腫の治療に対して使用した場合は、健康保険の適用となります。

●外科的な処置も

リンパドレナージや医療用弾性ストッキングなどでは症状が改善せず、進行してしまった場合には、外科的な治療が検討されます。ただし、限られた施設でしか行われていないため、有効性は確立されていません。

リンパ管同士、あるいはリンパ管と細静脈をつないでリンパ液の流れを改善し、むくみを軽減する「リンパ管直接吻合術」「リンパ管細静脈吻合術」などが行われます。体の別の場所のリンパ管を移植する方法を併用することもあります。

国立がん研究センター中央病院では、早い時期での診断と治療開始を目指し、「リンパ浮腫ケア外来」を設けています。専門的な知識と技術をもった資格のある看護師がケアを行い、セルフケアの指導を含め、日常生活への対応を一緒に考えて、婦人科がん治療後の患者さんのQOL向上を目指しています。

■弾性ストッキングで圧迫しながらの運動

筋肉の収縮と弛緩はポンプのような作用をして、リンパ管のリンパ液を押し流す。圧迫した状態で足の関節を動かす運動をすると、圧迫と収縮の相乗効果でリンパ液の流れを補助する。

医療用弾性ストッキングで患部を圧迫

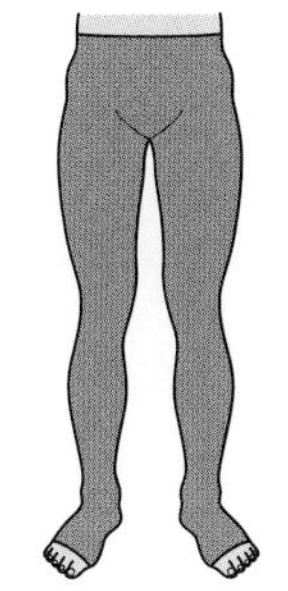

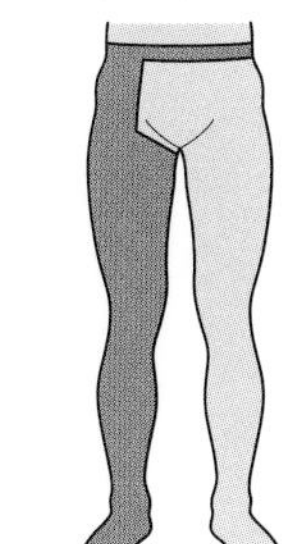

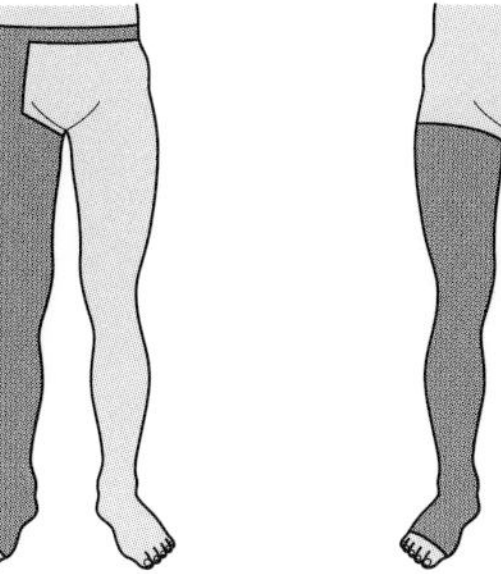

圧迫しながら関節を動かす運動

運動はゆっくりと、疲れない程度に行う。血栓症や蜂窩織炎の症状があるときは悪化の可能性があるので運動は行わないこと。

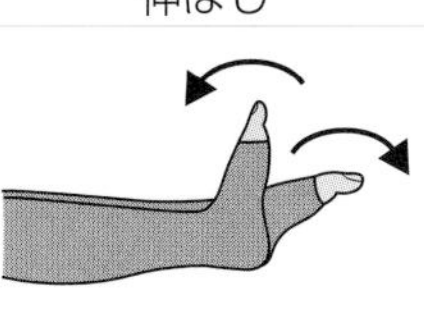

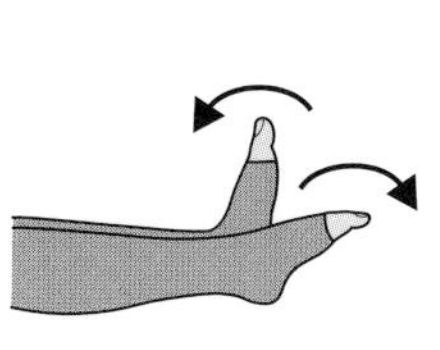

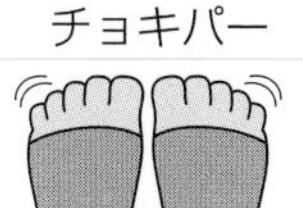

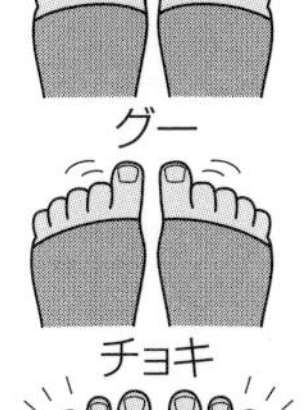

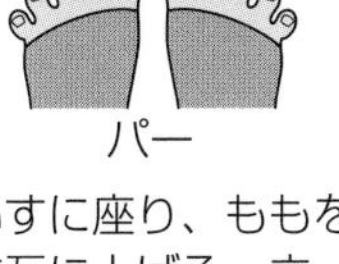

足首を曲げてひざを胸のほうに引き寄せる。左右交互に

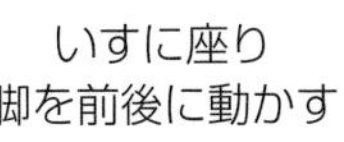

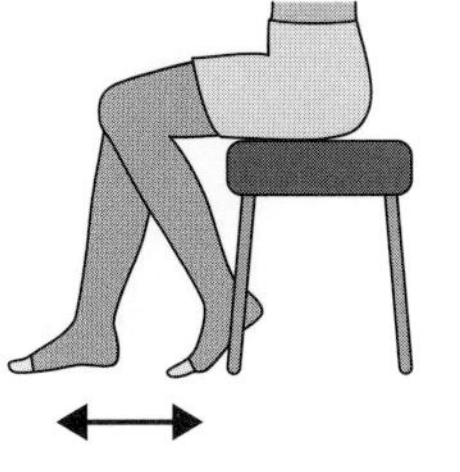

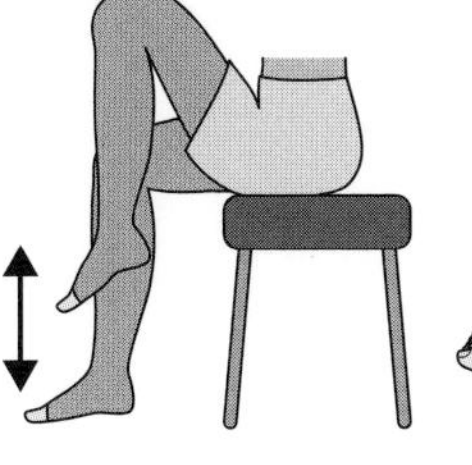

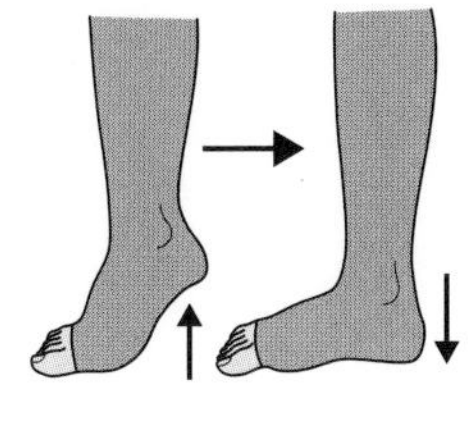

手術の際の神経損傷による排尿障害・排便障害

●術後の傷の痛みにより排尿・排便がつらくなる

手術のすぐあとは一般に、傷の痛みがあり、それを避けようとするため下腹部に力を入れにくくなります。起き上がったり、立ち上がって歩いたりすることが億劫になり、排尿や排便にも苦労することがあります。傷が治るにつれて改善していきますが、手術の範囲によっては、排尿や排便のトラブルが続く場合もあります。

●広汎子宮全摘出術の合併症

ある程度進行した子宮頸がんや子宮体がん、卵巣がんに対して行われることがある「広汎子宮全摘出術」では、がんを取りきるために、子宮と卵巣および周辺の組織をかなり広い範囲で切除します。

切除範囲には、骨盤神経叢という神経が網の目のように絡まり合っている部分が含まれています。この骨盤神経叢からは、直腸や、子宮、膀胱へと神経の枝が伸び、その働きによって尿意や便意、排尿や排便がコントロールされています。広汎子宮全摘出術は、これらの神経を損傷する可能性があり、その結果、排尿のトラブルが起こることがあります。

●尿意喪失、排尿困難、尿もれ

排尿に関する具体的なトラブルとして、尿意が感じられない、膀胱や尿道括約筋の働きが鈍くなりうまく排尿ができない、尿がもれてしまうなどがあります。

手術直後は、尿道にカテーテルを入れて排尿を促す導尿が行われます

■排尿トラブル対策のポイント

排尿トラブル対策のポイント
気にしすぎない。ストレスは膀胱に悪影響を与える
間隔（3～4時間ごとなど）を定め、決まった時間にトイレに行く
日中は十分に（1ℓ以上）水分をとり、膀胱内に細菌がとどまらないようにする（膀胱炎の予防）
尿もれがあるようならパッドなどのケア用品を使用する
就寝前は水分の摂取を控え、夜間の尿もれを防ぐ
必要に応じて間欠導尿法を取り入れる

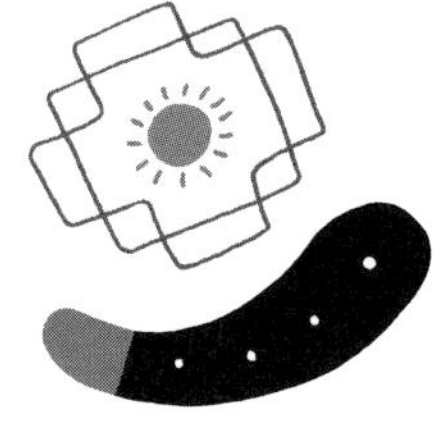

が、多くは数日で尿意が戻り、自力で排尿ができるようになります。うまく排尿機能が回復しない場合は、尿意のあるなしにかかわらず、決められた時間にはトイレに行き、腹圧をかけて排尿する習慣をつけることで、自然排尿を目指します。

それでも自然排尿に至らない場合は、間欠導尿法によって排尿するようにします。間欠導尿法とは、カテーテルを尿道から膀胱へゆっくり挿入し、カテーテルを通して尿を外に出す処置です。

膀胱に尿が残っている状態が続くと、尿道から入り込んだ細菌の感染によって膀胱炎や腎盂腎炎が引き起こされるリスクが高まるため、自力で排尿できないときは、間欠導尿法などで尿を排泄する必要があります。

現在は、手術法の研究が進み、骨盤神経温存広汎子宮全摘出術などが開発され、手術後の排尿障害は軽減されるようになっています。

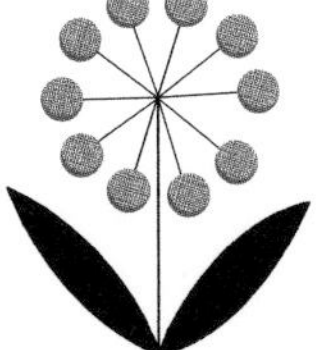

●排便のトラブルも

広汎子宮全摘出術後の合併症や、放射線治療後に起こる腸の動きの低下により、排便障害がみられることもあります。

原因ははっきりしていませんが、排便を促す直腸の神経や、腸管をつかさどる神経の一部の損傷、子宮を摘出したあとにできたスペースに腸管が落ち込み、便がたまりやすくなること、手術による腸管の癒着が広範囲に生じ、腸の蠕動運動が鈍くなることなどが、影響していると考えられています。

手術直後は、傷口が開くことへの不安もあって、便意をこらえたり、十分にいきむことを避けたりすることが便秘につながる場合もあります。手術の傷が回復するにつれ、腸の働きも改善し、便秘は解消されていきます。ただし、直腸に便があるのに便意を感じない、便意は感じるのに便を排出できないといった症状が続く場合には、下剤を使うなどしてコントロールします。がんの痛みを抑える医療用麻薬の副作用として起こる便秘もあります。

便秘を改善する薬の種類には、便に水分を含ませ軟らかくする薬（酸化マグネシウムなど）、腸を刺激し大腸の動きを促進する薬（センナなど）、腸液の分泌を促して便を軟らかくする薬（ルビプロストン／商品名アミティーザ）、医療用麻薬による便秘を予防し改善する薬（ナルデメジン／商品名スインプロイク）などがあります。薬の種類や量は、患者さんの症状に合わせて調整していきます。

■排便トラブルの生活上の注意点

排便トラブルの生活上の注意点
適度に体を動かす
水分を十分に摂取する
食事を工夫する　※ （一般的な便秘対策の食物繊維や乳酸菌の摂取に注意が必要なこともある）
落ち着いて排便する環境を整える

※症状によって注意が異なるので医師と相談する

手術後の後遺症として起こる 腸閉塞(イレウス)の症状と対処法

●腸管がふさがった状態に

腸閉塞(へいそく)(イレウス)とは、なんらかの原因によって腸管がふさがってしまう状態を指します。食べたものや胃液、腸液などの消化液、ガスなどが腸内を通過できずに(通過障害)たまり続け、おなかの強い張りや痛み、吐き気・嘔吐(おうと)などの症状を引き起こします。

さまざまな原因が考えられますが、手術による腸の癒着(ゆちゃく)が最も多いとされます。

腸閉塞には、麻痺(まひ)性イレウス、けいれん性イレウス、単純性イレウス(閉塞性イレウス、癒着性イレウス)、絞扼(こうやく)性イレウスなどがありますが、手術後によくみられるのは、麻痺性イレウス、癒着性イレウス、絞扼性イレウスの3種類です。

・麻痺性イレウス

腸の蠕動(ぜんどう)運動が一時的に低下・消失(麻痺)することで起こる通過障害による腸閉塞です。主な症状は、おなかの張り(腹部膨満感)、嘔吐、尿量の減少などです。

麻痺性イレウスのほとんどは、手術後数日以内に起こり、入院期間中に早期に発見され、絶食、輸液の投与(水分や電解質の点滴)、腸管蠕動促進薬の投与などの治療が行われます。1週間程度で回復し、再発することは少ないと考えられています。

■婦人科がん手術後にみられる腸閉塞(イレウス)

麻痺(まひ)性イレウス

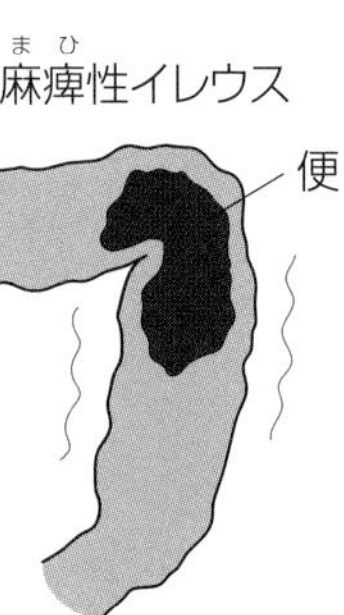

手術後、腸の運動機能が一時的に低下して起こる

癒着(ゆちゃく)性イレウス

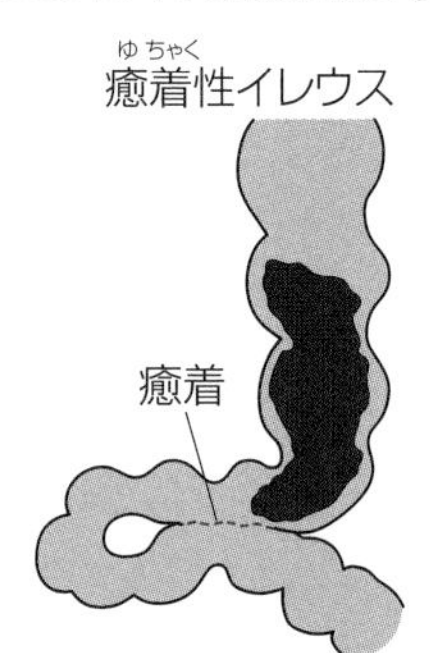

手術の傷が治る過程で、腸同士や腸と周囲組織がくっつくことで起こる

絞扼(こうやく)性イレウス

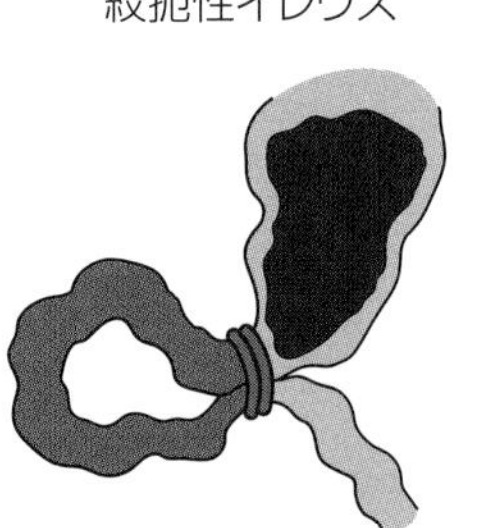

傷の修復過程でできたひも状の組織が絡まって腸を締めつける

■イレウスの症状

- おなかが張る(腹部膨満感)
- おなかが痛い
- 吐き気がある
- 嘔吐(おうと)する
- 便やおならが出なくなる
- 尿の量が減る
- 絞扼性の場合はショック症状(おなかの激しい痛み、発熱、頻脈(ひんみゃく)、冷や汗、顔面蒼白(そうはく)など)

手術後、できるだけ早期に離床することが予防につながります。

・癒着性イレウス

手術を行った場合、腹膜や腸管・腸壁に細かい傷がつくことは避けられません。その傷が治っていく過程で、腸同士や腸と腹膜がくっつく（癒着）などして、腸が曲がったり、ねじれたり、引っ張られたりすることがあります。そうした形状の変化による通過障害で生じる腸閉塞が癒着性イレウスです。

手術の数日後に発症することもあれば、10年以上たってから発症することもあり、再発もみられます。

おへその周囲に突然、差し込むような痛み（疝痛：発作性、反復性の激しい痛み）が現れ、痛みの場所が移動しながらくり返されます。次第に、おなかの張り（腹部膨満感）、吐き気・嘔吐などが起こり、進行すると腹膜炎を起こすこともあります。

治療は絶食、輸液の投与（水分や電解質の点滴）が行われ、通過障害の症状が強いときには、鼻から腸へチューブ（胃管やイレウス管）を挿入して、腸にたまった内容物や消化液、ガスを排出させます。それでも症状が改善しない場合は、ふさがれている部分を切除、剥離する手術を検討します。

・絞扼性イレウス

手術後の傷が修復される過程で癒着が起こりますが、その際にひも状の物質（線維組織）がつくられることがあり、それが腸に絡まり、腸を締めつける状態になって生じるのが絞扼性イレウスです。

腹部の激しい痛み、発熱、頻脈、冷や汗、顔面蒼白などのショック症状が現れます。

腸の内容物だけでなく、血液の流れまでとだえてしまうため、腸の壊死（一部の細胞・組織が死んでしまうこと）を起こし、生命にもかかわりかねないため、緊急の手術が必要となります。

●がんの再発による腸閉塞も

婦人科がんは、腹腔内で再発が起こることが少なくありません。再発した病変によって腸がふさがれて通過障害が起こり、腸閉塞が生じる場合があります。閉塞の箇所が1カ所であれば手術で対応できますが、複数で再発が確認された場合には、切除することができません。

イレウスのある場所を避け、腸の上部と下部をつないでバイパスをつくる、人工肛門をつくる、胃管やイレウス管を挿入する、おなかと胃の壁に小さな穴をあけ（胃ろう）、そこにチューブを通して薬剤や栄養剤を入れるといったさまざまな処置が検討されます。

●気になる症状が出たら、すぐに受診する

現在、腸閉塞を確実に防ぐことができる方法はありません。手術後は、定期的な経過観察を続け、体調の変化に気をつけることが大切です。おなかが張る、おならや便が出ない、腹痛や吐き気・嘔吐、尿量の減少などの症状がみられたら、受診が勧められます。

子宮や卵巣摘出後の性生活について

●早期からパートナーも治療に参加する

婦人科がんの患者さんでは、今後の性生活に不安を覚える人が少なくないと思われます。不安や疑問が生じた際には、まず率直に医療者に伝えましょう。そして、可能であれば、治療法の選択、病状や治療によるリスクの説明などの場には、パートナーも参加することが勧められます。互いが情報を共有していることが、信頼感につながり、その後なんらかのトラブルが起こったとしても、協力して向き合うことができます。

●トラブルに応じてケアを

多少の影響はあるものの、婦人科がんの治療により、性生活ができなくなるということはありません。手術により腟の一部が切除されること、卵巣を摘出した場合には女性ホルモンの分泌が低下することなどから、腟の短縮や萎縮がみられ、左上の図に示すような影響やトラブルがあるとされます。腟潤滑ゼリーやホルモンの投与など、トラブルに応じて適切なケアがあるので、医療者などに相談し、アドバイスを得るようにします。

身体的なケアを行うだけでは、トラブルが解決しないことも少なくありません。女性特有の器官の喪失感、性への拒否反応、パートナーへの罪悪感や焦燥感、がん再発への恐怖感など、さまざまな感情があいまって、性生活に向き合うのが難しい状況にあるとも考えられます。

このような感情は、理にかなっているわけではなくても本人にとっては切実です。周囲の共感、見守りとともに、パートナーとの話し合いなどを重ね、その人らしい性生活を築いていくことが大切と考えられます。

■婦人科がんの治療による性生活への影響

治療による身体的な影響

腟の短縮・萎縮
骨盤神経の障害
女性ホルモンの分泌低下
感染症リスク上昇
（化学療法中）　など

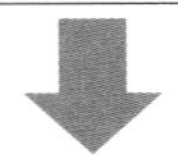

性交時のトラブル

腟の乾燥
腟のなめらかさの低下
性交痛
オルガスムの消失
性満足度の低下　など

長期的な性生活への影響

性感度の低下
性活動性の低下
性行為に対する不安、興味の低下　など

パートナーとの情報共有、十分なコミュニケーションなど関係性の見直しが重要

第2章 子宮体がん

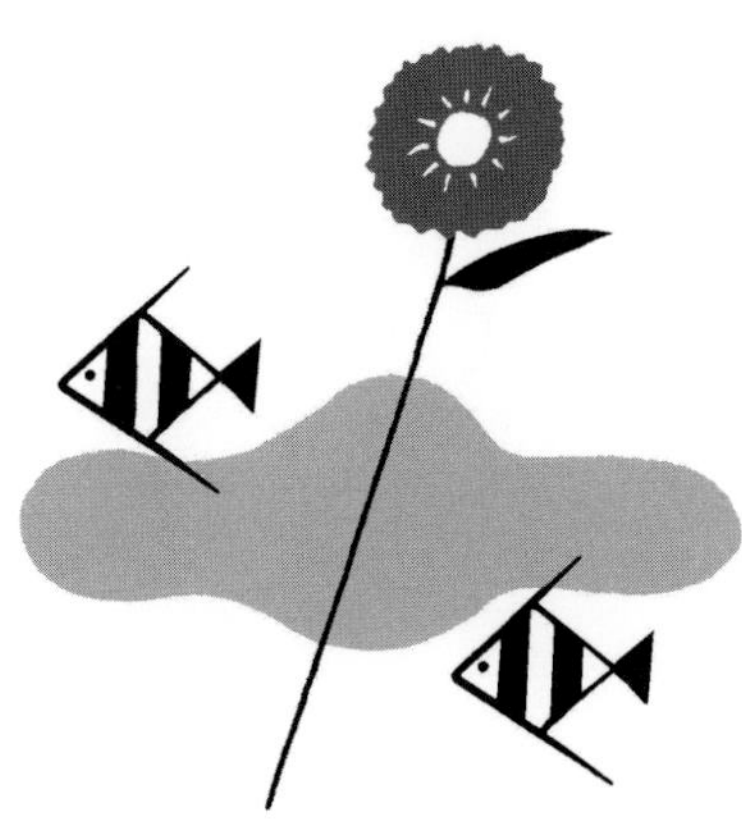

子宮体がんにはこんな特徴があります

子宮内膜から発生する子宮体がん

子宮は、女性の骨盤内にあり、妊娠したときに胎児を育てるという重要な役割を担っています。入り口部分の「子宮頸部」と、その奥の「子宮体部」に大きく分けることができます。

子宮に発生するがんとしては、子宮の入り口に発生する子宮頸がん、子宮体がんが代表的なものですが、他に、子宮の筋肉の層から発生する

体の側面から見る子宮の位置

子宮は骨盤内の下方にあり、後方（背側）にある直腸と前方にある膀胱の間にはさまれている。内部は空洞で、上部の丸みのある部分を子宮体部、下部の膣へと続く細い部分を子宮頸部と呼ぶ。子宮体部は妊娠時にその内部で胎児を育てるという役割をもっている。

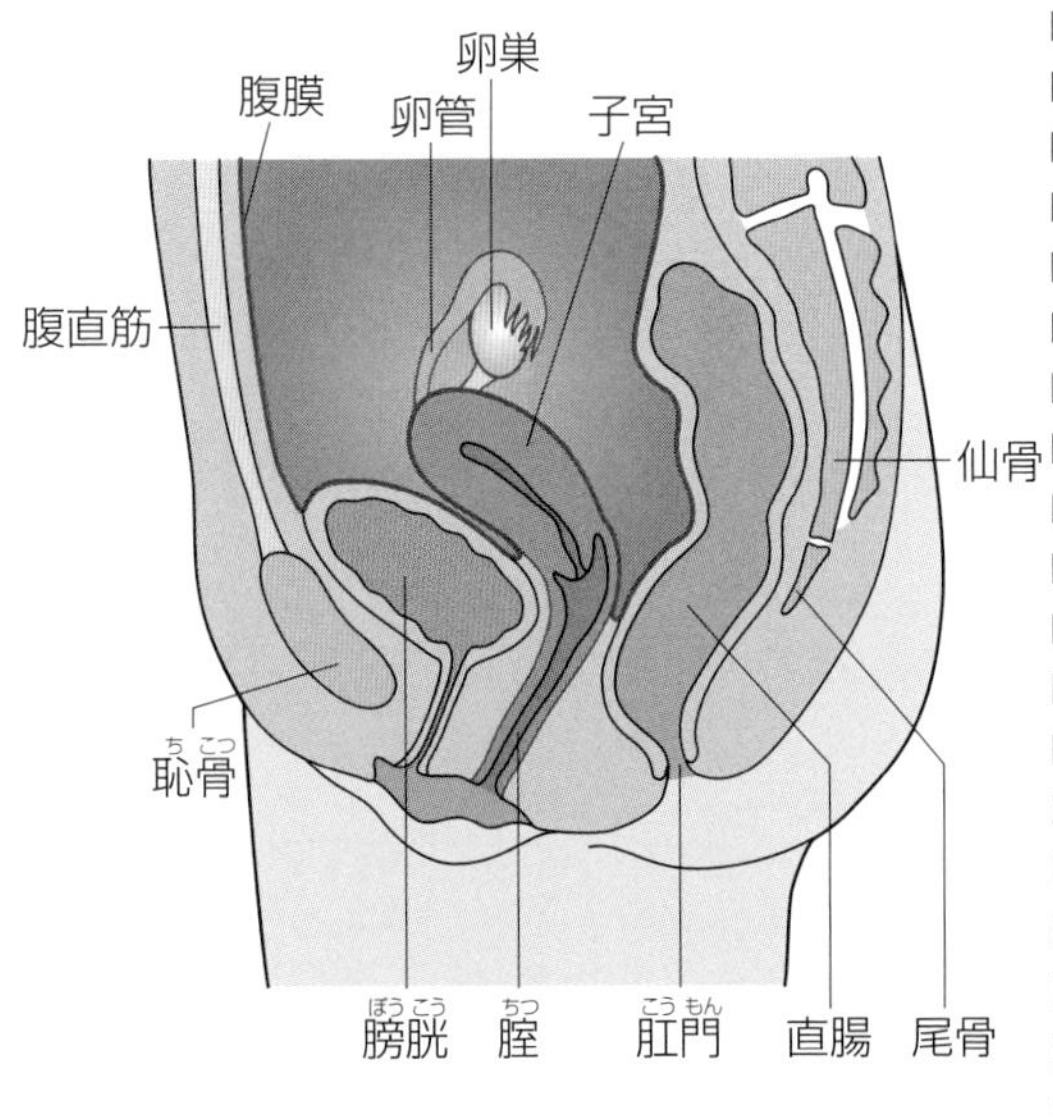

子宮体部の構造

子宮体部は子宮上部の丸みのある内部が空洞の部分で、妊娠時の胎児の成長に対応できる子宮筋層と呼ばれる伸縮性のある丈夫な筋肉でできている。その内側は子宮内膜という粘膜で覆われていて、子宮体がんは子宮内膜の異常増殖によって発生する。

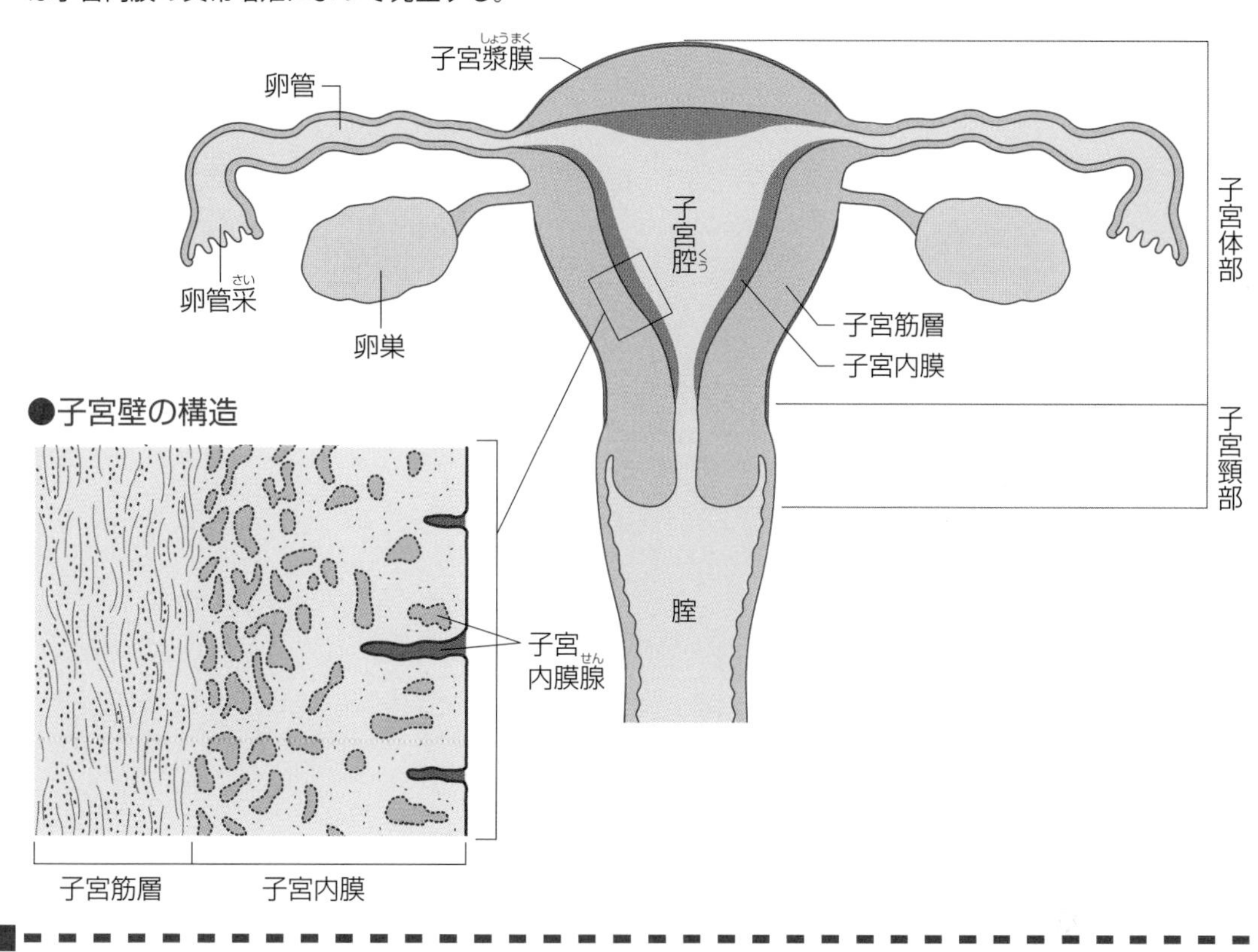

腫瘍があり、良性のものを子宮筋腫、悪性のものを子宮肉腫（110ページ参照）と呼びます。子宮肉腫は子宮体がんに比べ、患者さんはまれです。

　子宮体部は、袋状をしていますが、子宮体がんは、その内側を覆っている子宮内膜という粘膜から発生し、内膜の細胞が異常に増殖を続けるもので、子宮内膜がんとも呼ばれます。

エストロゲンが影響する子宮内膜の変化

　子宮内膜は、妊娠が成立する場所（着床）と胎児を育てる場所という役割を担い、それにかかわる女性特有の生理的なリズムである月経の影響を大きく受ける組織といえます。ほぼ1カ月周期で、卵巣からエストロゲン（卵胞ホルモン）という女性ホルモンが分泌されますが、このホルモンの分泌に伴い、子宮内膜は厚みを増し、受精卵の着床に備えます。妊娠が成立しなかった場合には、プロゲステロン（黄体ホルモン）などの分泌低下によって子宮内膜の血管に変化が生じ、厚くなった内膜の一

■子宮体がん・タイプ1、タイプ2の比較

	タイプ1（I型）	タイプ2（II型）
原因	エストロゲンがかかわっている	エストロゲンがかかわっていない
発症年齢	閉経前後に多いが、若年者にも	閉経後、高齢者に多い
組織型	類内膜がんが多い	漿液性がん、明細胞がんなどが多い
分化度	高分化（悪性度 低）が多い	低分化（悪性度 高）が多い
浸潤・転移	浸潤が浅い・転移が少ない	浸潤が深い・転移が多い
進行のしかた	ゆるやか	速い
前がん病変	子宮内膜異型増殖症	不明
予後	良好	よくない

日本婦人科腫瘍学会編「患者さんとご家族のための子宮頸がん・子宮体がん・卵巣がん治療ガイドライン」2016年（金原出版）より転載

部は壊死（組織が壊れてしまう）して、剥がれ落ちます。これが月経です。個人差はありますが、通常、10～15歳前後から50歳代まで月経は続き、約40年間、この周期がくり返されます（「子宮・卵巣のしくみとホルモンの働き」26ページ参照）。

エストロゲンが発生にかかわるタイプ、かかわらないタイプがある

子宮体がんのなかには、こうしたエストロゲンの子宮内膜への長期にわたる刺激が関係して発生すると考えられるタイプがあり、これをタイプ1体がん（I型）と呼び、それ以外をタイプ2体がん（II型）と呼んでいます。子宮体がん全体の約8割以上をI型が占め、残りの2割程度がII型です。一般にI型のほうが治療経過がよいとされています。II型は60歳以上の女性に多くみられ、進行が速い、リンパ節に転移しやすい、抗がん薬が効きにくいといった特徴があります。

I型の子宮体がんの発症のしくみは次のように考えられています。

エストロゲンの関与する子宮の病気の一つに子宮内膜増殖症というものがあります。これはホルモンの分泌のバランスの崩れなどから、エストロゲンが持続的に、過剰に分泌されることで起こるとされ、子宮内膜が異常に分厚く増殖してしまうものです。

増殖した細胞が正常でない場合は、子宮内膜異型増殖症と呼ばれます。この病気は子宮体がんの前がん病変と考えられており、発症した人の多くが子宮体がんを発生する可能性が高いこと、あるいはすでにがんになっている場合があることが指摘されています。

■タイプ1体がんの発生要因

- 閉経が遅い
- 前がん病変（子宮内膜異型増殖症）がある
- 女性ホルモンの分泌異常（月経異常、不妊症など）
- 妊娠や出産経験がない、または少ない
- 肥満
- 高血圧
- 糖尿病

エストロゲンが関与することなどから、Ⅰ型の子宮体がんでは右ページの中段表に示すような発生要因が挙げられます。

この他に、乳がんの患者さんに対してタモキシフェン（ホルモン療法薬）を単独で用いたり、更年期障害の女性に対するホルモン補充療法にエストロゲンを単独で用いたりすることが、子宮体がんの発生にかかわること、脂質の過剰な摂取や耐糖能異常、高血圧、肥満などとの関連から食生活の欧米化も子宮体がん発生要因の一つと指摘されています。

組織型、分化度などでもタイプが分かれる

エストロゲンとのかかわりとは別に、子宮体がんはがん細胞の性質などによっても分類されます。

体がんのほとんどは、子宮内膜にあって粘液などの分泌にかかわる子宮内膜腺を構成する腺細胞から発生する腺がんです。

さらに、がんの組織型の違いによって、類内膜がん、漿液性がん、明細胞がん、粘液性がんなどに分類されます。このうち最も多くみられるのが類内膜がんで、子宮体がんの約8割を占めるとされています。類内膜がんは、比較的治療後の経過がよいがんですが、漿液性がん、明細胞がんは悪性度が高く、治療後の経過は悪いがんと考えられています。

一方、分化度によって子宮体がんを分類する考え方もあります。分化度とは、細胞が分裂を重ね成長していく度合いのことで、まったく成長していない未熟な細胞（未分化）から出発し、徐々に分化が進んでいくに従って、低分化、中分化、高分化となり、成熟した細胞に近づいていきます。

成長した細胞ががんになったものを高分化がん、まったく成長していない未熟な細胞ががんになったものを低分化がん、その中間にあたるものを中分化がんと呼びます。

成長を重ねるほど成熟した正常細胞に近づいていくため、通常、高分化がんほど悪性度が低く、治療の経過がよく、低分化であればあるほど悪性度が高くなり、増殖や転移が速く治療経過が悪いとされます。Ⅰ型は高分化がん、Ⅱ型は低分化がんに分類されます。

不正性器出血には要注意 早めの受診を

月経のとき以外の出血、閉経後の不正性器出血は、子宮体がんの患者さんにみられる最も多い症状です。比較的早期から現れる症状なので、見過ごさず、早めに婦人科を受診することが大切です。出血の程度は個人差があり、ほんの少しの点状出血がおりものに混じっているだけの場合（褐色）もあります。

がんが進行してくると、おりもの

注意したい症状

初期にみられる症状

- 月経時以外の不正性器出血
- 閉経後の不正性器出血

進行してくると現れる症状

- おりものの異常
- 下腹部痛
- 腹部膨満感
- 排尿痛や排尿困難
- 性交痛
- 脚のむくみ

子宮体がんの罹患（りかん）者数・死亡者数の推移

子宮体がんにかかる人は増加傾向が続いているが、近年は特にその傾向が顕著にみられる。一方、死亡する人はゆるやかな増加傾向を示す。

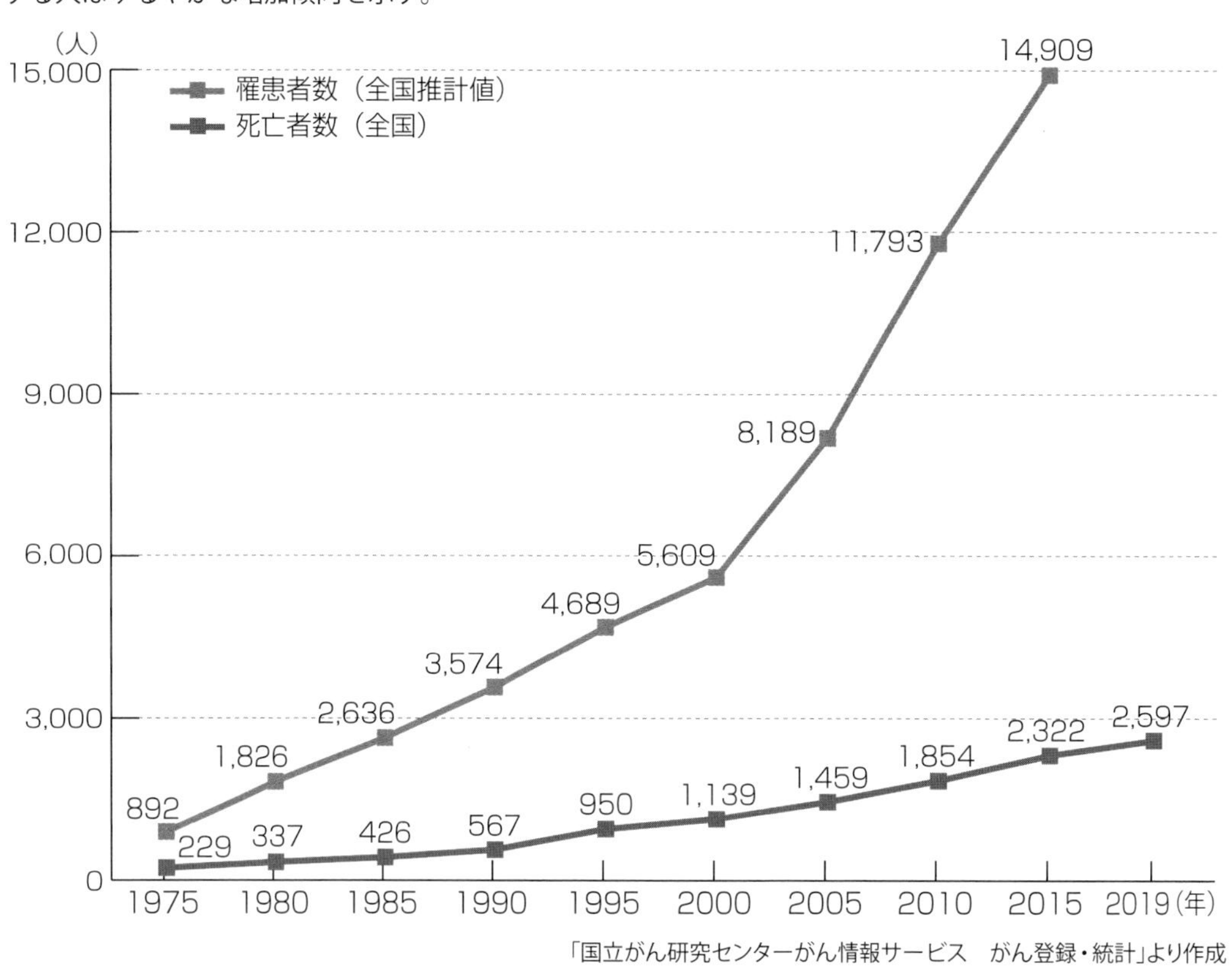

「国立がん研究センターがん情報サービス　がん登録・統計」より作成

の異常（量が増える、匂いがある、茶褐色になっているなど）や下腹部の痛み、排尿の際の痛み、性交痛、脚のむくみやおなかの張り（腹部膨満感）といった症状が現れることがあります。

患者数は顕著に増え続けている

子宮体がんは、日本人の女性の婦人科がんのなかでは、最も患者さんの多いがんです。

新たに子宮体がんと診断される患者さんは２００８年には1万人を超え（全国推計値）、その後も高い増加傾向を示しています。患者さんを年代別に見ると、40歳ごろから増加が始まり、50～60歳代でピークを迎えます。

死亡者数は増えてはいるものの増加傾向はゆるやかです。子宮体がんは早期にみつかることが多く、早期のうちに適切な治療を受けることができれば、完治が望めるがんと考えられています。

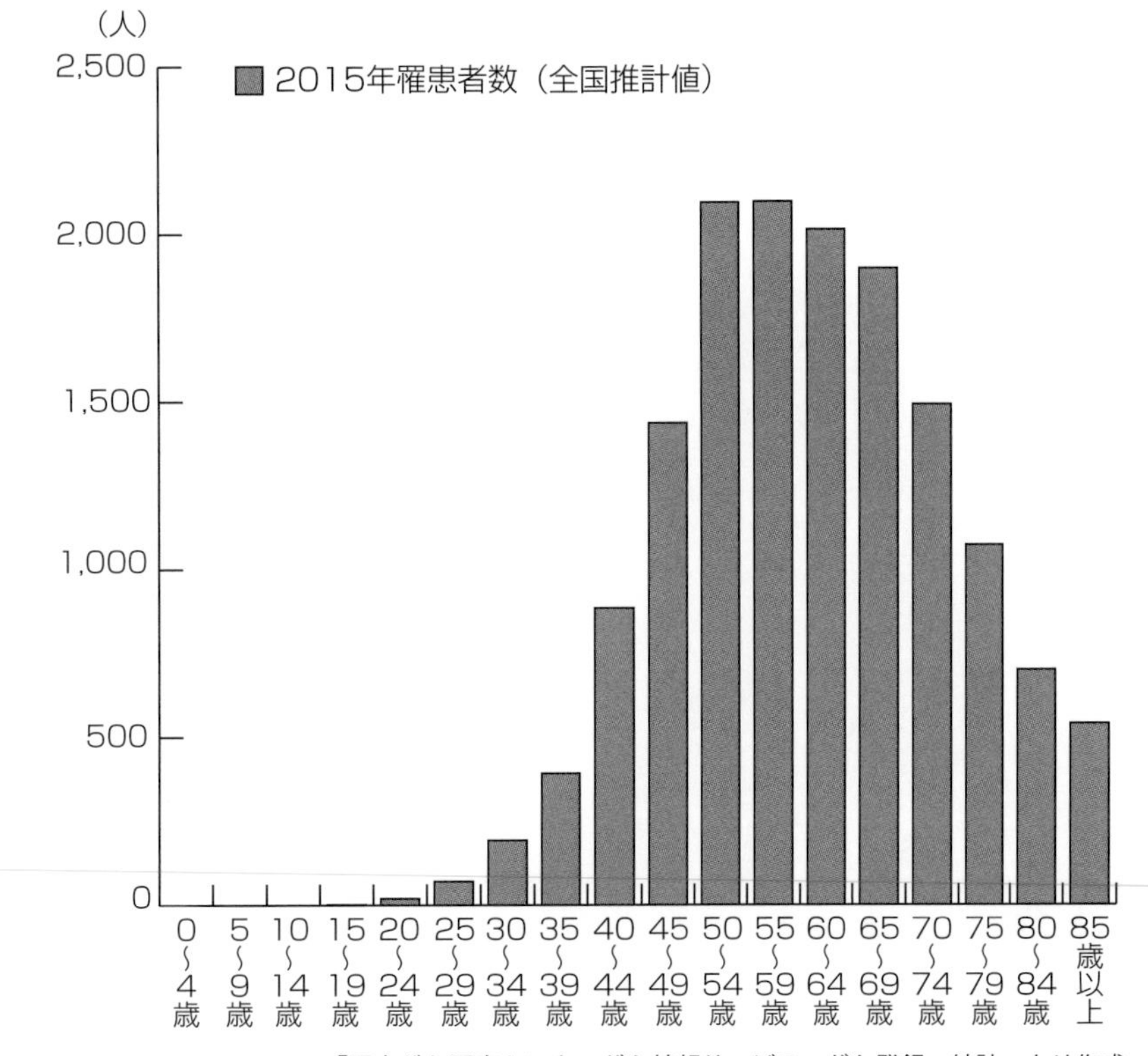

患者増加の背景にライフスタイルの変化

従来、子宮体がんの患者さんが最も多くみられるのは、50～60歳代以降の世代とされ、閉経前後、あるいは閉経を迎えたあとに注意すべき病気として考えられていました。しかし、近年では30歳代後半～40歳代の患者さんもみられるようになってきています。

その背景として、女性のライフスタイルの変化が指摘されています。これまでも、エストロゲンが発病に関与することから、閉経が遅い、出産経験がないといったことがリスク要因とされていますが、晩婚化、少子化が進むなか、女性の体がエストロゲンの影響下にある期間（妊娠していない期間）がさらに長くなっているといえます。こうした傾向が、子宮体がんの患者さんの増加や、これまでよりも若い世代での発病にかかわっているのではないかと考えられます。

早期から症状があること（不正性器出血やおりものの異常）、比較的治療効果が期待でき、予後のよいがんであることから、どの年齢にあっても、初期のサインを見逃さず、婦人科を受診する心構えが、子宮体がんに対してはとても重要です。

日ごろから女性特有の体の変化を相談できるかかりつけ医をもっておくことが、早期発見、早期治療につながるといえます。

子宮体がんの検査と診断

子宮体がん発見には自らの行動が重要

子宮がんには、子宮頸（けい）がんと子宮体がんがありますが、子宮頸がんに対しては、検診の有効性が認められ、一般（集団）がん検診としてのプログラムが確立しています（20歳以上、2年に1回）。

通常、子宮がん検診という表記が多くみられますが、これは、子宮頸がんの検診を指しており、まれに子宮体がんがみつかることもありますが、あくまで第一の目的は子宮頸がんの発見です（問診によって医師が必要と認めた場合には、頸がんと合わせて体がんの細胞診が行われることもあります。ただし、実施している自治体は3割に満たない状況です）。

子宮体がんについては、検査を行う者の手技の習熟度や精度なども含め、集団検診として信頼性の高い効果が得られていないため、子宮頸がんのような一定のプログラムはなく、例えば受診を勧める自治体からのお知らせなどはありません。検診を受けるとすれば、ほとんど任意の検診となり、自分の意思が必要です。

もちろん、不正性器出血などの症状がみられた際には、できるだけ間を置かず、婦人科を受診すべきです。ただし、症状がなくても50歳代以降になったら、あるいは50歳代前でも、月経不順の経験があったり、肥満その他の発生要因（86ページ参照）が当てはまったりする場合には、1年に1回は任意の子宮体がん検診（検査）を受けることが勧められます。

疑われるきっかけとその後の検査の流れ

不正性器出血（月経時ではない、閉経後など）やおりものの異常など、気になる症状がきっかけで婦人科を受診したり、他の理由でたまたま婦人科を受診したりしたときに、次のような状態が認められると、子宮体がんが疑われます。

・問診により背景に発生要因が認められる
・内診や触診で子宮やその周囲に腫（は）れ、粘膜の異常などがみられる
・経腟（ちつ）超音波検査によって、子宮内膜が異常に分厚くなっていることが観察される

こうした所見から子宮体がんが疑われたら、次にがん細胞があるかないかを確認するために細胞診を行います。その結果が陽性、疑陽性であれば、さらに精密な組織診を実施し、がんの存在の確定、がんの性質などを調べます。

がんであるという診断が確定したら、治療法の検討・選択の目安を得るために、がんのある場所を特定したり広がりの程度を確認したりする画像検査などを行います。それらの情報から総合的に判断し、その時点での進行期を推定します。

子宮体がん検査の流れ

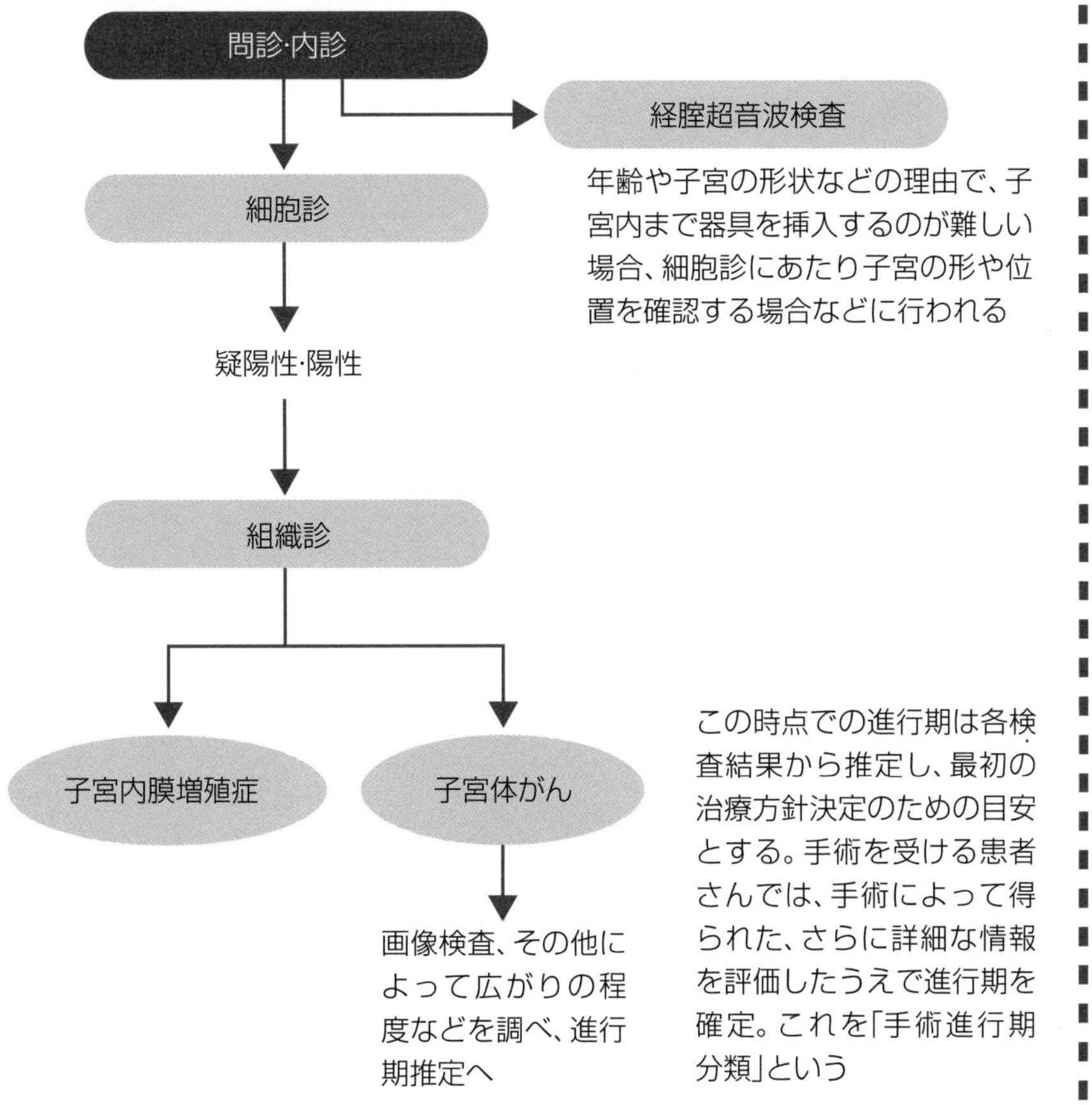

問診・内診
→ 経腟超音波検査
年齢や子宮の形状などの理由で、子宮内まで器具を挿入するのが難しい場合、細胞診にあたり子宮の形や位置を確認する場合などに行われる
↓
細胞診
↓
疑陽性・陽性
↓
組織診
↓
子宮内膜増殖症 ／ 子宮体がん
↓（子宮体がん）
画像検査、その他によって広がりの程度などを調べ、進行期推定へ

この時点での進行期は各検査結果から推定し、最初の治療方針決定のための目安とする。手術を受ける患者さんでは、手術によって得られた、さらに詳細な情報を評価したうえで進行期を確定。これを「手術進行期分類」という

細胞診の器具

子宮内腔に入れた筒から図のような器具を出して内部で回転させ、子宮内膜の表面をこすって細胞を採取する。吸引チューブは注射器に装着して内腔に入れ細胞を吸引する。

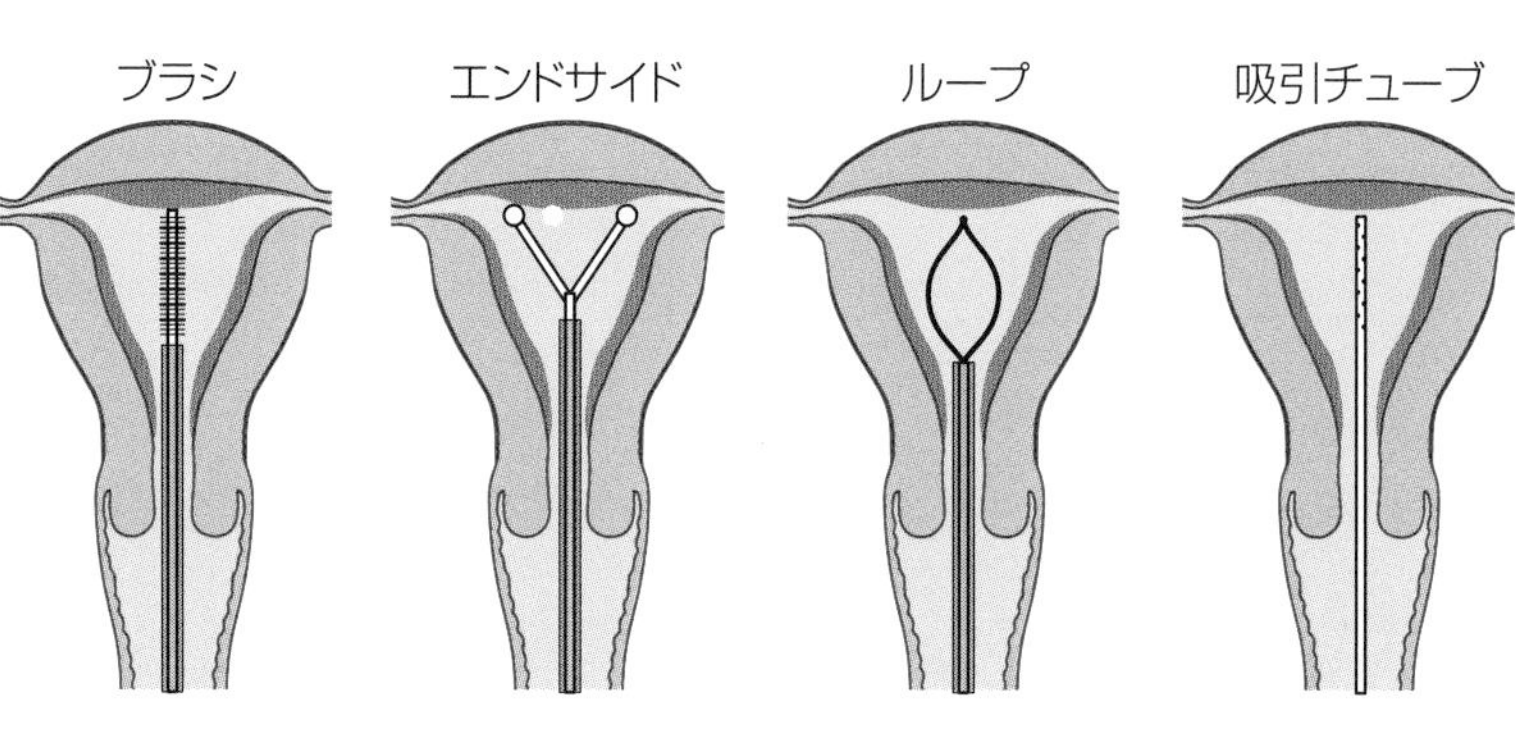

■細胞診の結果と分類、推定される病変

判定	クラス分類	推定される病変	対応
陰性	クラスⅠ	正常（異常な細胞はみられない）	
	クラスⅡ	正常範囲だが、炎症や腫瘍性ではない病変がみられる	６カ月後の再検査
疑陽性	クラスⅢ	悪性（がん）を疑う異型細胞を認めるが断定できない	組織診
陽性	クラスⅣ・Ⅴ	子宮体がんの疑い	組織診

＊クラスⅢを、「Ⅲa：悪性の可能性が低い異型細胞を認める」「Ⅲb：悪性の可能性が高い異型細胞を認める」などに分ける施設もある。
＊ここでいうクラス分類Ⅰ～Ⅴは子宮体がんの進行期分類とは異なる。

がんの存在を確認する細胞診の結果を踏まえ組織診へ

一般に、子宮体がんが疑われたら、最初に行うのが、細胞診です。これは、子宮内にブラシやストローのような特殊な検査器具を挿入し、子宮内膜のごく一部をこすったり、吸引したりして細胞を採取し、顕微鏡で調べる検査です。

子宮体部（子宮内膜）は子宮頸部より奥に位置しているため、頸部の細胞を採取する検査よりも痛みを伴います。通常は生理痛のような痛みとされますが、個人差があります。

細胞診の結果の評価法には、陰性、疑陽性、陽性の三つに分ける判定方法や、クラスⅠ・Ⅱ（正常）、Ⅲ（子宮内膜増殖症）、Ⅳ、Ⅴ（子宮体がん）に分けるクラス分類などがあります。

結果の判定には1週間程度かかります。疑陽性、陽性の場合は、さらに精密な検査である子宮内膜組織診を行い、診断を確定します。

ただし、子宮体がんの細胞診は、

子宮頸がんの細胞診より精度が劣ることには注意が必要です。細胞の採取に際して、目視できない状態で行われるため、がんのある部分をうまく採取できなかったという可能性も否定できません。陰性であっても、出血などの症状が続く場合は、再検査を行うか、しばらく経過を観察する必要があります。

組織診の方法

●キューレット

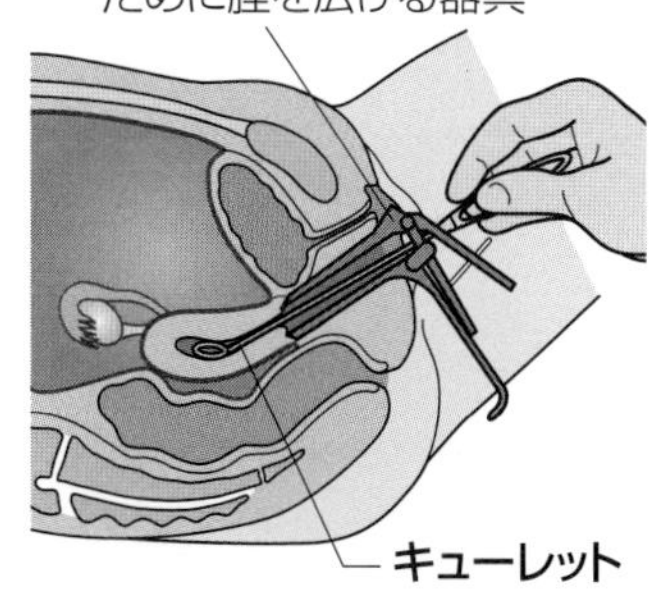

先端のループ状の部分を子宮内腔に挿入し、子宮内膜の組織をかき取る

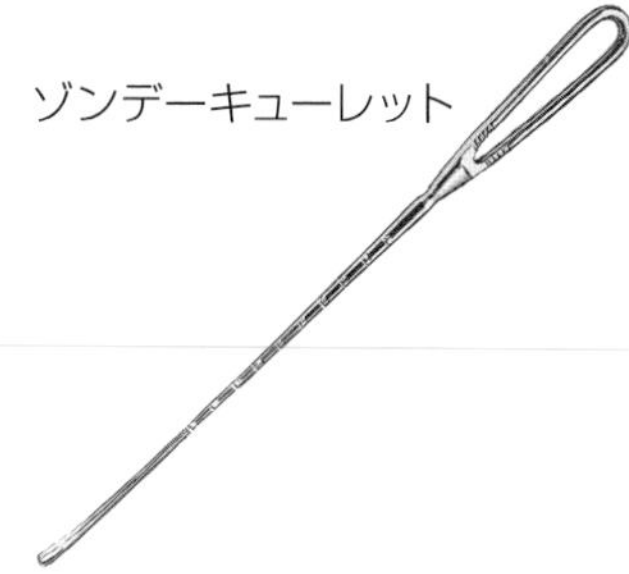

写真提供：アトムメディカル株式会社

●ヒステロスコープ（子宮鏡）

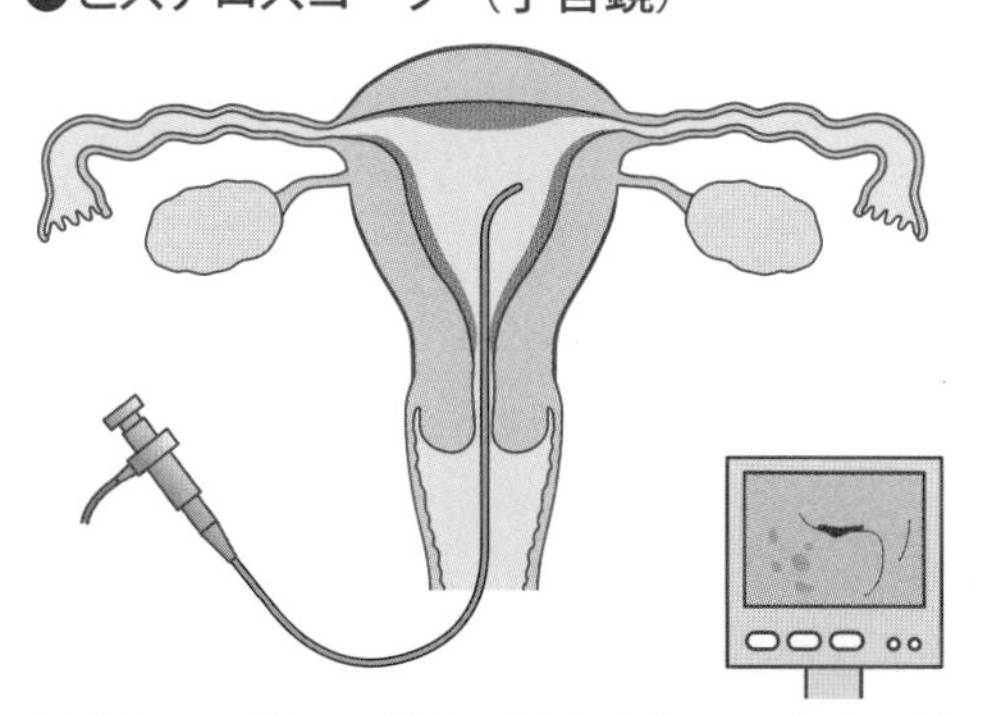

内視鏡の一種で、子宮内腔を直視で、あるいはモニターに映して観察しながら、先端から器具を出して内膜組織を採取することができる

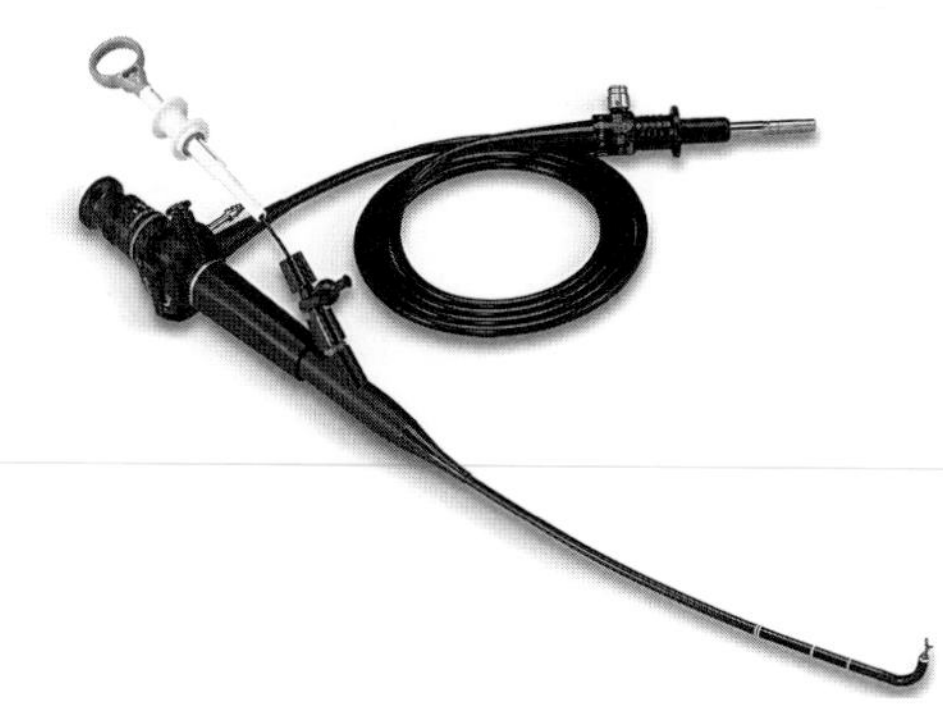

写真提供：オリンパス株式会社

内膜の一部、あるいは全体から組織を採り、詳しく調べる

細胞診では疑問が残った場合など、より詳細な情報を得るために行う検査が組織診です。組織診は、細胞診と同様に、専用の検査器具（キューレット）を子宮内に挿入し、子宮内膜の組織を少量こすり取り、その組織を顕微鏡で調べる検査です。

細胞診よりも痛みが強いことがあり、特に高齢の場合や、出産の経験がない、あったとしても帝王切開だったなどの場合には痛みだけでなく、子宮口が狭くなっている、あるいは閉じてしまっているため検査が難しいことがあります。患者さんの必要に応じて、あらかじめ子宮口を広げる処置をしたり、麻酔を用いたりすることもあります。

ヒステロスコープという子宮の内部を観察できる子宮鏡（内視鏡の一種）を使い、より疑わしい部分を確認しながら、組織を採取する方法も

経腟超音波検査

超音波を送受信するプローブという器具を直接腟内に挿入して行う超音波検査。体内の近い位置からの子宮の画像がモニターで得られるため、より詳細な観察が可能となる。

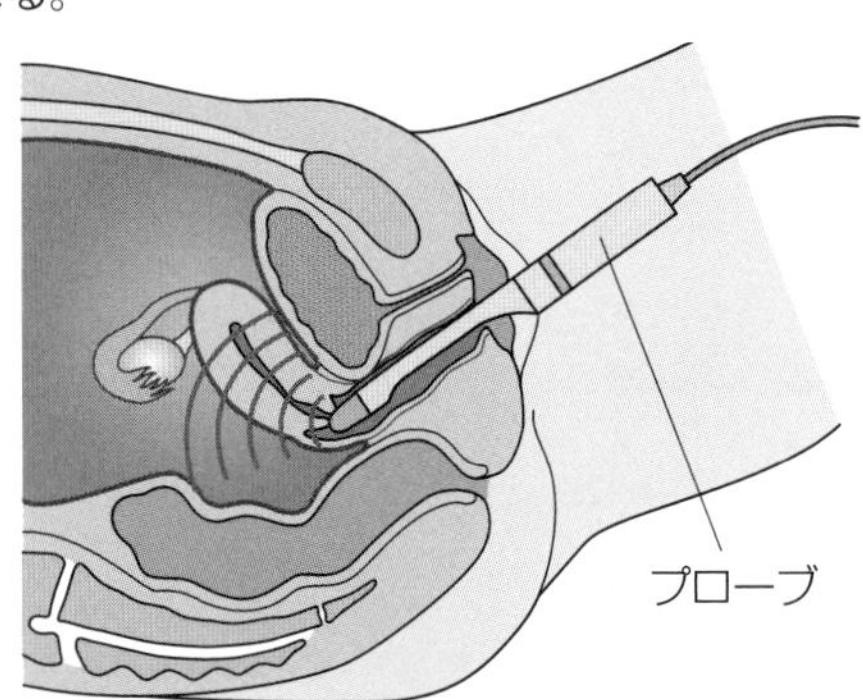

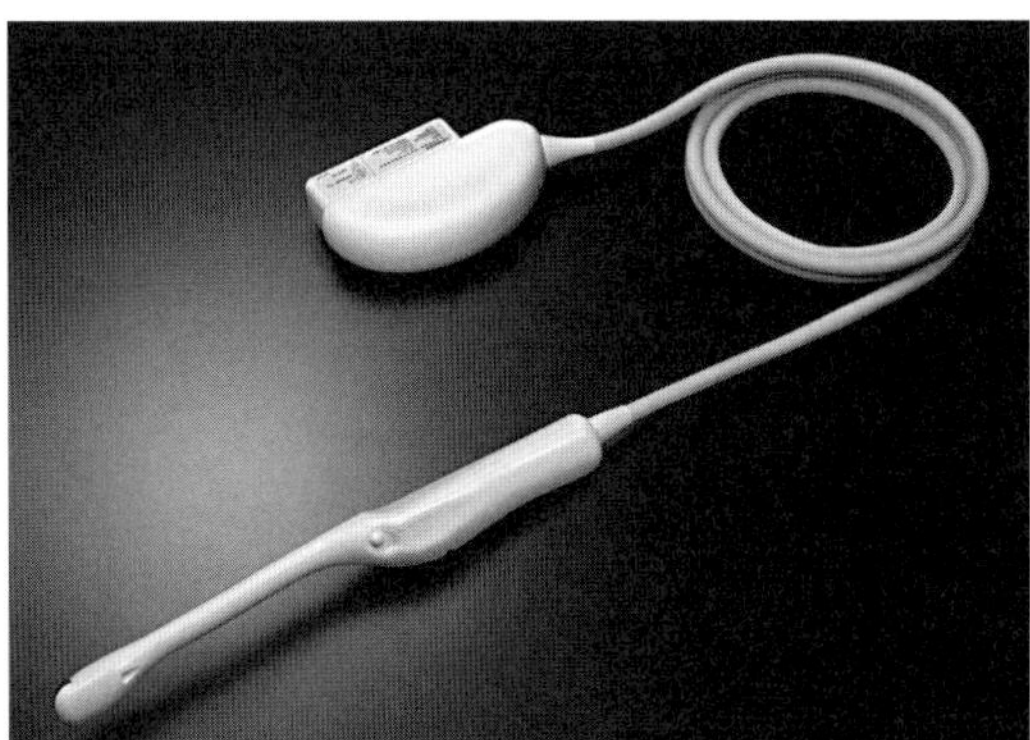

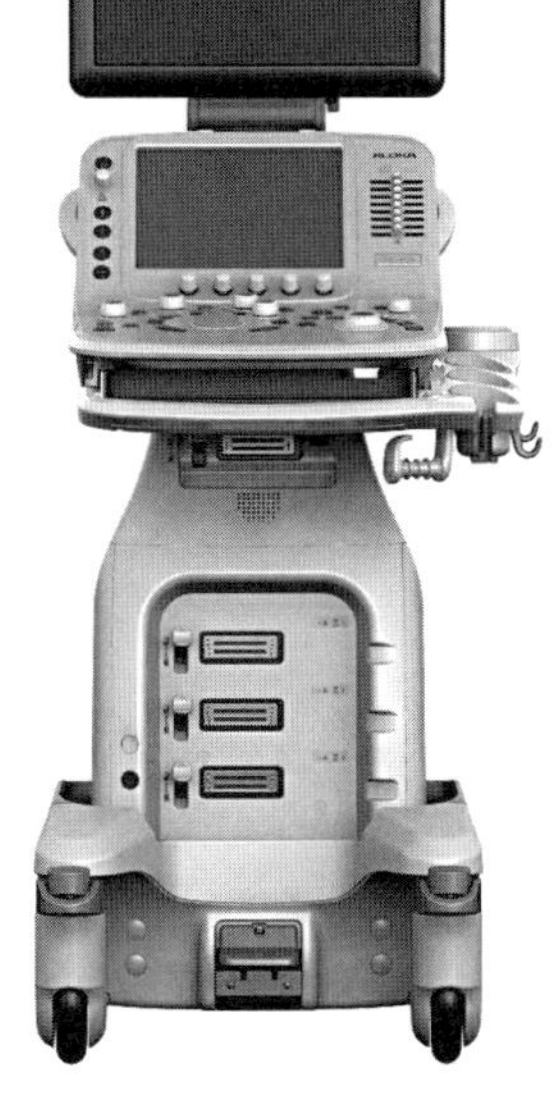

写真提供：富士フイルムヘルスケア株式会社

あります（子宮鏡検査）。

子宮の奥まで器具を挿入することが難しい患者さんでは、超音波検査で測定した子宮内膜の厚さを診断の助けにすることもあります。

また、子宮体がんの前がん病変とされる子宮内膜異型増殖症との判別が難しいなど、さらに詳しい検査が必要と判断されれば、子宮内膜全体の組織をかき取って検査を行います（子宮内膜全面掻爬）。

組織診では、がんの有無の確定、およびがんのタイプ（組織型：類内膜がん、漿液性がん、明細胞がん、粘液性がん、扁平上皮がん、混合がん、未分化がんなど）、悪性度（高分化がん、中分化がん、低分化がん）を判定します。ただし、この時点の判定は推定の域にとどまり、実際の組織型、悪性度は、手術によって切除された組織を用いた病理検査により、改めて正確に判定されます。

画像検査などでがんの広がり具合を調べる

子宮体がんであるとの診断が確定したら、さまざまな画像検査の特徴を生かし、がんの広がり具合、がんの進行度を決めるための情報を集めます。

経腟超音波検査によって、子宮内膜の厚みや、病変と周囲の臓器との位置関係を調べます。

ＭＲＩ検査、ＣＴ検査では、リン

パ節への転移の有無、肺や肝臓など離れた臓器への転移の有無、周辺の臓器への浸潤（広がり）などを調べます。特にMRI検査により子宮の壁（筋肉）にどの程度食い込んでいるか、卵巣や卵管までがんが広がっているかなどの情報が得られます。

CT検査とPET検査を組み合わせたPET-CT検査では、全身のリンパ節への転移や臓器への転移をさらに詳しく調べることができます（各画像検査については30ページを参照）。

手術前に進行期を推定し手術後に正確な診断

子宮体がんは、子宮内膜にできるがんであり、奥まっていて内部に広がりをもつ臓器の特性から、組織の採取や病変の観察などには限界があります。

そこで、組織診、画像診断などの検査の結果からいったん進行期を推定して、その推定に基づき治療法の選択、検討を行うことになります。

子宮体がんの治療の基本は、子宮を摘出する手術です。推定の進行期に応じて手術範囲、手術方法を決め、手術を行います。

手術中にリンパ節転移や、周囲への浸潤が強く疑われる場合には、即座に病理検査（術中迅速病理組織検査）を行い、切除範囲を拡大したり、リンパ節の切除を加えたりすることがあります。また、再発のリスクを判定するために手術中に腹腔細胞を採取し、がん細胞の有無を調べることもあります（術中腹腔細胞診）。

手術後の進行期判定とリスク分類により治療方針を検討

手術で切除した病変を用いて病理検査を行ったうえで、正確な進行期を確定、組織型や悪性度から再発のリスクを判定し、追加の治療の必要性や方法を検討します（手術進行期分類は98ページに掲載）。

子宮体がんへと進行する可能性が高い子宮内膜異型増殖症

子宮内膜増殖症は、子宮内膜が過剰に増殖して、通常よりも分厚くなってしまう病気です。増殖する細胞に、形状が正常なものと異なる、大きさが不ぞろいであるといった特徴（異型細胞）がみられる場合は、子宮内膜異型増殖症と分類されます。異型のない子宮内膜増殖症は自然に消失する場合が多く、子宮体がんに進展する確率は１～３％とされています。

一方、子宮内膜異型増殖症では30％弱と、異型を伴わない子宮内膜増殖症に比べ、高い確率で子宮体がんに進展することが知られており、「子宮内膜異型増殖症」は、子宮体がんの「前がん病変」と考えられています。さらに注意すべき点は、子宮内膜異型増殖症では、すでにがん化した細胞が含まれ、子宮体がんを伴っている場合があることです。

治療法の選択にあたっては、子宮内膜組織診（生検）に加え、子宮内膜全面掻爬を行ったうえで、慎重に検討する必要があります。

基本となる治療は単純子宮全摘出術で、この段階で手術を行えば、根治が可能です。妊娠の可能性を残すことを強く希望する患者さんでは、黄体ホルモン療法が検討されます（109ページ参照）。担当医師と十分話し合い、がん化の可能性などをよく理解したうえで治療法を決定することが求められます。

子宮体がんの治療はこのように行われます

進行期分類と治療方針の検討

進行期判定の目安はがんの浸潤の程度や場所

適切な治療法を選ぶためには、患者さんのがんがどのくらい進行しているか、広がっているかを示す進行期をできるだけ正確に判定する必要があります。

子宮体がんが発生する子宮体部は、子宮内膜、子宮筋層（筋肉の層）、漿膜（腹膜の一部）の三つの層からなっています。子宮体がんは子宮内膜で発生し、進行するにつれて徐々に子宮筋層に入り込んでいきます。これを筋層浸潤と呼びます。

筋層浸潤が進むと、いろいろな場所に浸潤や転移が及びます。

がん細胞がリンパ管や血管へ至る（脈管侵襲）と、そこを通じてリンパ節や、肺や肝臓といった子宮とは離れた臓器に転移する可能性が高くなります。子宮に隣り合う卵巣や卵管の方向に広がっていった場合には、腹腔に浸潤が及んで水がたまったり（腹水）、大網（胃の下側から垂れ下がるように腹部前面を覆う膜）への転移がみられたりすることがあります。子宮の入口である子宮頸部や腟の方向に広がっていくと、直腸や膀胱などの周囲の臓器に浸潤します。

推定進行期で手術後に最終進行期を確定

各種検査の結果に基づき、浸潤している筋層の深さや、浸潤のみられる臓器、転移の状態などによって進行期を検討します。

ただし、子宮体がんでは手術を行った場合、手術後に、切除した病変から進行期を診断します。手術前には正確な判断が難しい場合が少なくありませんが、治療方針決定のため進行期を推定します。進行期は通常ローマ数字で表記されます。

子宮体がんの初回の治療は、原則として手術が第一選択とされています。基本は子宮と両側付属器（卵管・卵巣）を取り除くことです。推定された進行期に応じてその基本の範囲に加え、リンパ節、周囲の臓器、子宮から離れた臓器などもあわせて切除するかどうかが検討されます。手術によって切除された病変に対し病理学的な検査を行い、その結果によって、改めて進行期を確定（手術進行期分類／98ページ参照）します。

治療法検討・選択の流れ

各種検査
↓
進行期推定
↓
治療法の検討・選択
↓ 初回治療は原則として手術 → 手術
↓ さまざまな理由で手術ができない場合 → 薬物療法 放射線治療
手術
↓
進行期確定＋術後再発リスク判定
↓
追加治療の検討・選択

再発リスクにより、追加治療を検討

さらに、手術後の病理学的な検査では、進行期の確定とともに再発の可能性を調べ、術後再発リスクの予測を行います。確定した進行期と再発リスクに基づき、初回の手術のみで再発を十分に防げるかどうかを検討し、追加の治療が必要かどうか、追加するとしたらどのような治療内容にするかを決めます。

再発リスクは低リスク、中リスク、高リスクの三つに分類されます。リスクの分類にあたって目安となるのは、次のような項目です。

・**組織型**

がんの顔つきともいわれる。類内膜がんは再発リスクが低く、漿液性がん、明細胞がんなどは再発リスクが高いとされる

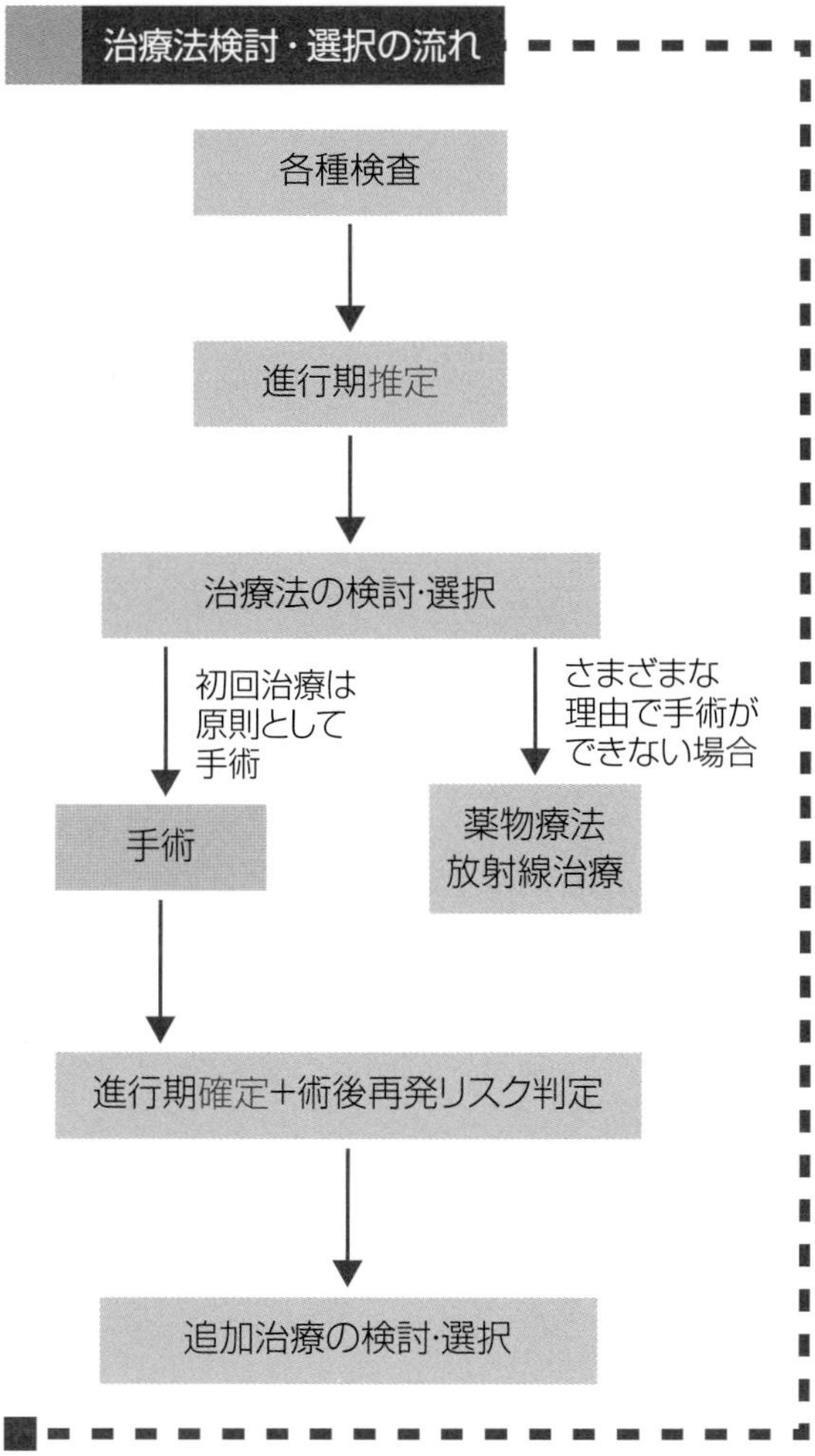

・**異型度**

がんの悪性度を高、中、低で示す。高異型度が最も悪性度が高い

・**浸潤**

がんの周囲への広がり具合。子宮筋層、子宮頸部、卵巣・卵管、漿膜・子宮傍組織（子宮を支える靭帯などから構成される組織）、腟壁、膀胱・直腸へと浸潤が進むほどリスクが高くなる

子宮体がんの手術進行期分類

Ⅰ期			がんが子宮体部にとどまっている
	ⅠA期		がんの広がりが子宮筋層1/2未満
	ⅠB期		がんの広がりが子宮筋層1/2以上
Ⅱ期			がんが子宮頸部の間質に浸潤（周囲に広がること）しているが、子宮を越えていない
Ⅲ期			がんが子宮外に広がっているが、小骨盤腔（子宮や卵巣が収まる恥骨と仙骨の間の空間）を越えていない。または所属（領域）リンパ節に広がっている
	ⅢA期		がんが子宮漿膜（子宮の外側の膜）や付属器（卵管・卵巣）に広がっている
	ⅢB期		がんが腟や子宮傍組織（子宮を支える靭帯などから構成される組織）に広がっている
	ⅢC期		骨盤リンパ節や傍大動脈リンパ節に転移がある
		ⅢC1期	骨盤リンパ節のみ転移陽性
		ⅢC2期	傍大動脈リンパ節転移陽性
Ⅳ期			がんが小骨盤腔を越えているか、膀胱や腸の粘膜に浸潤している。子宮から離れた臓器や器官に遠隔転移がある
	ⅣA期		がんが膀胱や腸の粘膜に浸潤している
	ⅣB期		腹腔内や鼠径リンパ節転移を含む遠隔転移がある

日本産科婦人科学会・日本病理学会編「子宮体癌取扱い規約　病理編2017年7月（第4版）」P.9（金原出版）より作成

・**脈管侵襲**

血管やリンパ管の中にがん細胞が入り込むこと

これらの項目の条件を組み合わせ、再発リスクを判定します。国立がん研究センター中央病院では、低、中リスク群であれば追加治療の必要はなく、経過観察となります。高リスク群では、化学療法を行っています。

この治療方針は施設ごとに異なり、治療ガイドラインによる再発リスク評価（100ページ参照）が目安となっています。

手術が適さないときは放射線治療、化学療法

子宮体がんに対する治療の基本は手術ですが、高齢である、全身状態が不良、重い持病があるといったことから手術に耐えられない場合などは、放射線治療が行われます。

子宮の周囲まで広がっているような進行したがんの場合は放射線治療、他臓器などに転移を認める場合は全身治療として化学療法を選択します。

進行期別にみるがんの広がり

ⅠA期

子宮体部
子宮頸部
子宮内膜
子宮筋層

がんは子宮体部にとどまり、広がりが子宮筋層の1/2未満

ⅠB期

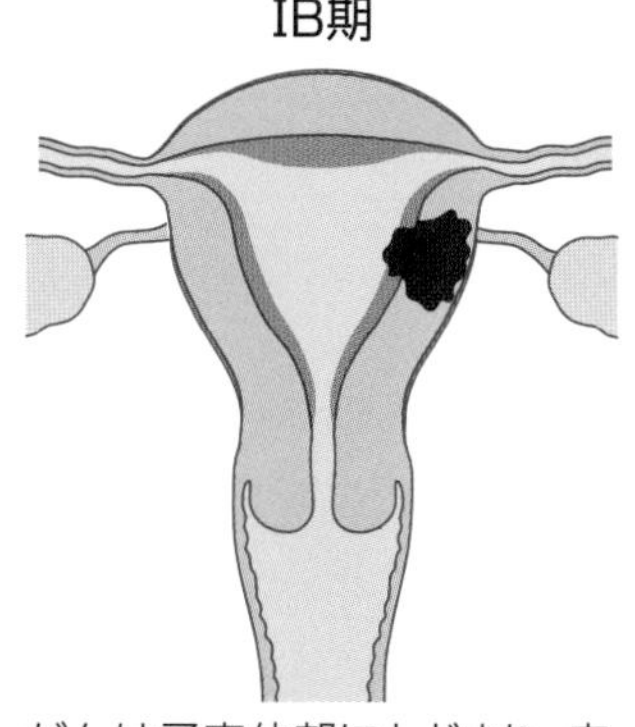

がんは子宮体部にとどまり、広がりが子宮筋層の1/2以上

Ⅱ期

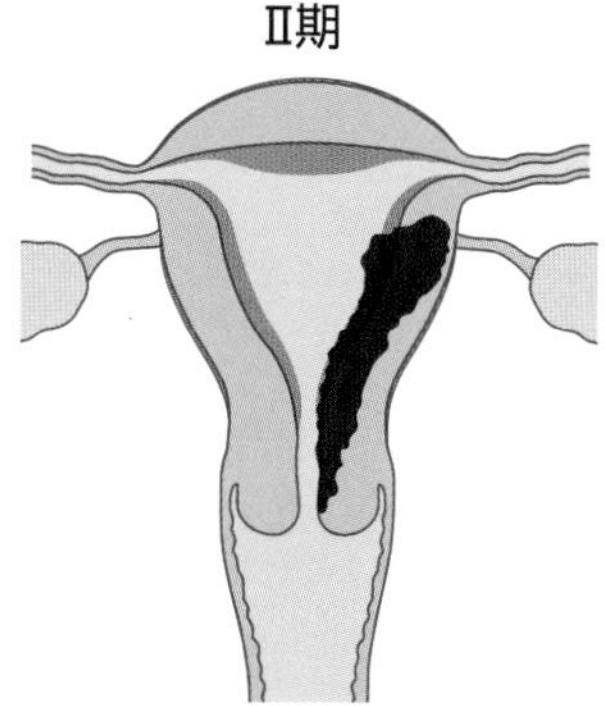

がんは子宮内部にとどまるが、子宮頸部の間質まで広がる

ⅢA期

卵管
子宮漿膜
卵巣

がんが子宮漿膜、卵巣、卵管に広がる

ⅢB期

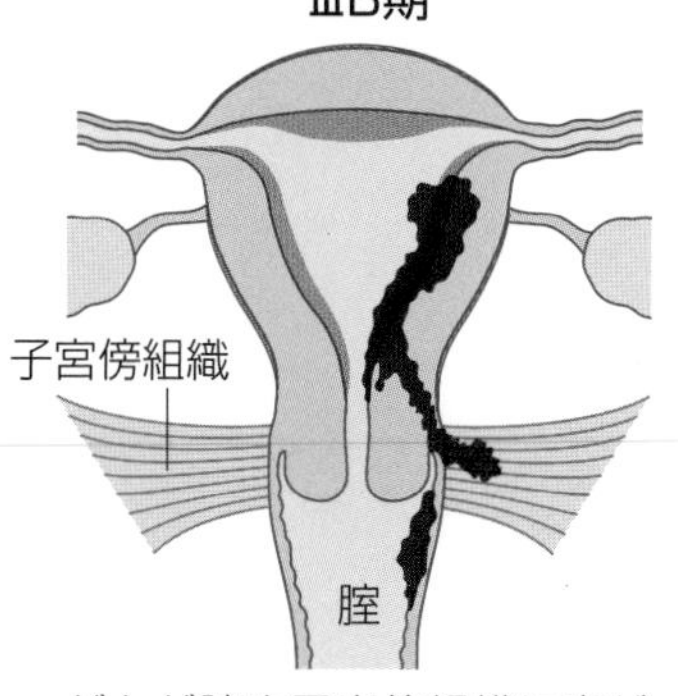

がんが腟や子宮傍組織に広がる

ⅢC期

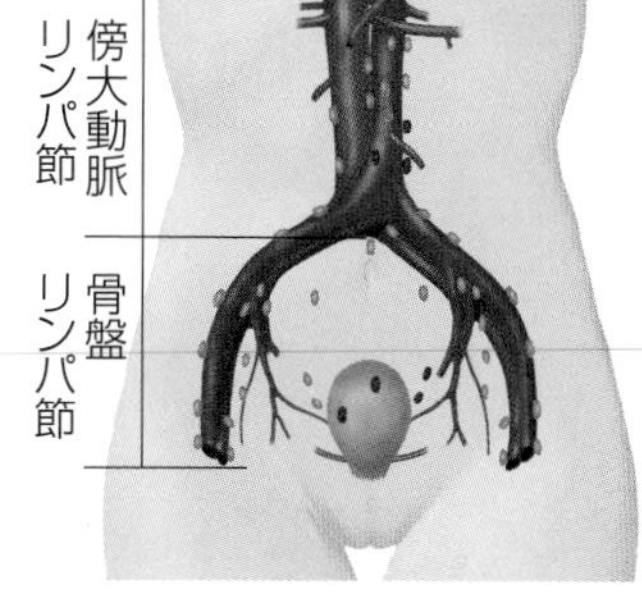

がんが骨盤リンパ節や傍大動脈リンパ節に転移している

ⅣA期

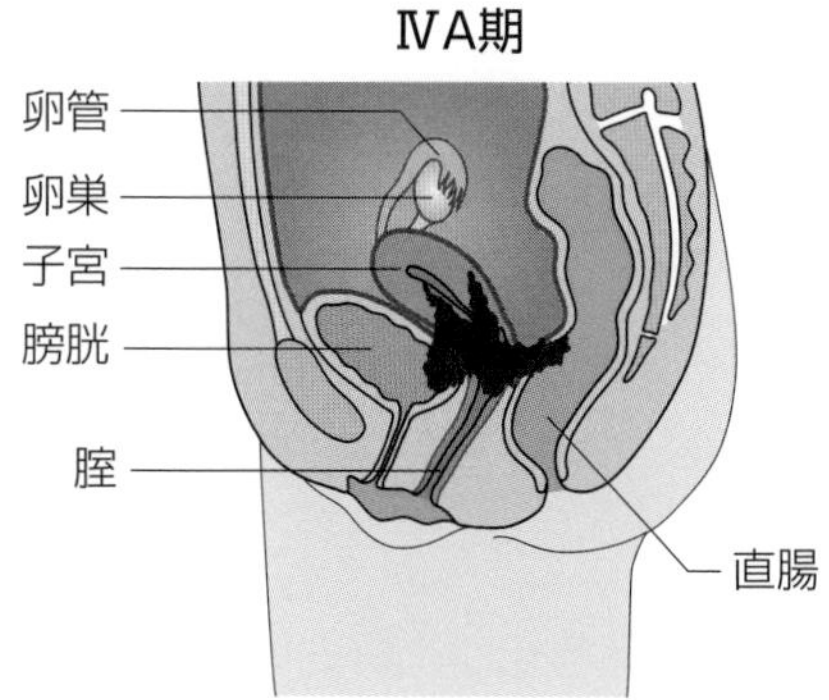

がんが子宮周囲の膀胱や直腸に広がっている

ⅣB期

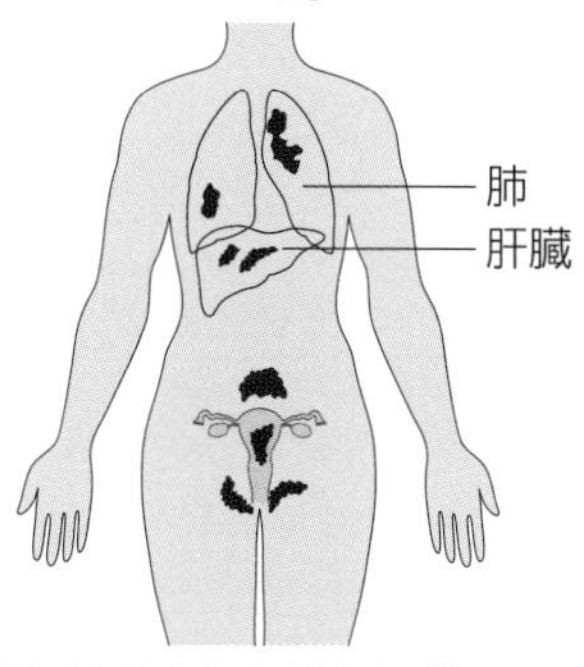

がんが子宮から離れた臓器に転移している

国立がん研究センター中央病院における子宮体がんの進行期別にみる治療法の選択

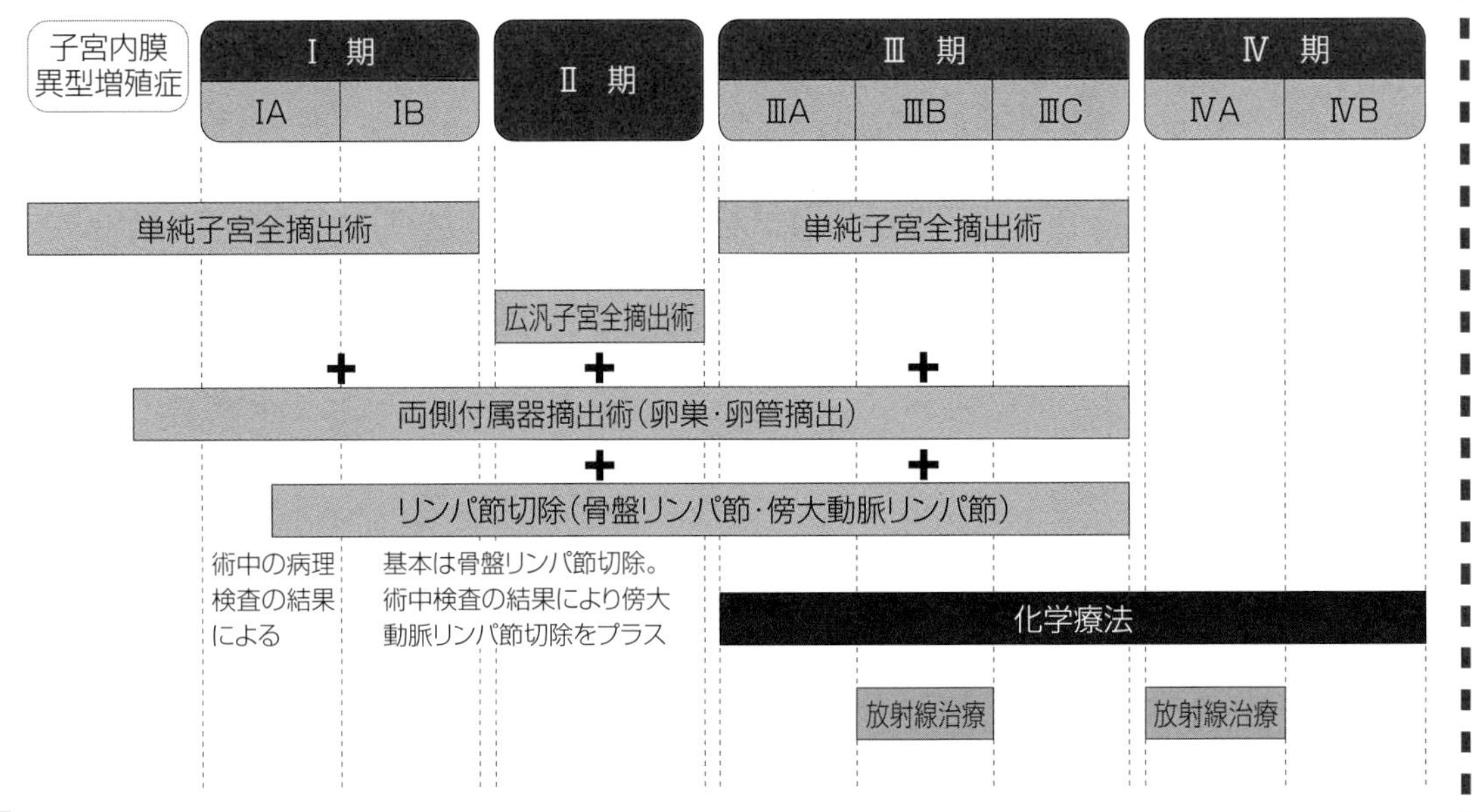

手術後の確定進行期による治療方針

国立がん研究センター中央病院の場合	Ⅰ～Ⅱ期　経過観察	Ⅲ～Ⅳ期　化学療法

手術後の再発リスク評価と治療法針（治療ガイドラインによる）

評価	組織型・悪性度・がんの広がり	治療方針
低リスク群	類内膜がん/悪性度 低・中 筋層浸潤1/2未満 脈管侵襲・子宮頸部への浸潤・子宮外病変なし	・経過観察
中リスク群	類内膜がん/悪性度 低・中 筋層浸潤1/2以上・脈管侵襲あり　子宮頸部への浸潤・子宮外病変なし	・化学療法 経過観察・放射線治療も考慮される
	類内膜がん/悪性度 高 筋層浸潤1/2未満・脈管侵襲あり　子宮頸部への浸潤・子宮外病変なし	
	漿液性がん・明細胞がん 筋層浸潤・脈管侵襲なし　子宮頸部への浸潤・子宮外病変なし	
高リスク群	類内膜がん/悪性度 低・中 子宮頸部への浸潤・子宮外病変あり	残存腫瘍なし ・化学療法 残存腫瘍あり ・化学療法 ・放射線治療 ・ホルモン療法
	類内膜がん/悪性度 高 筋層浸潤1/2以上　子宮頸部への浸潤・子宮外病変あり	
	漿液性がん・明細胞がん 筋層浸潤・脈管侵襲あり　子宮頸部への浸潤・子宮外病変あり	

＊子宮外病変：卵管・卵巣、腟壁、子宮傍組織、リンパ節、膀胱、直腸、腹腔内・遠隔転移（子宮漿膜への広がりを含む）

日本婦人科腫瘍学会編「子宮体がん治療ガイドライン」2018年版（金原出版）より作成

前がん病変～Ⅰ期の子宮体がん

手術で根治を目指す

単純子宮全摘出術

●最も狭い範囲を切除する術式

子宮体がんの前がん病変とされる子宮内膜異型増殖症および、がんが子宮体部にとどまっており、しかも子宮筋層への浸潤が浅い場合（ＩＡ期）は、手術によって根治を目指すことができると考えられています。

前がん病変の患者さんの場合、選択される術式は単純子宮全摘出術です。これは子宮体がんに対する手術としては、切除範囲を最小限にとどめるもので子宮のみを摘出します。

ただし、術前に前がん病変の診断でも、約３割が術後に子宮体がんの診断となるため、卵巣・卵管の摘出も合わせて行うことが多くなります。

●リスクを考慮し、切除範囲を検討

ＩＡ期の患者さんに対しては、単純子宮全摘出術に加えて、転移の確率が高いことなどから、卵巣・卵管も摘出します（両側付属器摘出術）。

ＩＡ期では、リンパ節への転移の可能性は比較的低いと考えられますが、手術中にリンパ節の一部を切除し迅速な病理検査を行い、転移が確認された場合には、骨盤・傍大動脈リンパ節を切除します。

切除した病変の病理検査を経て、推定進行期どおりＩＡ期と確定された場合、追加治療は必要ありません。

ＩＢ期の患者さんに対しても基本の手術法は、単純子宮全摘出術と両側付属器摘出術を合わせて行います。ただし、ＩＡ期よりリンパ節への転移の確率は高いので骨盤リンパ節の切除が加わります。そこでリンパ節転移が認められた場合には、傍大動脈リンパ節の切除も行われます。

手術後の検査によってＩＢ期と確定されたら、再発リスクを判定し、追加治療の方針が決められます。

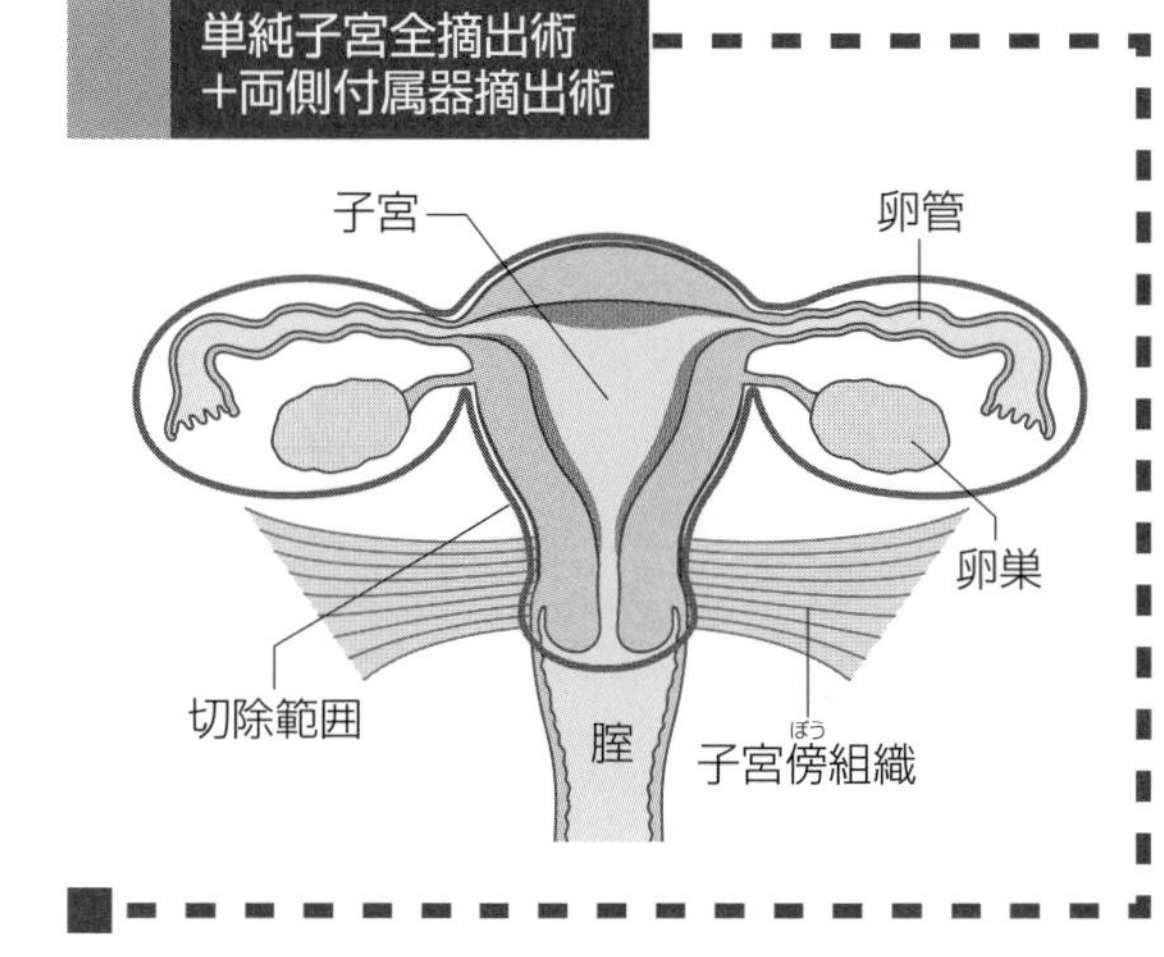

国立がん研究センター中央病院の子宮体がんに対する低侵襲手術

子宮体がんにおいても、腹腔鏡下手術が一般的になってきています。また、ロボットを利用した腹腔鏡下手術（ロボット支援下手術）も保険適用となっています。

従来の開腹手術は腹部を切開し、直接、臓器に触れて手術操作を行い、目的となる腫瘍を体外へ摘出します。一方、腹腔鏡下手術は基本的に体内で臓器に対して手術操作を行い、目的となる腫瘍が摘出可能となったところで体外に取り出しています。

このため腹腔鏡下手術は手術操作を行う体内を炭酸ガスでふくらませ、特殊なカメラで体内を確認しつつ、マジックハンドのような特殊な器具で手術操作を行います。ロボット支援下手術ではカメラや手術器具の動作を外科医が操作するロボットに行わせることになります。これらの手術は手術創が小さいため低侵襲手術と呼ばれますが、可能な手術操作には限界もあります。状況によっては安全に手術を行うことが難しいことや再発が起こりにくいように腫瘍を摘出することに支障が生じることがあるのです。

そこで当院では、①病理組織型が類内膜がん（悪性度が低か中）、もしくは前がん病変であると推定されること　②進行期がⅠA期と推定される早期がんであること　③子宮筋腫などで子宮全体が極端に大きくなっていないことを条件に、腹腔鏡下手術やロボット支援下手術を行っています。（宇野雅哉／婦人腫瘍科）

Ⅱ期の子宮体がん

広範囲の切除手術を行う

広汎子宮全摘出術

Ⅱ期の患者さんに対しては、患者さんごとに子宮頸部へどれくらい浸潤しているかを見極め、適切な手術法を検討します。

国立がん研究センター中央病院で選択される手術法は、原則として広汎子宮全摘出術です。通常、それに両側付属器（卵巣・卵管）摘出術と骨盤リンパ節切除が加わります。リンパ節転移がみつかった場合には、さらに傍大動脈リンパ節の切除が行われます。

広汎子宮全摘出術は、子宮頸がんに準じた手術方法で、子宮頸部から周囲組織への浸潤の可能性に備えます。靭帯などの周囲の組織を骨盤近くまでの広い範囲で切除し、卵管・卵巣と骨盤リンパ節、腟の一部も切除します。

＊腹腔鏡下手術、ロボット支援下手術については、50ページ、152ページもご参照ください。

なお、施設によっては、広汎子宮全摘出術よりも切除範囲の狭い、準広汎子宮全摘出術を行うこともあります。

Ⅱ期は、推定の進行期が手術後の進行期診断で変更されることが少なくありません。切除された病変から得られた正確な進行期と、再発リスクの判定により、追加の治療方針が決められます。

Ⅲ期の子宮体がん
手術が基本、化学療法を追加も

大まかにいえば、Ⅲ期はがんが子宮の外にまで広がっている状態です。卵巣に転移がみられれば、ⅢA期、腟や子宮周辺に浸潤していればⅢB期、骨盤リンパ節に転移がみられればⅢC1期、傍(ぼう)大動脈リンパ節に転移がみられればⅢC2期と判断されます。

しかし、画像検査などを駆使しても、手術前に浸潤の場所や程度、リンパ節転移の有無を正確に判断するのはかなり難しいとされています。

2種の子宮摘出術のいずれか

実際には、推定される広がり具合に応じて、単純子宮全摘出術、広汎子宮全摘出術のいずれかを選択したうえで、両側付属器摘出術と骨盤リンパ節、傍大動脈リンパ節の切除が

骨盤リンパ節と傍大動脈リンパ節

手術の際にリンパ節転移がみられればリンパ節切除が行われる。

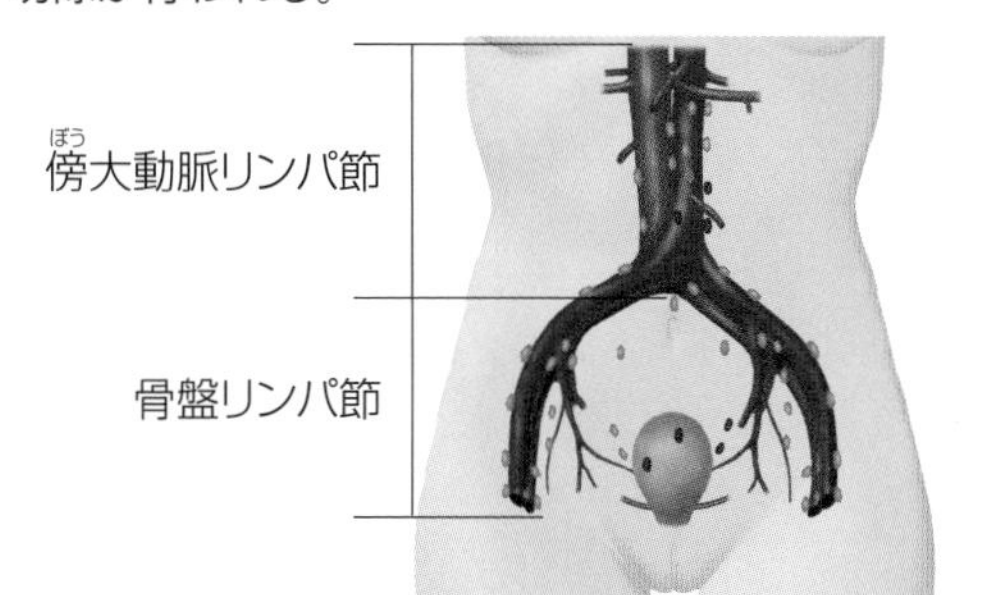

広汎子宮全摘出術＋両側付属器摘出術、骨盤リンパ節切除

子宮
卵管
卵巣
子宮傍組織
腟
切除範囲

子宮体がんの治療に用いられる主な抗がん薬（殺細胞性）

分類	一般名	商品名	投与法	特徴
プラチナ製剤	シスプラチン	ブリプラチン、ランダなど	点滴	がん細胞のDNAに作用して複製を妨げ、自滅を誘導。カルボプラチンはシスプラチンより腎臓への負担が少ない
	カルボプラチン	パラプラチンなど		
アントラサイクリン系	ドキソルビシン（アドリアマイシン）	アドリアシンなど	点滴	がん細胞のDNAやRNAの合成を妨げる
	エピルビシン	ファルモルビシンなど		
タキサン系	パクリタキセル	タキソールなど	点滴	がん細胞の分裂時に作用し増殖を抑える
	ドセタキセル	タキソテールなど		

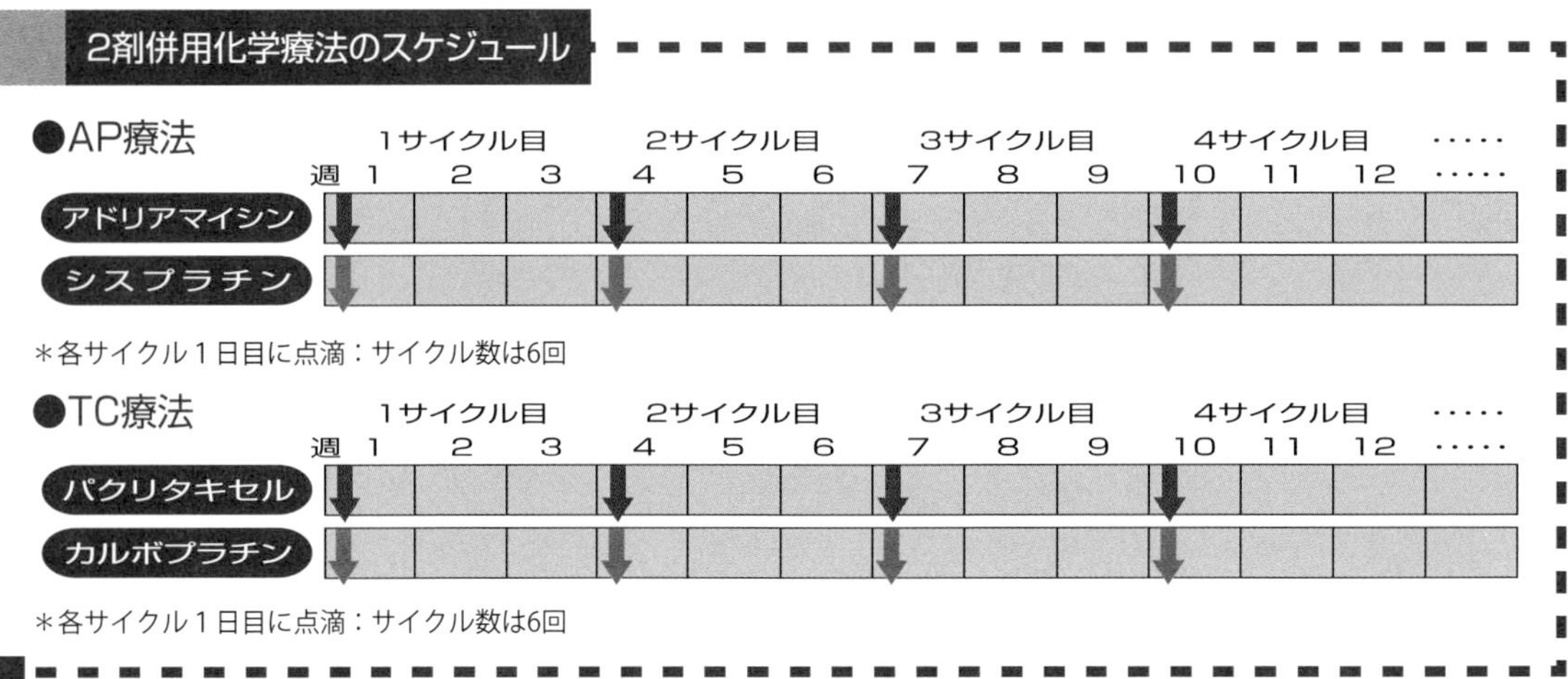

行われます。

切除された病変の浸潤の程度や転移の有無をもとに、改めて進行期を判定し、再発リスクを注意深く評価します。通常、術前にⅢ期と推定される患者さんは、ほとんどが再発高リスク群に分類され、それぞれのリスク因子を考慮し、化学療法が行われます。

腫瘍減量術

手術を行う際、開腹後に子宮周囲を越え骨盤腔（くう）内全般に広がっている状態が確認され、すべてのがんを切除しきれないと判断された場合、腫瘍減量術が行われることがあります。子宮を含め、可能な限りがんを切除する手術です。

術後化学療法

国立がん研究センター中央病院では、手術後に進行期がⅢ期以上と判断された患者さんに対して化学療法が選択されます。殺細胞性抗がん薬を点滴で用います。体内に投与された薬剤は、血流にのって全身を巡り、子宮周辺だけでなく、子宮から離れたさまざまな場所に発生している可能性のあるがん細胞に対する効果が期待できます。

使用される抗がん薬として、シスプラチン（商品名：ブリプラチン、ランダなど）、カルボプラチン（商品名：パラプラチンなど）などのプラチナ製剤、ドキソルビシン（アドリアマイシン 商品名：アドリアシンなど）、エピルビシン（商品名：ファルモルビシンなど）などのアントラサイクリン系薬剤、パクリタキセル（商品名：タキソールなど）、ドセタキセル（商品名：タキソテールなど）などのタキサン系薬剤が考えられますが、一般にはこれらを組み合わせて投与する併用療法が行われます。

通常、アドリアマイシンとシスプラチンを併用するＡＰ療法、あるいは、パクリタキセルとカルボプラチンを併用するＴＣ療法が行われます。

Ⅳ期の子宮体がん 化学療法で経過をみる

全身化学療法

ⅣＢ期の播種や肺、肝臓などへの転移を認める患者さんで、がんが広範囲に及んでいる場合には、全身への効果が認められる全身化学療法が行われます。

また、手術が行われて術後にⅣ期と判断された患者さんでは、残ったがんの進行や隠れているがんの再発を抑えるため、手術後に全身化学療法を行います。

使用される抗がん薬はシスプラチン、ドキソルビシン、カルボプラチン、パクリタキセル、ドセタキセルなどであり、患者さんの状態によって単独で用いられたり、併用して用いられたりします。

がんが進行した状態では、患者さんの全身状態が低下している場合が少なくないため、化学療法を継続するにあたっては、慎重な姿勢が求められます。患者さんの体への負担、副作用の程度などをみながら、適宜、治療の中止や再開の検討を行っていきます。

全身化学療法を進めるなか、病変の縮小がみられる場合に腫瘍減量術を検討することがあります。

放射線治療

子宮周囲への浸潤によりⅣA期となった場合、遠隔転移がなく病変が骨盤内にとどまっている場合には、放射線治療が選択されることがあります。

体の外から照射する外部照射と、子宮腔内や腟内に線源を入れて局所に照射する腔内照射を組み合わせて行い、骨盤全体と子宮に照射します。腔内照射では、子宮腔内や腟内にアプリケータを設置し、密封小線源（放射線を出す金属を収めた小カプセル）を入れて照射が行われます。

放射線の治療は、がんそのものの進行を抑えるためではなく、症状を緩和するために行われることもあります（緩和的放射線治療）。その場合、通常の放射線治療よりも照射量や照射回数を少なくし、副作用を抑えるようにします。主に、骨盤内のがんの進展によって生じる出血や痛み、骨への転移によって生じる痛みなどに対して行われます。

腔内照射

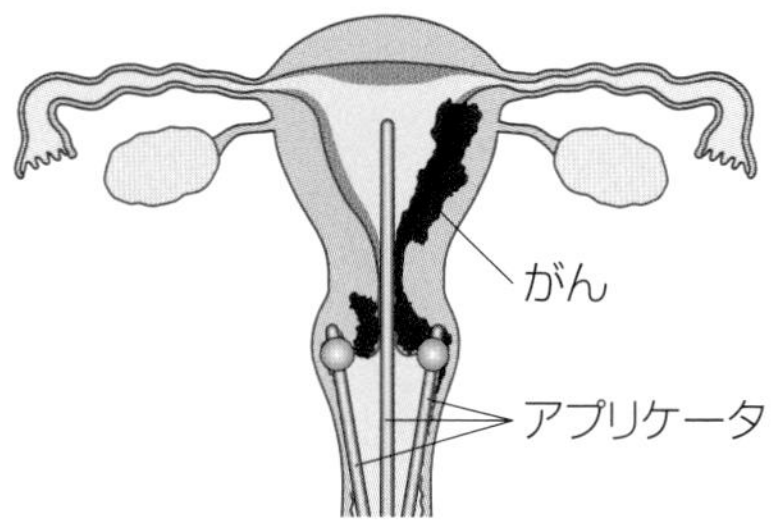

がん

アプリケータ

アプリケータ（プラスチック製のチューブ）内に密封小線源を入れ、病巣に直接照射する

腫瘍減量術

大網などの子宮と離れた組織や臓器への遠隔転移が認められる、進行期がⅣB期のがんだと推定される場合であっても、子宮体がんに対しては、手術によって、子宮を摘出するとともに、病変を取りきれるだけ取る外科治療（腫瘍減量術）が検討されます。たとえ一部のがんが残るとしても、残ったがんの全体量を可能な限り減らすことで、治療後の経過の改善につながるとされます。

黄体ホルモン療法

全身化学療法の効果があまりみられない患者さんや、副作用が深刻で継続が難しい患者さんでは、全身療法として黄体ホルモン療法は選択肢の一つです。

ただし、黄体ホルモン受容体が陽性であること、比較的悪性度の低い低異型度のがんであることが条件となります。

ＭＰＡ（メドロキシプロゲステロン酢酸エステル／商品名ヒスロンＨなど）という内服の黄体ホルモン製剤が用いられます。

この治療法では、血栓ができやすくなる可能性があり、脳梗塞、心筋梗塞、肺血栓塞栓症が起こるリスクが高まるため、治療を開始する前、および開始してからは定期的に血液凝固に関する検査が必要になります。肥満の人、過去に血栓症を起こしたことがある人、他のホルモン薬を服用している人などは、この治療を行うことができません。

治療後の経過観察と再発時の治療

治療後の経過観察

●5年にわたって経過を確認

子宮体がんでは手術後、切除した病変の病理診断などをもとに、患者さんごとに再発リスクを評価します。

国立がん研究センター中央病院の場合、手術後に進行期がⅠ～Ⅱ期と判断された患者さんは、そこから経過観察に入ります。Ⅲ～Ⅳ期と判断された患者さんは、リスク因子に応じて、化学療法が追加されます。それらの患者さんは、追加治療を終えたのち、定期的な経過観察を行うことになります。

経過観察は、再発や転移、手術後のさまざまな合併症や後遺症などをできるだけ早期に発見し、スムーズに治療に結びつけるために行われます。

子宮体がんで再発がみられた患者さんのうち、約90％が2年以内の再発であったとの報告があります。5年の経過観察がひと区切りと考えられていますが、5年以降に再発する患者さんも少数みられるため、5年以上の経過観察については担当医師との相談が勧められます。

標準的な期間や間隔は決まっていませんが、目安としては、1～3年目は1～3カ月ごとに1回、4～5年目は6カ月ごとに1回、6年目以降は1年ごとに1回程度が適切ではないかと考えられています。

●術後リスクに応じて、検査項目を検討

一般には、術後リスクが低リスクの患者さんは、再発の可能性は低いと考えられるので、中リスクや高リスクの患者さんより負担の軽い検査法でよいかもしれません。ただし、リスクにかかわらず、自覚症状や、なんらかの不安要因がある場合には、ためらわずに担当医師に相談し、必要なタイミングで、適切な検査項目を調べることが、再発の早期発見と治療にとって重要です。

定期の経過観察の検査としては、内診、直腸診、腟断端細胞診、血液検査（血算、生化学、腫瘍マーカーなど）、経腟超音波検査、胸部X線、CT検査などがあり、適宜組み合わせて行うことになります。

・基本は内診

子宮体がんの再発は、骨盤内で起こることが比較的多く（30～65％）、

腟内から骨盤内の状態を調べる内診の有用性が認められています。肛門(こうもん)に指を挿入して調べる直腸診は、骨盤内のうち、腟断端周囲の診断に有効とされています。

・代表的な腫瘍マーカーはCA125、CA19-9

子宮体がんの代表的な腫瘍マーカーは、ＣＡ１２５、ＣＡ１９-９です。手術前にこれらの上昇が認められていた場合には、手術後の経過観察において、再発の可能性を示す有効な目安となります。

・簡便な超音波検査を多用

画像検査のなかでは、経腟または経腹超音波検査が、比較的簡便に行うことができるので、多用されています。

再発が強く疑われる場合や、再発の可能性が高い患者さんに対しては、ＣＴ、ＭＲＩ、ＰＥＴ-ＣＴ、ガリウムシンチグラフィー、骨シンチグラフィーなどの検査が必要に応じて行われます。

■定期検診の主な検査項目

- 内診
- 直腸診
- 腟断端(だんたん)細胞診
- 血液検査（血算、生化学、腫瘍マーカーなど）
- 経腟超音波検査
- 胸部X線
- ＣＴ　など

再発時の治療

●手術療法、放射線治療の検討

再発した病変が一カ所である場合は、局所治療（手術療法、放射線治療）が検討されます。治療終了から短期間での再発の場合、他にも再発を生じることが多く、化学療法が検討されます。

●全身化学療法、黄体ホルモン療法のいずれか

再発や転移が数カ所に及び、局所治療が難しいと判断された場合には、化学療法、黄体ホルモン療法のいずれかが行われます。

多発性の肺転移や肝転移、骨転移、腹膜播種など、骨盤を越えてがんが広がっている場合は、全身化学療法が選択されます。ドキソルビシン（アドリアマイシン）とシスプラチンを併用するＡＰ療法、パクリタキセルとカルボプラチンを併用するＴＣ療法が行われます。

黄体ホルモン受容体が陽性であるか、低異型度のがんであれば、黄体ホルモン療法が選択されることもあります。

いずれにしろ、実際には、再発した腫瘍の個数や場所、その性質、患者さんの全身状態、および合併症の有無、副作用の程度などを考慮し、患者さんごとに適切な治療法が選択されます。

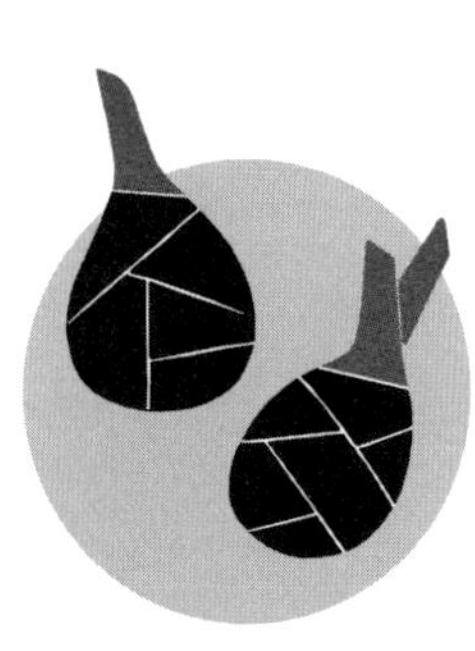

妊娠を希望する場合は ホルモン療法で経過観察

子宮体がんにおける治療方針の基本は手術療法であり、その場合は子宮の摘出が原則となります。胎児を育てるための臓器である子宮がなくなれば、患者さんは妊娠を断念せざるをえません。

●条件が満たされれば、子宮温存も可

近年、比較的若い年代で子宮体がんにかかる患者さんもみられるため、がんの根治を望みながら、妊娠できる力（妊孕性）を保ちたいという思いのなかで悩みを深める場合の対応が求められることがあります。

すべての患者さんに対して同様の選択を行うことはできませんが、いくつかの条件（年齢、進行期、がんの性質、持病など）が満たされた場合、子宮を温存して妊娠の可能性を保ちつつ、がんの治療を進めることが可能です。その際、行われる治療は、黄体ホルモン療法です。

●厳密な基準の点検、定期検査が不可欠

子宮内膜異型増殖症および子宮体がんの患者さんに対して、黄体ホルモン療法を行うかどうかは、慎重に検査や診察を進めたうえで判断します。条件を満たさない場合は、子宮を摘出することになります。

条件を満たした患者さんに対しては、高用量黄体ホルモンのＭＰＡ（メドロキシプロゲステロン酢酸エステル）の投与を開始します。治療中には、子宮内膜全面掻爬を適宜行い、治療効果を確認します。

この治療の副作用として血栓症を起こす可能性があるため、定期的な血液検査も欠かせません。

治療終了後には、再発を見逃さないために定期的な経過観察を行います。卵巣がんの併発リスクも指摘されており、卵巣の観察も重要です。

●黄体ホルモン療法後の妊娠

黄体ホルモン療法終了後、妊娠・出産に至った患者さんでは、排卵誘発や体外受精などの不妊治療を行っている場合が少なくありません。

若くして子宮体がんを発症する患者さんでは、もともと排卵障害を伴っている人が多いとされています。黄体ホルモン療法後には、排卵誘発などを含めた不妊治療を積極的に行うべきとの意見もあり、産科の専門医への相談も不可欠です。

妊孕性にかかわる治療については、国立がん研究センター中央病院では対応困難なこともありますので、担当医師にご相談ください。

■黄体ホルモン療法を選択できる条件

- 下記①②の条件に当てはまる子宮体がん
  ①子宮内膜全面掻爬で、高分化型（低リスク）の類内膜がんと診断された場合
  ②画像診断（MRI、CT）で、子宮の体部の粘膜内にがんがとどまっている場合
- 年齢40歳未満（治療を行う施設によって異なることもある）
- 以下の事項に当てはまらない場合
  高度の肥満／重症の肝機能異常
  血液凝固機能異常や血栓症（既往を含む）
  黄体ホルモン製剤へのアレルギー
  など

子宮肉腫、絨毛性疾患

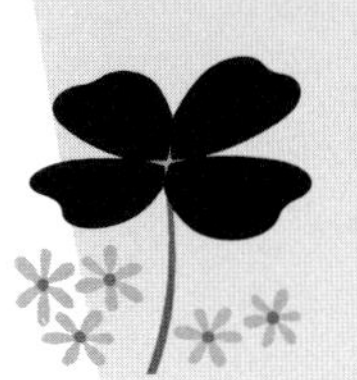

子宮肉腫

●子宮肉腫は主に3種類

全身の骨や軟部組織（脂肪、筋肉、神経など）から発生する悪性腫瘍を肉腫と呼びます。子宮の筋肉や内膜間質（腺や血管のある部分）などの組織から発生する悪性腫瘍が子宮肉腫です。子宮肉腫の主なものは、子宮体部から発生する平滑筋肉腫、子宮内膜間質肉腫、腺肉腫です。

肉腫そのものの特徴として、希少性（まれなこと）と多様性が挙げられますが、子宮肉腫も非常にまれな病気であり、子宮体部から発生する悪性腫瘍全体の約５％とされています。子宮体部以外（腟、外陰、子宮頸部、卵巣）から発生する肉腫の患者さんはさらに少なくなっています。

日本では、子宮体がんの患者さんは、年間１万人を超えると考えられていますが、子宮肉腫の患者さんは平滑筋肉腫が２３０人程度、子宮内膜間質肉腫が１３０人程度で、腺肉腫はさらに少ないと推測されます。

●子宮筋腫と子宮肉腫は別の病気

頻度の高い婦人科の病気として知られるものに子宮筋腫がありますが、これは、子宮平滑筋から発生する良性の腫瘍です。子宮肉腫、子宮筋腫の診断は難しいことがあり、子宮筋腫との診断のもと摘出した病変の病理検査を行った結果、子宮肉腫と判明することもあります。ただし、子宮筋腫が悪化したものが子宮肉腫ではなく、これらはまったく異なる病気です。

●子宮筋腫との判別が重要な平滑筋肉腫

・リンパ節転移は少ない

平滑筋肉腫を発症する患者さんの平均年齢は50歳前後であり、よくみられる症状は不正性器出血です。

子宮筋腫と判別が難しい場合があ

子宮肉腫の分類

- 子宮肉腫
  - 腺肉腫
  - 平滑筋肉腫
  - 子宮内膜間質肉腫
    - 低悪性度子宮内膜間質肉腫
    - 高悪性度子宮内膜間質肉腫
    - 未分化子宮肉腫

り、子宮筋腫として手術を行ったあとにはじめて、平滑筋肉腫と診断されることも少なくありません。閉経後であっても大きくなる、筋腫のような腫瘤には注意が必要となります。平滑筋肉腫は、非常に予後が悪いとされ、早期に完全に腫瘍を切除する手術を行っても、肺や肝臓への転移がみられることがあります。

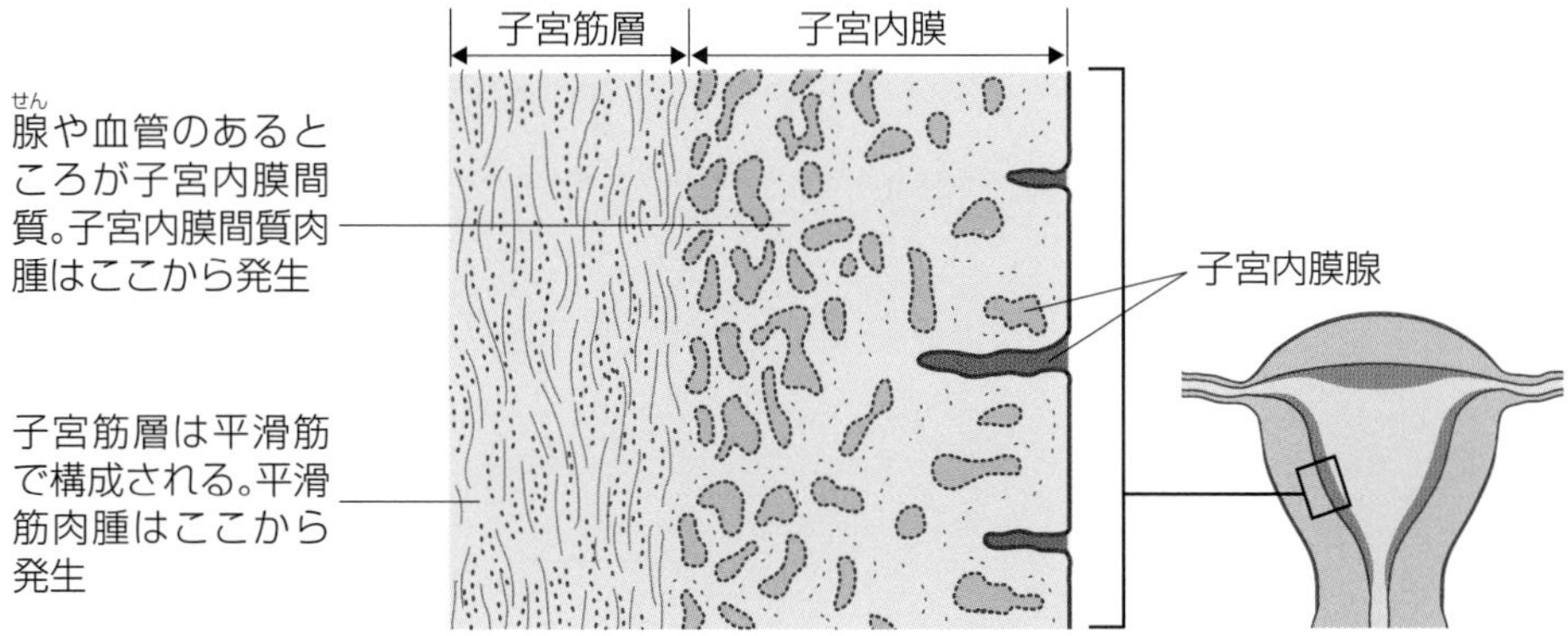

平滑筋肉腫の手術は、子宮、卵巣、卵管の摘出が行われます。血行性の転移は多いものの、リンパ節転移は少ないこと、リンパ節切除の追加が予後を改善する明確な根拠がないことから、リンパ節切除は行われない場合が多くなっています。

若い世代で、肉腫が子宮内にとどまっている場合は、卵巣の温存を検討します。

・卵巣温存の可能性

子宮筋腫との診断で子宮摘出を行った患者さんが、手術後に平滑筋肉腫と診断された場合も、卵巣摘出の手術を追加する必要はないと考えられています。ただし、筋腫のみを切除する手術（子宮筋腫核出術）を行った患者さんで、平滑筋肉腫であることが判明した場合には、子宮、卵巣、卵管の摘出を行う手術を追加で行います。

腫瘍の性質を調べる病理検査には手術中に短時間のうちに行う術中迅速病理組織検査と、術後に時間をかけて行う永久標本病理組織検査があります。子宮の温存を望む若い世代の患者さんで、手術前に平滑筋肉腫か子宮筋腫かの診断が難しい場合、子宮筋腫核出術で子宮筋腫の摘出のみを行ったうえで、術中迅速病理組織検査により診断をつけることもあります。しかし、術中迅速病理組織検査による診断結果と、術後の永久標本病理組織検査による最終的な診断結果が異なる例もみられるため、担当医師との慎重な検討を重ね、手術法を選択することが望まれます。

●種類により予後に違いがある

子宮内膜間質肉腫

子宮内膜間質肉腫は、比較的予後のよい低悪性度子宮内膜間質肉腫と、予後があまりよくない高悪性度子宮内膜間質肉腫、未分化子宮肉腫の3種に大別されます。

子宮内膜と子宮筋層

子宮筋層
子宮内膜
腺や血管のあるところが子宮内膜間質。子宮内膜間質肉腫はここから発生
子宮筋層は平滑筋で構成される。平滑筋肉腫はここから発生
子宮内膜腺

発症する患者さんの年齢のピークは50歳前後で、よくみられる症状は不正性器出血や月経過多（月経の量が過度に増える）などです。低悪性度子宮内膜間質肉腫は、平滑筋肉腫と同様に子宮筋腫との判別が難しく、切除された腫瘍の病理診断によってはじめて診断されることが多いとされます。一部には、病理診断によっても変性筋腫（血流障害などにより、石灰化や壊死、脂肪状などに状態が変化したもので、一般に良性腫瘍）と診断され、再発後に再度詳細に見直して診断がつく場合などもあります。

治療としては、子宮、卵巣、卵管の摘出、リンパ節（骨盤内、大動脈周囲）の切除が行われます。低悪性度子宮内膜間質肉腫では、細胞に女性ホルモン受容体が多く現れることがわかっており、ホルモン療法が有効とされています。黄体ホルモンのMPA（メドロキシプロゲステロン酢酸エステル）、卵巣の働きを抑えエストロゲンの分泌を低下させるGnRHアゴニスト、エストロゲンの合成を妨げるアロマターゼ阻害薬などが用いられます。

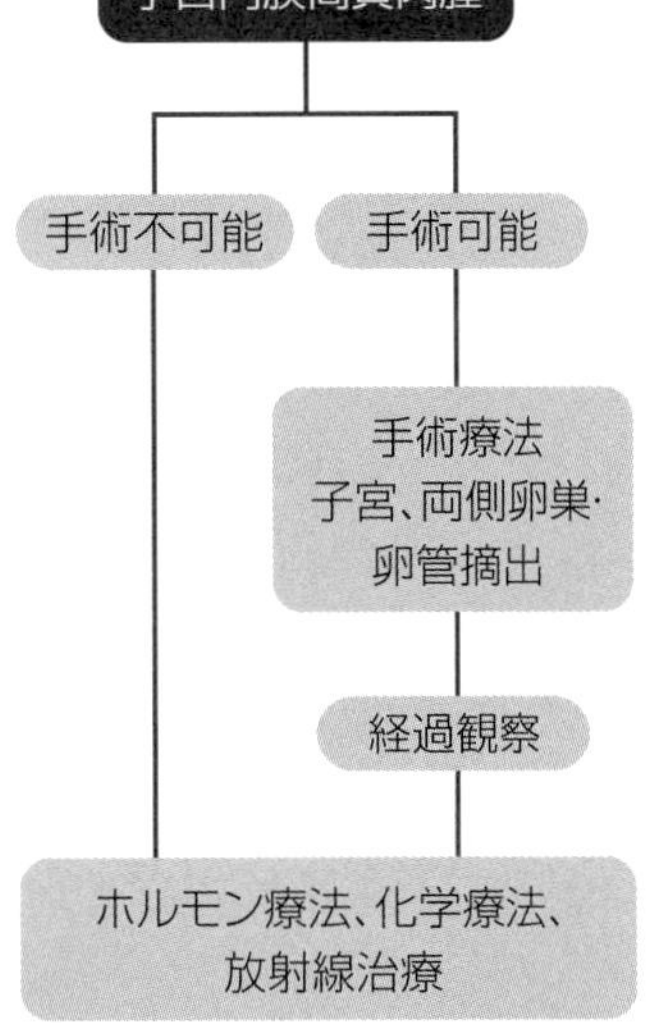

日本婦人科腫瘍学会編「子宮体がん治療ガイドライン」2018年版（金原出版）より作成

●特にまれな腺肉腫

腺肉腫は、子宮肉腫のなかでもかなりまれなものです。良性の腺の上皮組織と肉腫成分が混合した腫瘍で、葉状のポリープのような隆起性の病変が特徴とされています。腺肉腫の7割以上が子宮内膜に発生し、頻度は少ないですが、子宮頸部内膜、筋層に発生することもあります。

肉腫成分の異型が明らかでないこともあり、内膜ポリープや、頸管ポリープと診断され、再発をくり返すことが少なくない点に注意が必要です。

治療は、子宮とともに卵巣、卵管の摘出が基本とされ、他の肉腫に比べて、予後は良好とされています。

●子宮がん肉腫は体がんに分類

これまで子宮肉腫として取り扱われてきた子宮がん肉腫は、現在では子宮体がんの一種と考えられています。子宮がん肉腫は閉経後の60歳代の女性に多くみられます。

主な症状は不正性器出血や下腹部痛です。ポリープ状の腫瘤が特徴ですが、がんの成分と肉腫の成分が混ざった腫瘍であり、腫瘍の性格としては、子宮体がんとよく似ています。進行度の判定や治療は子宮体がんに準じて行われます。がん肉腫は進行した状態でみつかることが多く、通常の子宮体がんよりも治療後の経過が悪いとされます。

手術が可能な患者さんでは、子宮、卵巣、卵管の摘出、および肉腫の広がりに応じて、リンパ節（骨盤内、大動脈周囲）や大網（胃の下側から垂れ下がるように腹部前面を覆う膜）の切除が行われることがあります。

手術ができない患者さんでは、化学療法や放射線治療が行われます。

絨毛性疾患

●代表的な絨毛性疾患　胞状奇胎

妊娠時、重要な役割を果たす胎盤の大部分を占める絨毛という組織は栄養膜細胞（トロホブラスト）でできています。この栄養膜細胞が異常に増えてしまうさまざまな病気を総称して、絨毛性疾患と呼びます。絨毛性疾患で最も多くみられるのが、胞状奇胎です。

胞状奇胎は、絨毛がのう胞状に変化して増殖するもので、胎児は正常に育たず、異常な妊娠の一つとして治療が行われます。ただし、一部は治療後に侵入奇胎（胞状奇胎の細胞が子宮の筋肉層に侵入する）や絨毛がんといった病気を引き起こす可能性があるため、一定の期間、慎重に経過を管理する必要があります。40歳以上の高齢出産は胞状奇胎のリスクが高いとされています。

●hCG値と画像検査により診断

妊娠の初期（2～3カ月）以降であれば、超音波検査により水が入った袋状の多数のブドウの粒のような特徴的なパターンが認められます。

また、胞状奇胎の患者さんでは、胎盤から分泌されるhCG（ヒト絨毛性ゴナドトロピン）というホルモンの分泌が、通常の妊婦さんより高まります。

●子宮内容除去術後は厳重にhCG値を管理

これらの所見により胞状奇胎と診断されれば、妊娠を中断し、子宮内容除去術（胞状奇胎除去術）を行います。1週間後に、内容物が完全に取り除かれているかどうかを確認し、追加の手術の必要性を判断します。

手術後は、侵入奇胎や絨毛がんの早期発見のため、定期的な血液検査が欠かせません。約3カ月間は1～2週間ごとに血中のhCG値を測り

胞状奇胎とは

胎盤を構成する絨毛の異常増殖で起こる

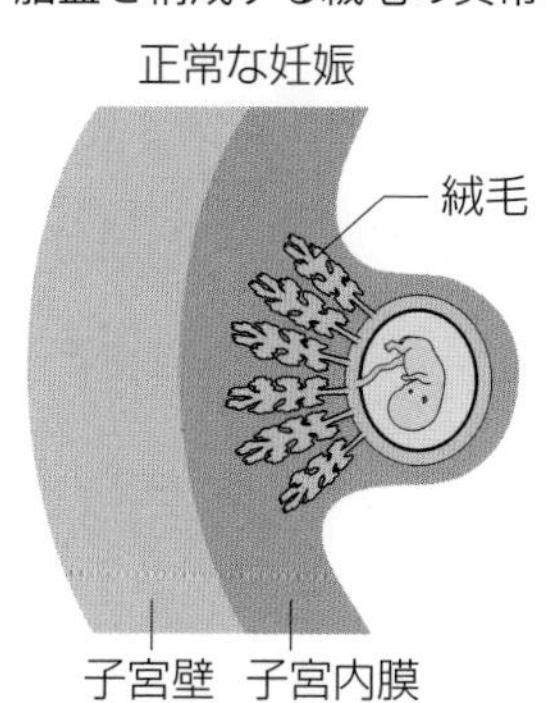

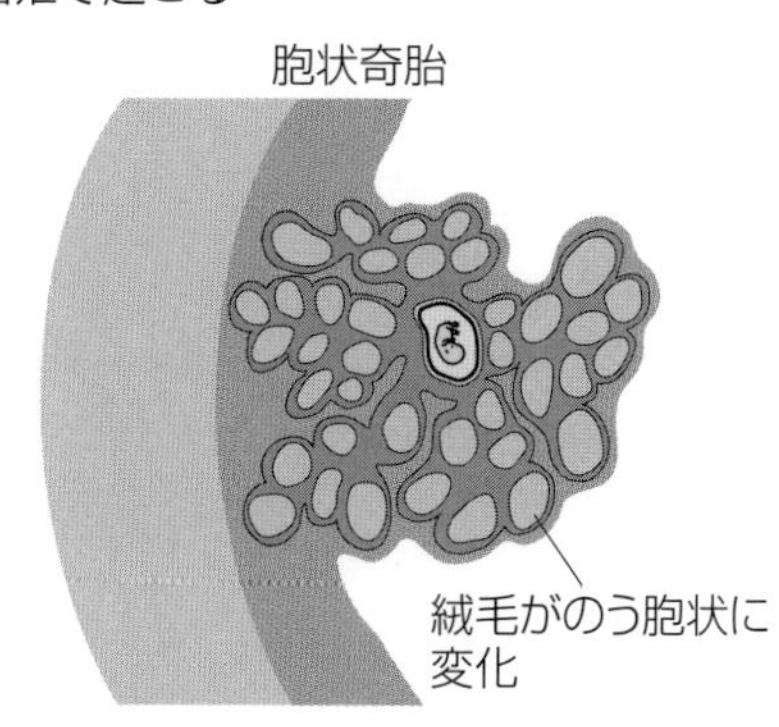

ます。その間、値が下がらない場合は、侵入奇胎を疑い画像検査を行います。正常値まで低下したら、1カ月に1回程度の血液検査を継続します。その後も数年間は、3～4カ月に1回程度のhCG値の測定を続けることが望ましいとされています。hCG値が正常値になった後に再上昇した場合には、絨毛がんの発生を画像検査によって確認します。

●絨毛がんは化学療法が有効

全胞状奇胎の約1～2%の患者さんが、悪性の絨毛がんを発症するといわれています。ただし、頻度は少ないものの、正常な妊娠や流産に引き続いて絨毛がんが発症することもあります。

絨毛がんは胎盤（絨毛）から発生し、血流を通じた転移（血行性転移）が起こりやすいがんです。転移は子宮をはじめ、肺、脳、肝臓に多くみられ、全身に転移する可能性もあります。

治療法としては、抗がん薬が非常によく効果を示します。エトポシド（商品名ペプシド、ラステットなど）、メトトレキサート（商品名メソトレキセートなど）、アクチノマイシンD（商品名コスメゲン）、シクロフォスファミド（商品名エンドキサン）、ビンクリスチン（商品名オンコビン）などを組み合わせて行う多剤併用化学療法による治療が行われます。

また、子宮内にとどまる侵入奇胎を確認し、患者さんに今後の妊娠の希望がない、治療後の子宮からの出血が止まらないなどの場合には、子宮を摘出する手術を行うことがあります。

●治療成績は向上

近年、絨毛がんに対する治療成績は向上しており、肺、脳、肝臓などに転移がある患者さんを含めて、90%前後の患者さんが治癒（ちゆ）するとされます。

化学療法を継続する場合、全身への負担は少なくありませんが、可能な限り、決められた治療計画によって進めることが重要であると考えられています。

治療後の経過管理

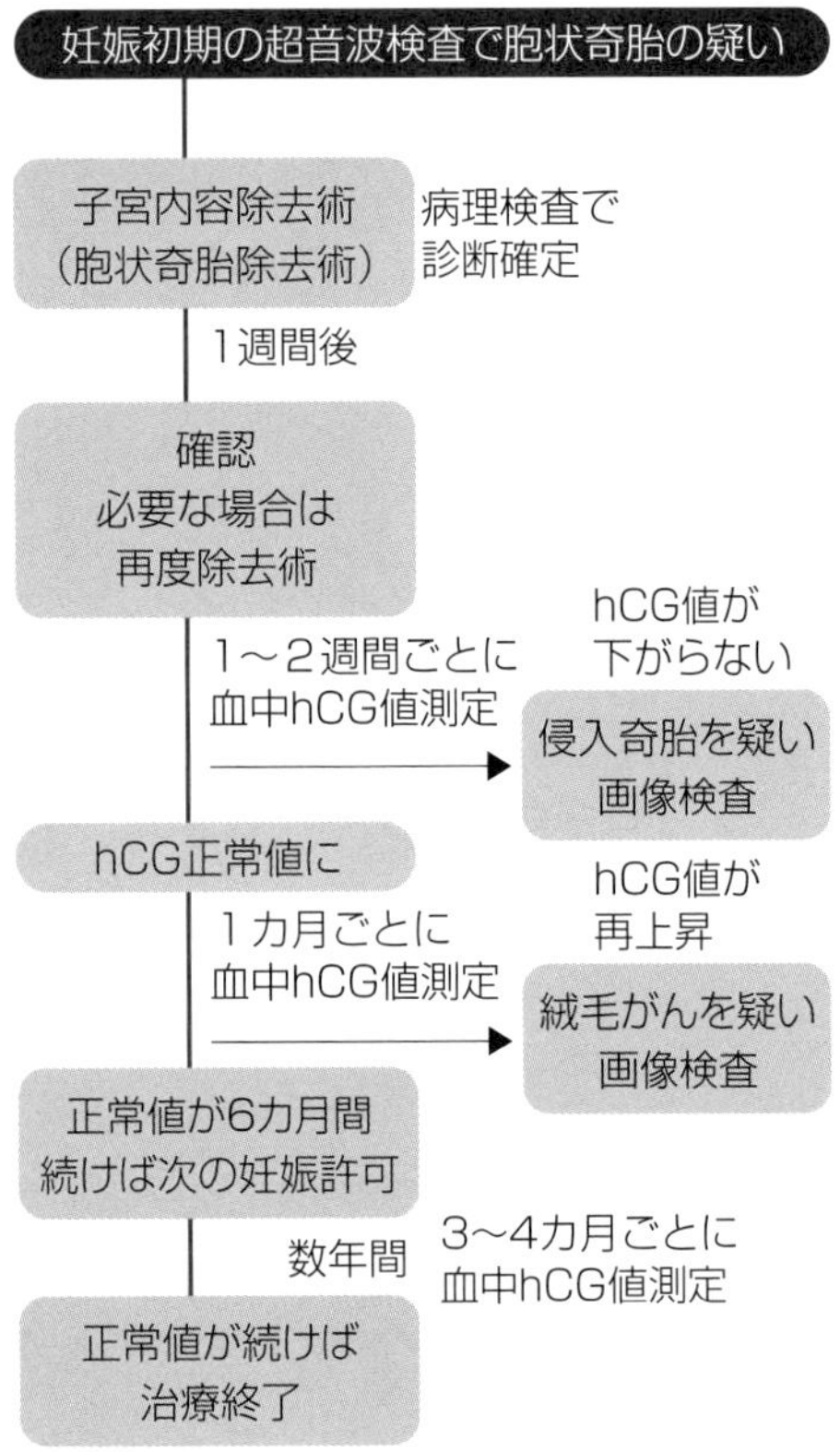

- 妊娠初期の超音波検査で胞状奇胎の疑い
- 子宮内容除去術（胞状奇胎除去術） — 病理検査で診断確定
- 1週間後
- 確認 必要な場合は再度除去術
- 1～2週間ごとに血中hCG値測定 → hCG値が下がらない → 侵入奇胎を疑い画像検査
- hCG正常値に
- 1カ月ごとに血中hCG値測定 → hCG値が再上昇 → 絨毛がんを疑い画像検査
- 正常値が6カ月間続けば次の妊娠許可
- 数年間 — 3～4カ月ごとに血中hCG値測定
- 正常値が続けば治療終了

日本婦人科腫瘍学会編「患者さんとご家族のための子宮頸がん・子宮体がん・卵巣がん治療ガイドライン」2016年（金原出版）より転載（一部改変）

第 3 章
卵巣がん

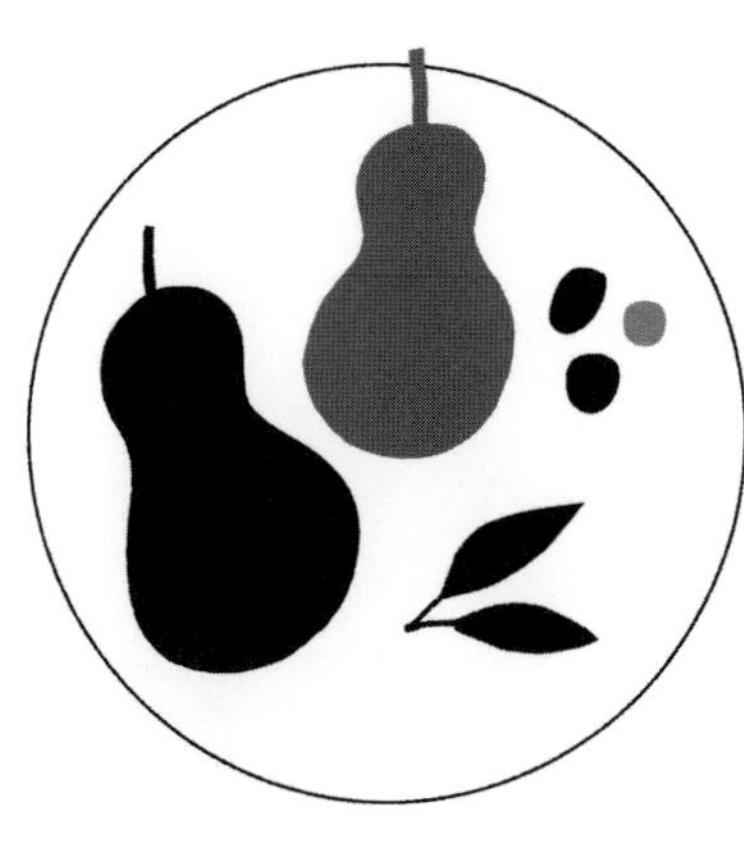

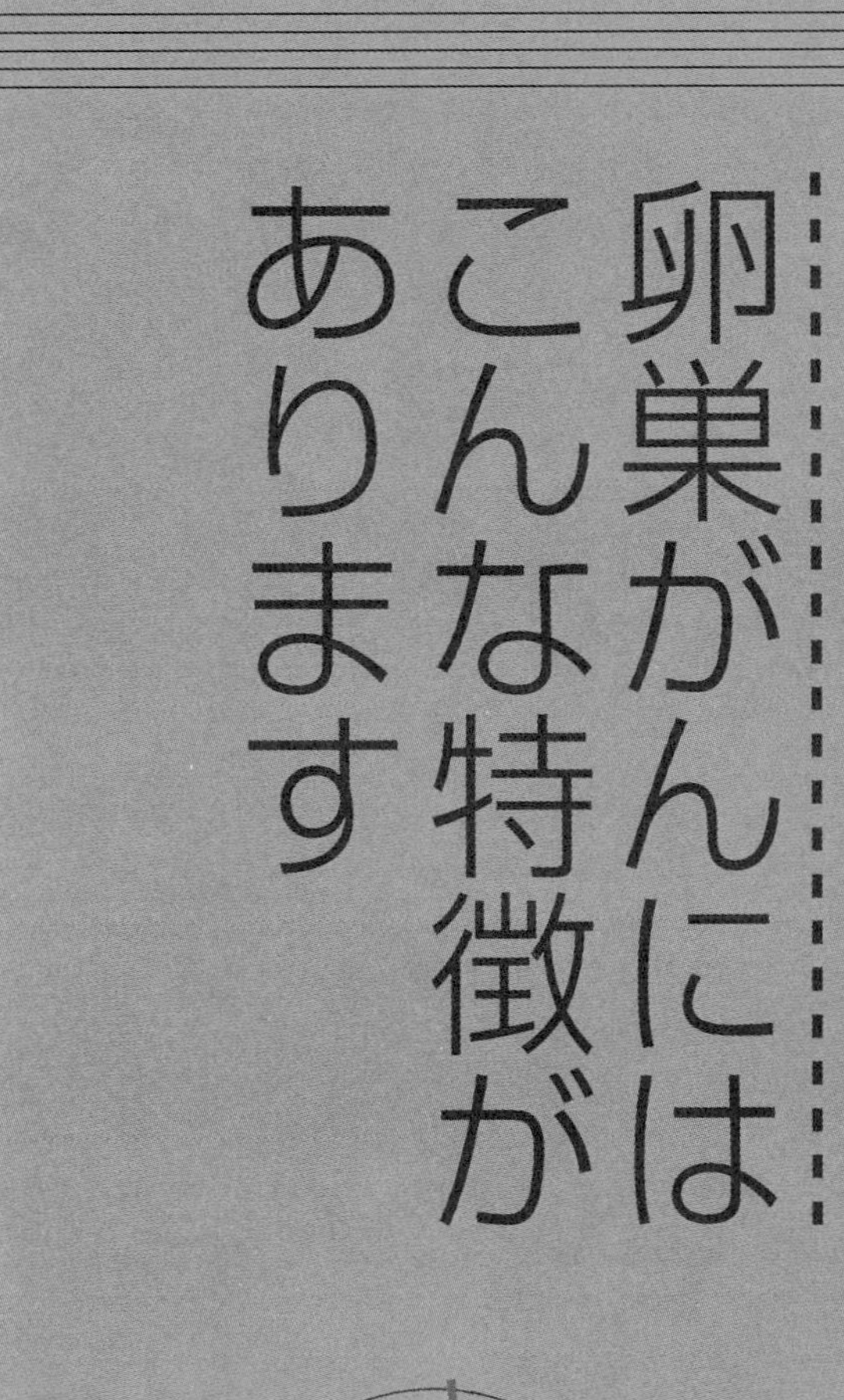

卵巣がんにはこんな特徴があります

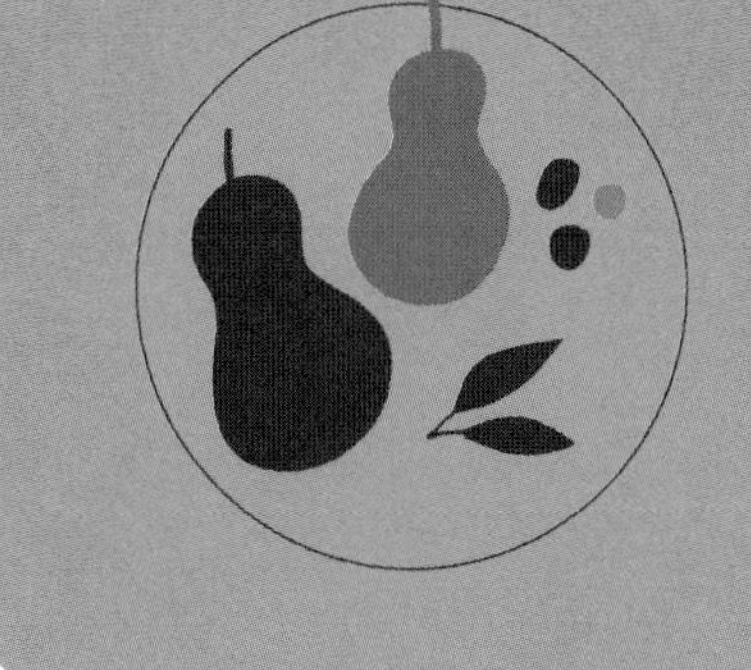

子宮の左右にある親指大の臓器 大きく二つの役割

卵巣は子宮の左右にある楕円形をした、およそ親指大の小さな臓器です。子宮体部から伸びる靭帯によって支えられており、周囲にはある程度のスペースがあるため、卵巣自体に多少の腫れなどの異常が生じても他の臓器を圧迫することはありません。腹部の奥にあり、さらに周囲の臓器との位置関係・距離といった特

卵巣の位置

卵巣は腹部の奥、子宮の左右にあって靭帯で子宮とつながっている。周囲にはある程度のスペースがあり、かなりの可動性がある。

●体の側面から見る

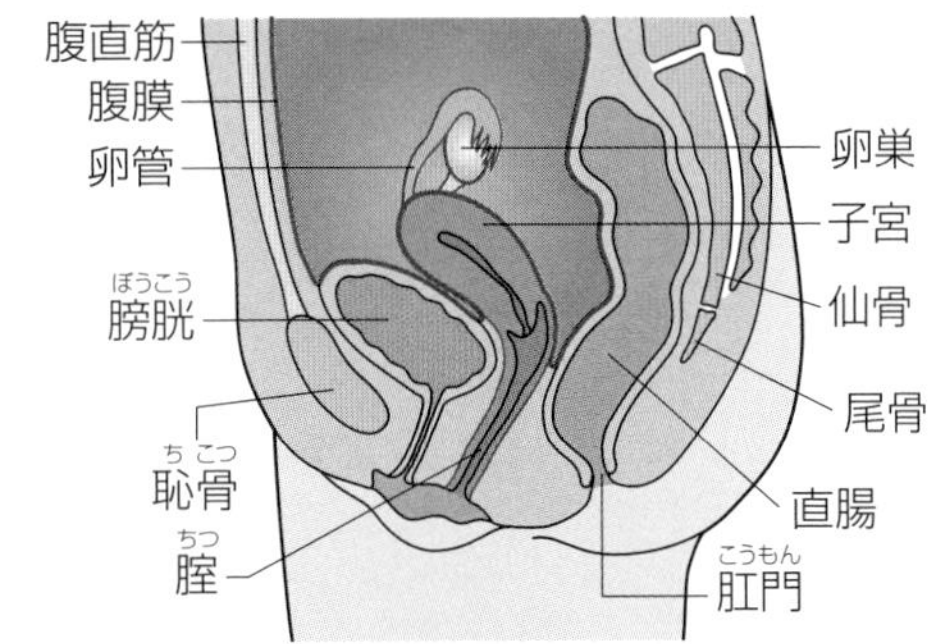

●子宮を正面から見る

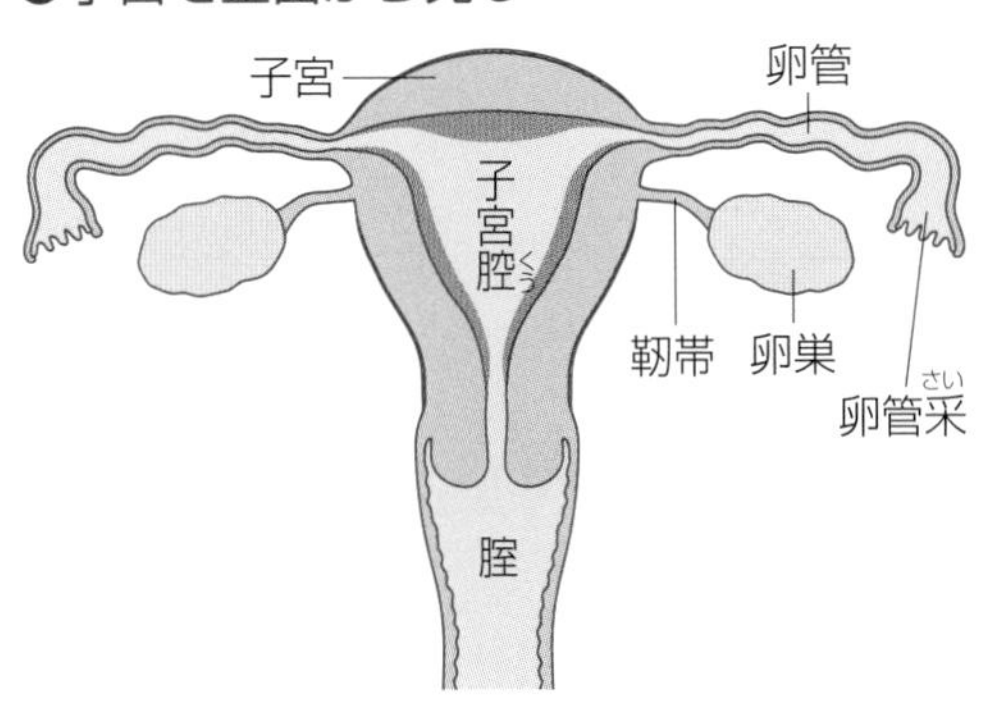

卵巣の構造

卵巣の表面は表層上皮、その内側の卵巣白膜に覆われている。卵巣内には休眠中の無数の原始卵胞があり、その一つがホルモンの影響を受けて成熟していく。

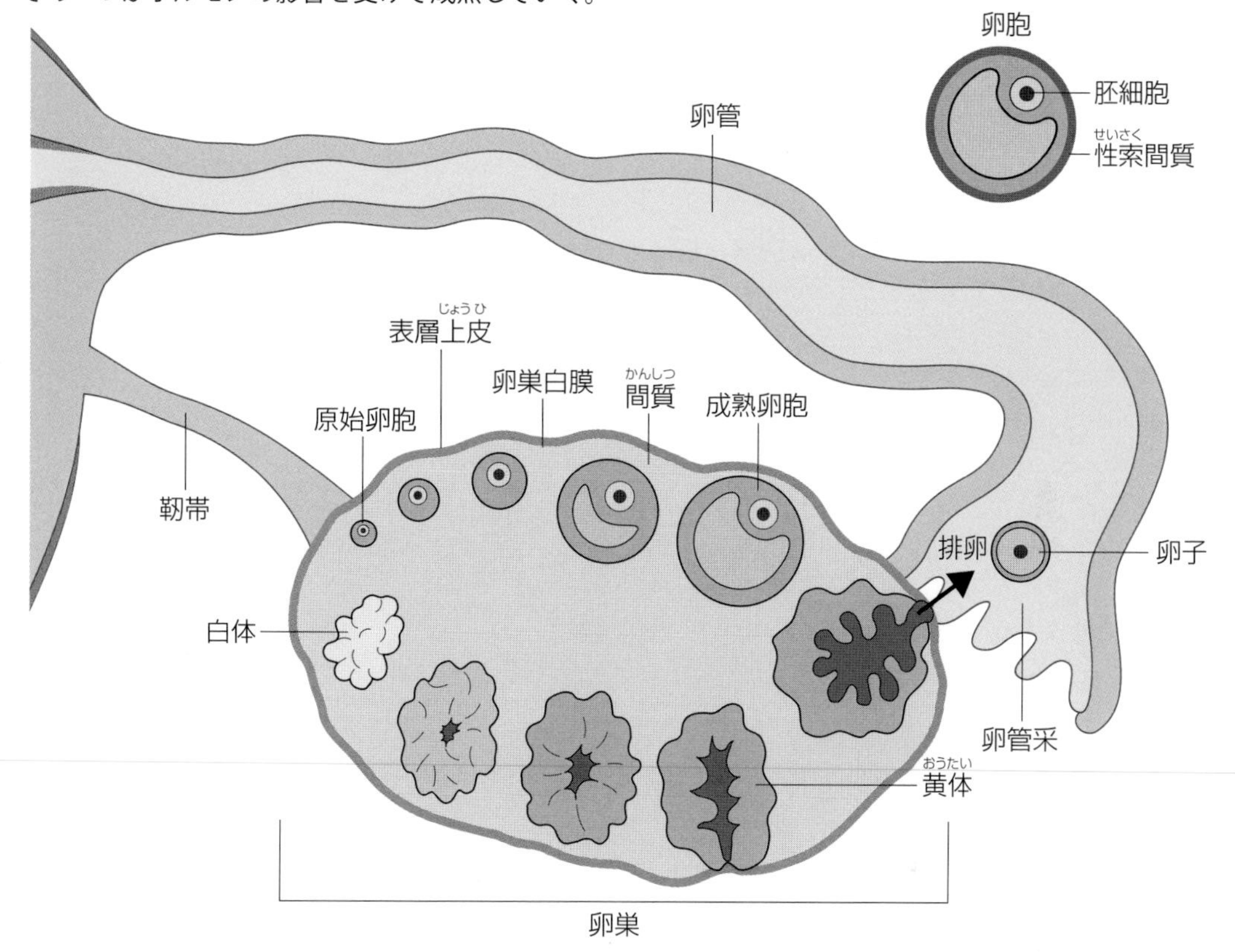

徴が、卵巣がんが発生しても、初期にはほとんど症状がみられない理由の一つといえます。

卵巣には、成熟した卵子を周期的に（およそ月に1回）排出する生殖器としての働きと、女性らしい体をつくりそれを保つのに必要な女性ホルモンをつくり出して分泌するという内分泌器官としての働きがあります（26ページ参照）。

卵巣腫瘍は最も多種多様

卵巣に発生した悪性の腫瘍が卵巣がんです。ただし、卵巣には悪性に限らず、さまざまな腫瘍ができやすいことが知られています。

卵巣は表面を覆う表層上皮、その内側の卵巣白膜、間質、さらに卵巣の中には排卵を待つ数多くの卵胞、卵胞内には卵子となる胚細胞、卵胞周囲にはホルモンをつくり出す性索間質など、さまざまな細胞や組織で構成されています。このように腫瘍のもととなる細胞や、腫瘍ができる組織の種類が多いことから、発生する腫瘍も多様です。それぞれの発生場所により、上皮性腫瘍、性索間質性腫瘍、胚細胞腫瘍などがあります。

さらに腫瘍の性格からは、良性、悪性、そしてその中間にあたる境界悪性腫瘍に分けられ、このうちの悪性腫瘍が卵巣がんにあたります。

これらに加え、がんの分類としては、分化度といって細胞がどれだけ分裂を重ね成熟しているかを目安とする方法もあります。細胞分裂が進んで成熟した細胞ほど正常な細胞に近くなるため悪性度は低くなり、未熟な細胞ほど悪性度が高くなります。分化度による分類では、高分化型、中分化型、低分化型の3タイプに分けられます。

また、組織型による分類法も使われ、一般に卵巣がんといわれる悪性の上皮性腫瘍で主なものに、漿液性(しょうえきせい)がん、粘液性(ねんえきせい)がん、類内膜(るいないまく)がん、明(めい)細胞(さいぼう)がんの4タイプがあります。どの組織型であるかは抗がん薬などの治療効果に影響を与えます。

このように細胞の発生・分化にかかわる臓器である卵巣の腫瘍は、人体で最も多種多様であるといわれています。

卵巣がんは気づかぬうちに進行する

卵巣がんは初期のうちは、腫瘍が大きくなっても、おなかが張ると感じる程度でほとんど症状がありません。気づかないままに病状は進んでしまい、約6割の人は、がんとわかったときにはかなり進行しているとされ、サイレントキラーと呼ばれることもあります。

有効な検診体制も確立していないため、リスクの高い背景をもつ場合は、自分で定期的な検査を受けることが勧められます。

排卵のたびに傷つく卵巣 回数の多さがリスクに

前述のように、卵巣にはさまざまな腫瘍が発生しやすいのですが、それがどのようにしてがんになるのか、その原因やしくみはほとんどわかっていません。ただし、排卵の回数の多さが危険因子であることは指摘されています。

卵巣から卵子が飛び出す排卵のたびに卵巣の表面には傷ができます。そして修復される、という過程が数十年にわたってくり返されます。このくり返しが卵巣がんの発生を促すと考えられています。

排卵の回数が多くなる背景として、出産経験がない・少ない、早い年齢で初潮を迎える、閉経が遅いなどが挙げられます。卵巣がんは、欧米では、これまでも発生率、死亡率が高いがんとして関心が寄せられていました。一方、日本ではそれほど発生率は高くなかったのですが、近年、かかる人は増加傾向にあります。

若くして結婚し、多くの子どもをもうけるといったかつての女性のライフスタイルでは、妊娠、授乳の期間が長くなり、その間は排卵がないため、卵巣に傷がつく回数は減ります。それに比べ現在では、妊娠の時期は遅く、出産の回数も減少傾向にあります。こうしたライフスタイルの変化が、卵巣がん発生の危険因子を高めることにつながっていると考

卵巣腫瘍の分類

●発生する組織による分類と特性

上皮性・間質性腫瘍（しゅよう）	性索間質性腫瘍	胚細胞腫瘍
・卵巣の表面を覆う表層上皮、内部の間質などに発生する腫瘍 ・卵巣腫瘍全体の80%を占める ・卵巣がんの90%が、このタイプの悪性腫瘍	・卵胞を取り囲む性索間質に発生する腫瘍 ・性索間質は女性ホルモン(エストロゲン)や男性ホルモン(アンドロゲン)をつくっている ・卵巣がんの2.7%が、このタイプの悪性腫瘍	・卵胞の中の胚細胞に発生する腫瘍 ・10～20歳代に多くみられる ・ほとんどが奇形腫(毛髪、骨、歯、体脂肪、皮膚の一部などから構成)といわれる良性腫瘍 ・まれに悪性腫瘍が発生。卵巣がんの3.2%がこのタイプ

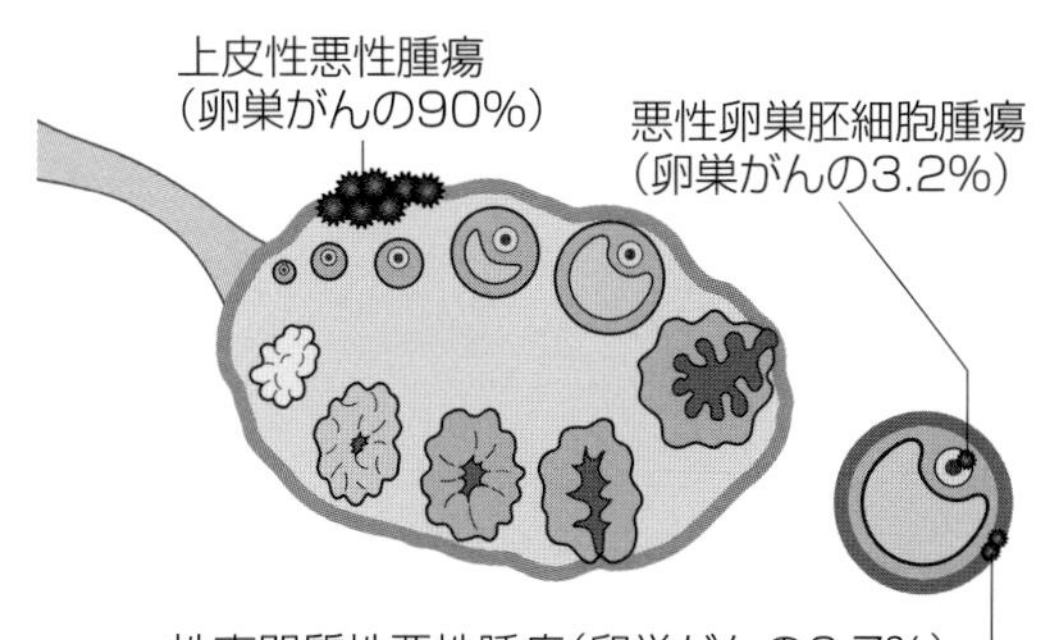

●腫瘍の性格による分類

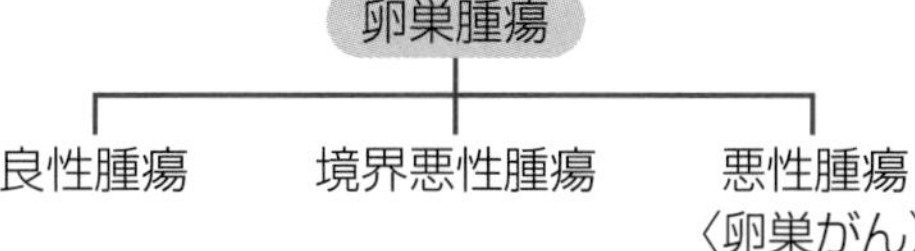

卵巣がんの分類

●分化度による分類

高分化型（細胞の成熟度が高い）	**中分化型**（細胞の成熟度が中レベル）	**低分化型**（細胞の成熟度が低い）
悪性度は低	悪性度は中	悪性度は高

●主な組織型による分類と特性

漿液性（しょうえきせい）がん	明細胞（めいさいぼう）がん	類内膜（るいないまく）がん	粘液性（ねんえきせい）がん
卵巣がんに占める割合：約33%	卵巣がんに占める割合：約24%	卵巣がんに占める割合：約17%	卵巣がんに占める割合：約9%
・進行が速く、転移が多い ・早期の発見が難しい ・抗がん薬が効きやすいが、再発の頻度は高い	・進行、転移が遅い ・比較的早期に発見されやすい ・抗がん薬が効きにくい ・チョコレートのう胞（122ページ参照）から発生しやすい	・多くは進行が遅い ・チョコレートのう胞から発生しやすい	・進行例は少ない ・片側の卵巣に大きな腫瘍をつくる ・抗がん薬が効きにくい

卵巣がんの罹患者数・死亡者数の推移

卵巣がんにかかる人の数は増え続けている。死亡者数は近年横ばいだが、婦人科がんのなかでは、最も死亡者数の多いがんとなっている。

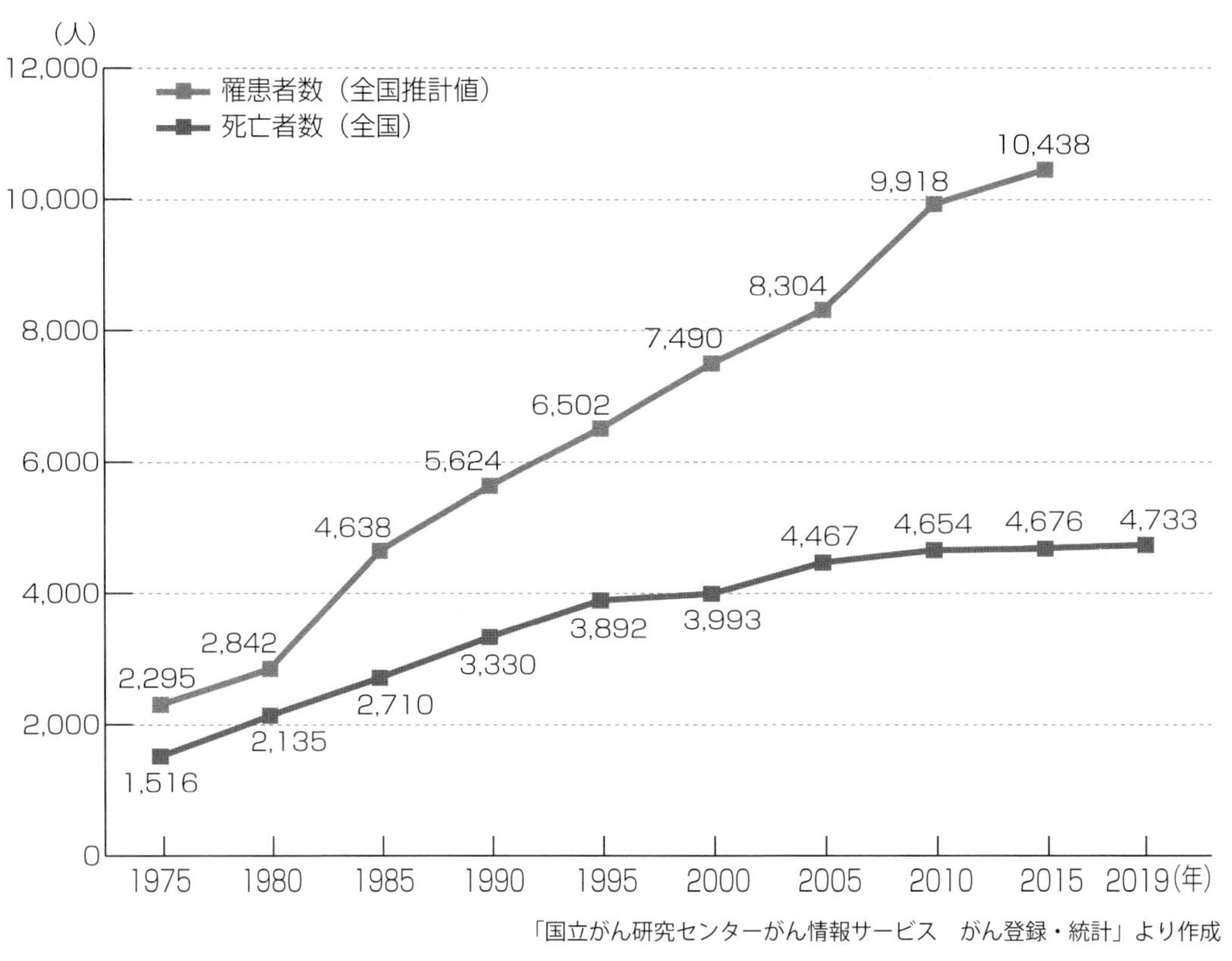

「国立がん研究センターがん情報サービス　がん登録・統計」より作成

えられます。

その他、子宮内膜症、肥満、動物性脂肪のとり過ぎといった食生活の欧米化、子宮内膜炎や卵管炎など婦人科系の骨盤内の感染症、排卵誘発剤、ホルモン補充療法などが卵巣がんのリスクとされています。

10〜15%は遺伝性

卵巣がん全体の10〜15%は遺伝的な要因がかかわっていることがわかっています。その代表的なものが、遺伝性乳がん卵巣がん（HBOC：Hereditary Breast and Ovarian Cancer）です。

遺伝性乳がん卵巣がんでは、BRCA1またはBRCA2という遺伝子に変異がみられ、遺伝的に卵巣がんを発症しやすい体質だと考えられています。この遺伝子変異があると、卵巣がんとともに乳がん、膵臓がん、前立腺がんなどを発症する確率も高くなります。

自分の親、姉妹、いとこなど近親者に、乳がん、卵巣がんにかかった人がいる（複数）、若い年齢（50歳以下）で乳がんになった人がいる、複数のがんにかかった人がいるといった場合は、遺伝性乳がん卵巣がんの可能性が高いと考えられます。遺伝子変異が認められたからといって、必ずしも発症するわけではありませんが、気になるならば検査を行って正確な診断を受けることができます。血液を採るだけの検査で、体への負担は特にありません。

しかし、遺伝性の病気の診断を受けることについては、十分に検討したうえで決断することが重要です。発症の確率、予防や早期発見の意義、発症後の治療効果など、病気への適切な対応にはつながりますが、発症への不安、周囲の家族への影響などある種のストレスも伴います。

遺伝性の病気について相談に応じる医療機関などで、専門医やカウンセラーと話し合うといった選択肢もあります（詳しくは「婦人科系の遺伝性がん」180〜185ページを参照）。

卵巣がんの年齢別罹患者数

新たに卵巣がんにかかる人の数は40歳代から増え、60歳代後半がピークとなっているが、若年層、閉経前年代にも発症がみられ、女性のライフステージへの影響も大きい。

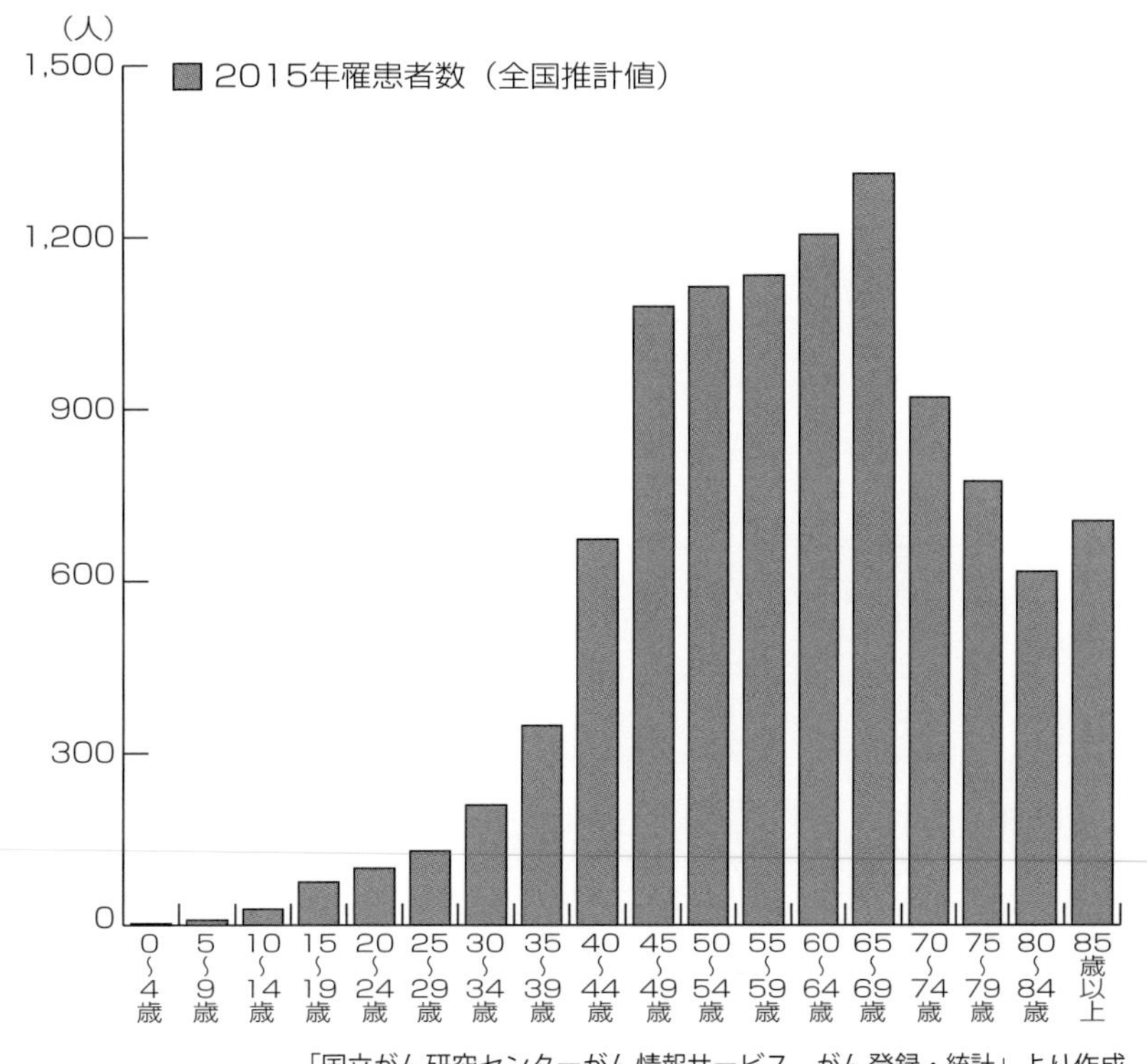

「国立がん研究センターがん情報サービス　がん登録・統計」より作成

患者数は増加の一途

1980年代以来、卵巣がんにかかる人の数は増加の一途をたどっています。近年では年間で約1万人が発症し、亡くなる人は4、700人を超えています。

年代でみると、40歳代から急激に増えはじめ、60歳代でピークを迎えます。ただし、10〜30歳代での発症もみられるので注意が必要です。

チョコレートのう胞

がん化につながる子宮内膜症の一種

●卵巣に発生した子宮内膜症

子宮内膜症は、本来子宮の内側を覆っているはずの子宮内膜の細胞が、腹膜、腸など、子宮以外のいろいろな場所にできてしまう病気で、卵巣に発生してしまった子宮内膜症がチョコレートのう胞です。

■チョコレートのう胞

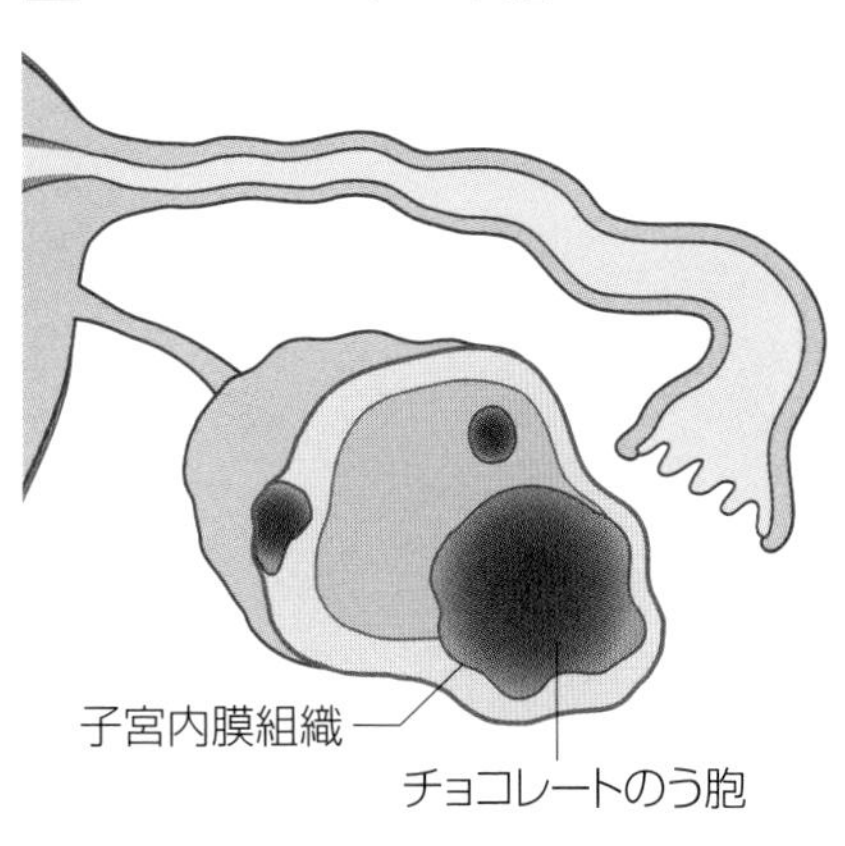

子宮内膜は、月経の周期ごとに厚くなり、妊娠が成立しなければ剥がれ、月経血として体外に排出されます。子宮内膜症でも同じことが起こりますが、卵巣には血液を外に排出する出口がないため、血液が卵巣にたまってしまい、卵巣はだんだん腫れていきます。

のう胞とは、中に液体などを含んだ袋状の病巣を指しますが、チョコレートのう胞では、古くなった血液がドロドロとチョコレート状になってたまることから、この名前で呼ばれるようになりました。

●がん化の可能性も

子宮内膜症のほとんどは良性ですが、チョコレートのう胞は不妊の要因となり、まれに卵巣がんに進展することがわかっています。がん化する確率は全年代の平均で0・7%とされ、のう胞のサイズが大きいほど、また、40歳以降年齢が高くなるほどリスクが高まると考えられています。発生するがんの組織型は、明細胞がん、類内膜がんが多くみられ、なかでも、最近増加傾向にあり、抗がん薬が効きにくいとされる明細胞がんへの進展が注目されています。

●きつい月経痛を放置しない

チョコレートのう胞の治療法には、薬物療法と手術療法があります。

比較的のう胞のサイズが小さい場合は、通常、薬物療法で経過をみます。ただし、閉経周辺かそれ以降の年代の場合、また、若くてもサイズが大きい場合は、手術を考慮します。年齢や妊娠の希望など、本人の状況に応じて切除の範囲が検討されます。

代表的な症状は痛みで、月経痛がひどく、だんだん悪化するのが特徴です。次第に普段でも、下腹部の痛み、腰痛、排便時や性交時の痛みが現れることがあります。月経痛の悪化、月経時の便通の異常などがみられる場合は、早めに婦人科を受診することが勧められます。

また、すでにチョコレートのう胞の診断を受けている、特に40歳以降の女性は、卵巣がんの早期発見のために、定期的な観察が必要です。

卵巣がんの検査と診断

症状に乏しい卵巣がん診断時にはすでに進行も

卵巣がんに対しては、子宮頸がんの検診のような早期発見につながる方法やシステムは確立されていません。さらに子宮体がんのように不正性器出血といった気づきやすい早期の症状がありません。

かなり進行してからでも、おなかが張る、しこりが触れるくらいで、痛みがあるわけでもなく、少し太ったかな、中年の体形になったかな程度の意識しかもてず、見過ごしてしまいがちです。妊婦のおなかほどになり、すでに播種（がんが腹膜に種をまいたように散らばって転移すること）を起こし、他の臓器に転移していたり、腹水がたまっていたりという段階になってようやく異常に気づき、病院を受診したらがんがみつかり、すでに進行がんだったという患者さんも見受けられます。

あとから振り返れば、便秘や尿が出づらいといった症状が現れていることもあるのですが、そうした症状から卵巣がんを疑い、婦人科を受診する人はほとんどいません。

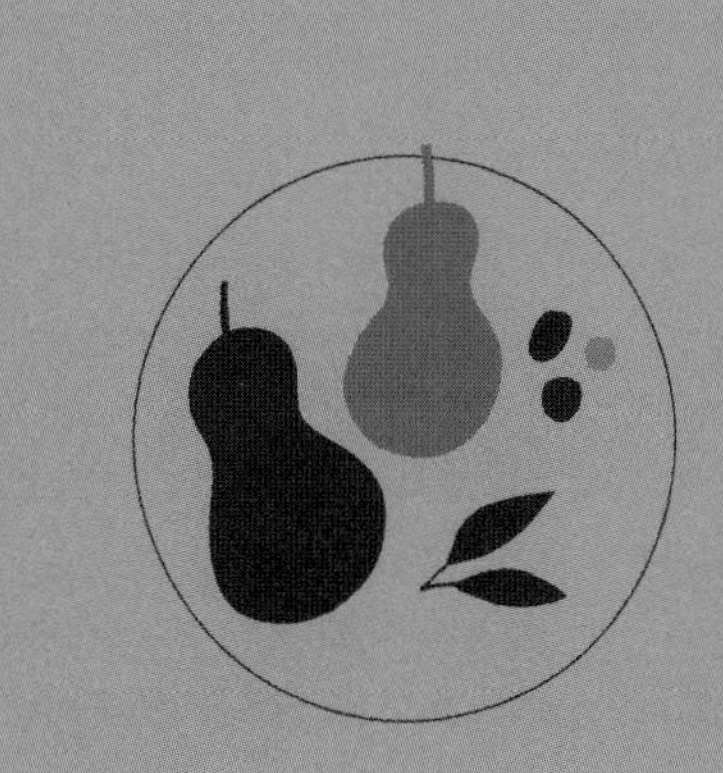

軽い症状と決めつけず受診を

この検査であれば卵巣がんと診断できるという、決め手となる検査法がないことも卵巣がんの発見を遅らせる要因の一つです。

子宮頸がん、子宮体がんでは、早期発見の機会があるものの、卵巣がんではそれが難しいため、みつかるタイミングの遅さから、それらのがんと比べて予後が悪く、治りにくいがんとされます。

洋服がきつくなる、太った感じがするといった症状を軽視せず、婦人科を受診することが重要です。ちょっとした変調であっても、気になる症状があるときに、ためらわず受診できるかかりつけの婦人科医の存在は、世代を問わず女性の健康管理には大切かもしれません。

内部から指で触れる 内診、直腸診

下腹部の張りやしこりなどの異常があって受診し、卵巣がんの疑いがあれば、内診、直腸診、経腹、経腟の超音波検査、CTやMRIなどの画像検査を行って、がんの存在を確かめます。

内診は、医師が手袋をはめて片手の指を腟から入れ、もう片方の手を下腹部に置いて、内外からはさむように子宮や卵巣の大きさや硬さ、腫瘍の有無などを調べる触診です。この検査によって周辺臓器との癒着の状態も確認できます。子宮や卵巣が動かしやすいようであれば、骨盤や骨、腸などの他の臓器に癒着していないことが確かめられ、卵巣の摘出が可能であるという判断ができます。

また、肛門から指を入れ、直腸の周辺の異常を調べる直腸診を行うこともあります。

経腟超音波検査で 腫瘍の状態を調べる

超音波検査は、腹部の表面から行う場合と、腟の中から超音波を当てて調べる経腟超音波検査を行う場合があります。

経腟超音波検査では、腟内に細長いプローブという器具を挿入し、超音波を当てます。腹部表面にプローブを当てるより近い位置から、子宮や卵巣を観察することができます。

超音波画像からは、卵巣腫瘍の形、性質や状態、大きさ、腫瘍と周囲の臓器との位置関係などがわかります。また、腫瘍の血流の有無を測定でき、悪性か良性かの判定に役立てることができます。

CT検査とMRI検査を組み合わせながら、がんの広がり、卵巣から離れた臓器やリンパ節への転移などがないかを調べます（30ページ参照）。

腫瘍マーカーは 補助的な指標として

それぞれのがんごとに、そのがん特有の物質がつくられることがあります。腫瘍マーカーといい、血液中に放出されているその物質を測定して特定のがんの存在を調べたり、進行度や治療効果の判定、再発の確認などに利用します。卵巣がんでは組織型によって、いくつかの異なる腫瘍マーカーがあります。

ただし、測定値が高いからといって必ずしもがんが存在するわけではなく、測定値の高さは、がんの有無や進行状態と一致しない場合もあります。また、早期には、腫瘍マーカーは血液中にあまり出てこないため、早期にがんを発見する検査としては不確実です。

一般には、治療後の経過観察や治療効果の確認のため、補助的に使われる検査とされています。

良性、悪性、進行期は手術後に判定

卵巣がんの特徴として、複数の検査を行い、その情報を吟味しても、実際にはみつかった腫瘍について良性か悪性かを含め、確実な診断はできないことが挙げられます。

卵巣腫瘍の検査

●内診

下腹部に指を置き、内外からはさむように触診する

膀胱
卵管
卵巣
子宮
直腸
膣に指を入れる
膣

●経膣超音波検査

超音波を送受信するプローブという器具を直接膣内に挿入（そうにゅう）して行う超音波検査。体内の近い位置からの卵巣や子宮の画像がモニターで得られる

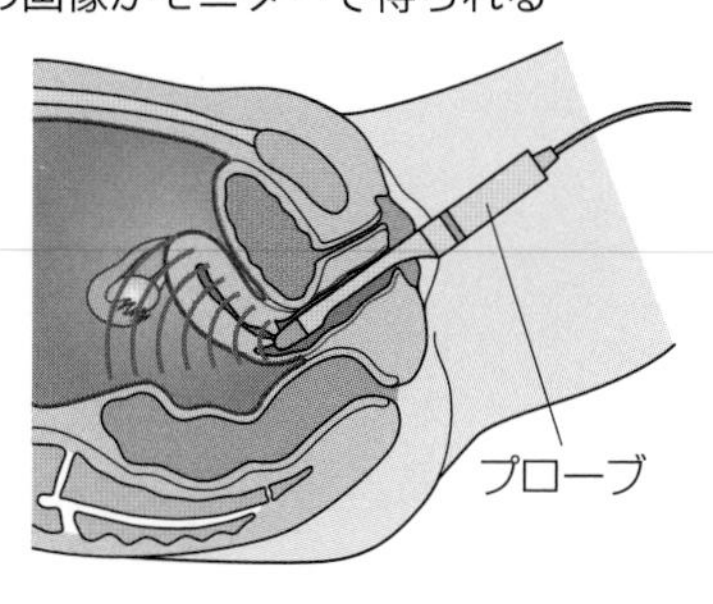

●検査の流れ

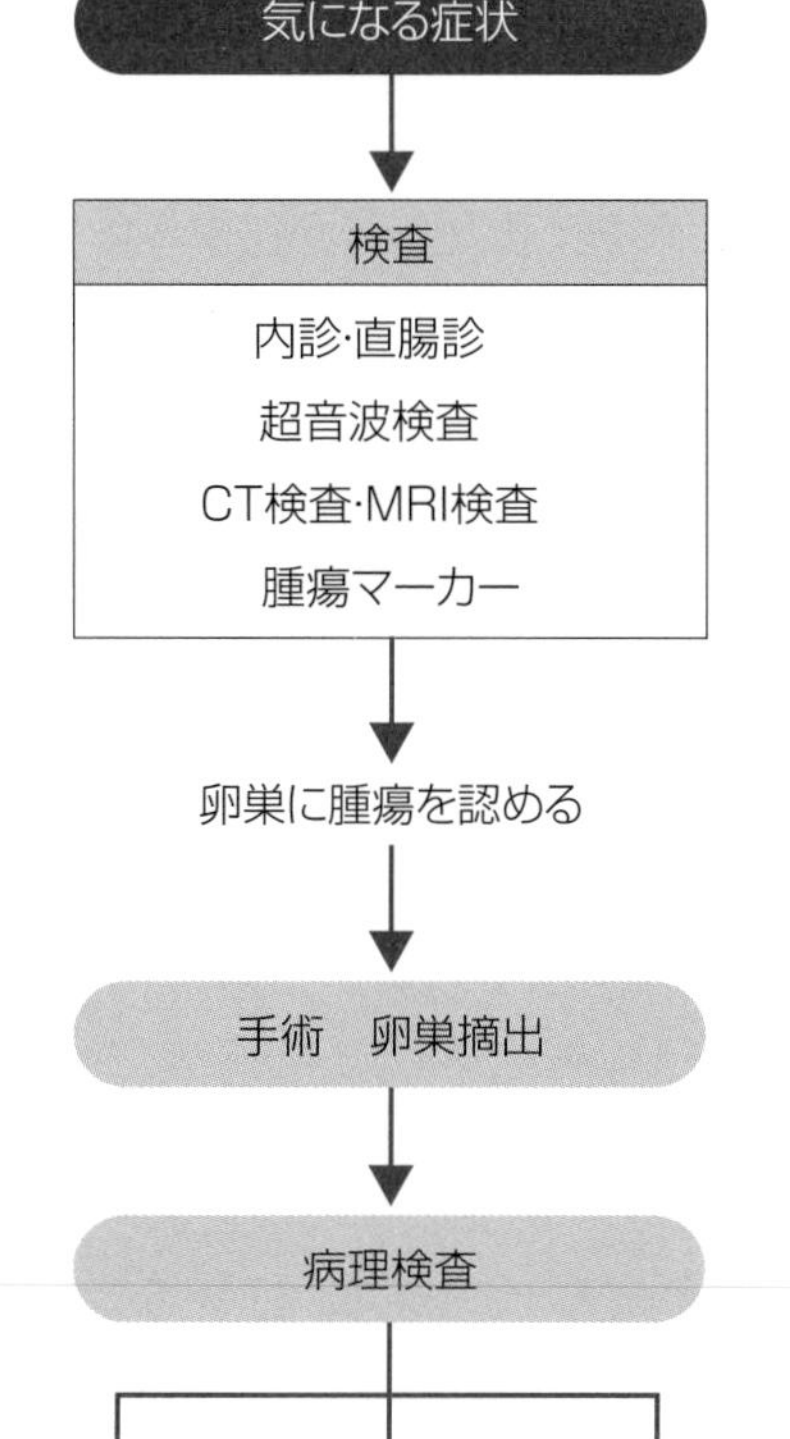

診断の確定には、細胞や組織を採取して顕微鏡で調べる病理検査が必要ですが、骨盤内の深いところにあるという位置的な背景から、卵巣の細胞や組織は体の外から採取することができません。

卵巣がん（ただし、この時点では卵巣にできた腫瘍であり、がんとは確定していません）に対する初回の治療の第一選択は手術です。手術によって、卵巣周囲の臓器への広がり具合などを実際に観察することや、摘出した腫瘍に対して病理検査を行ってはじめて正確な診断を下すことができます。

初回に行われる手術は、治療であり、同時に、診断を確定するための最終的な検査という側面ももつことになります。腫瘍が良性なのか、悪性なのか、あるいは悪性度が低いといわれる境界悪性なのかといった判定とともに、分化度や組織型（119ページ参照）の検査結果などに基づき、進行期が確定され、その後の治療方針が検討されます。

卵巣がんの治療はこのように行われます

初回の治療としては、開腹して、腫瘍のある側の卵巣と卵管を摘出します（片側付属器摘出）。

良性、境界悪性、悪性、進行期を判定

切除された病変を用い、病理検査が行われます。病理検査には、手術中に短時間で速やかに行われる術中迅速病理組織検査と、手術後2～3週間かけて、さらに詳細に調べる永久標本病理組織検査があります。

術中迅速病理組織検査の診断結果

初回の治療

手術が基本 切除病変を病理検査

卵巣腫瘍（しゅよう）の治療は、卵巣がんも含めて基本は手術です。卵巣はおなかの中の深いところにあるので、治療を始める前に細胞や組織を採取して顕微鏡で調べる病理検査ができません。そのため、手術によって切除した病変の病理検査を行ったうえで、進行期や悪性度が確定されます。

によって、摘出範囲が決められます。ただし、手術後に判明する結果が術中の結果と一致しない場合があります。その場合は、術後の判定に応じて手術が追加されます。

●良性の場合

病理検査の結果、良性であれば、手術は、片側付属器摘出で終了となります。

卵巣がん初回治療の流れ

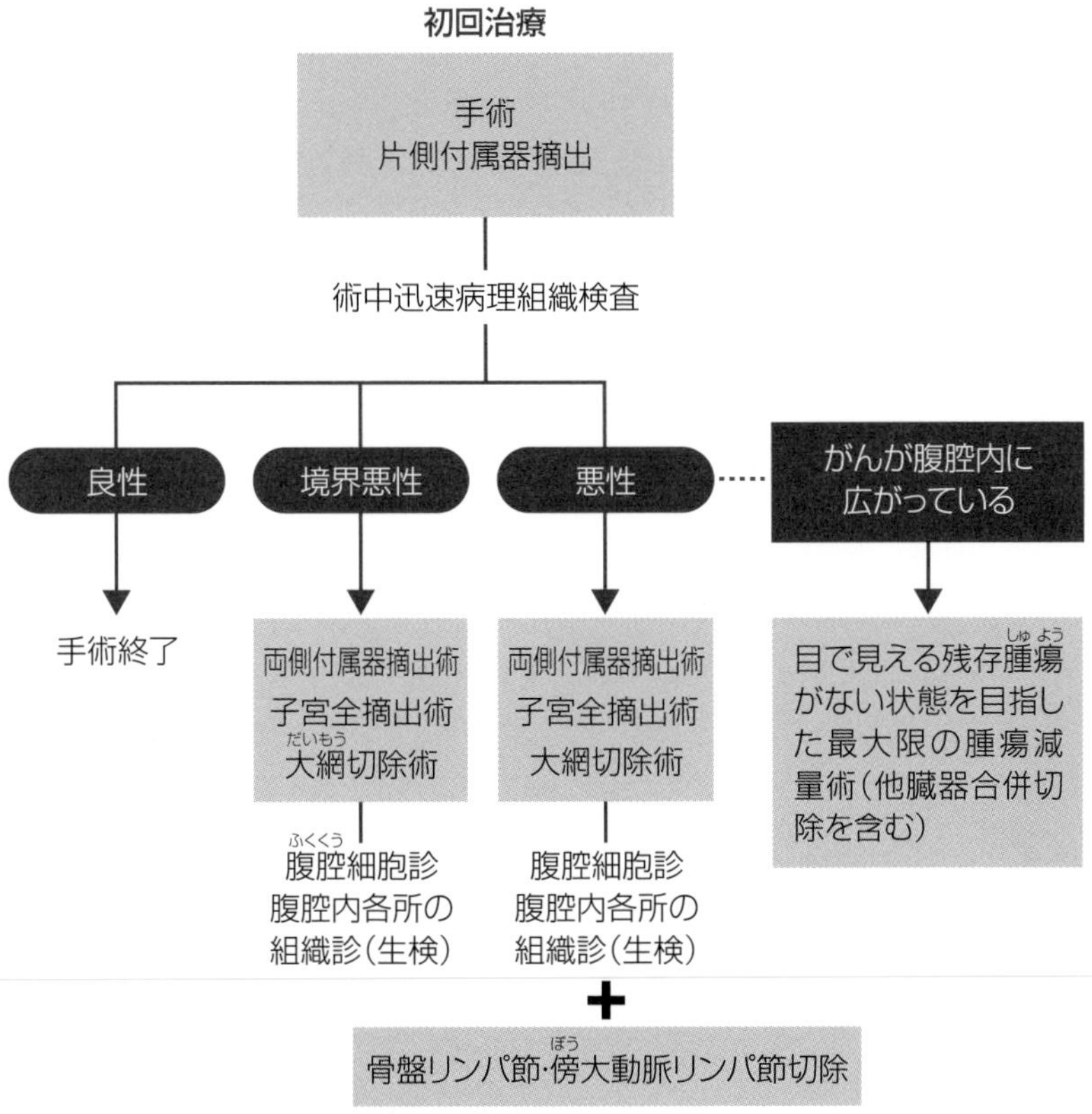

初回治療

手術
片側付属器摘出

術中迅速病理組織検査

- 良性 → 手術終了
- 境界悪性 → 両側付属器摘出術／子宮全摘出術／大網切除術 — 腹腔細胞診／腹腔内各所の組織診（生検）
- 悪性 → 両側付属器摘出術／子宮全摘出術／大網切除術 — 腹腔細胞診／腹腔内各所の組織診（生検）
- がんが腹腔内に広がっている → 目で見える残存腫瘍がない状態を目指した最大限の腫瘍減量術（他臓器合併切除を含む）

＋

骨盤リンパ節・傍大動脈リンパ節切除

日本婦人科腫瘍学会編「患者さんとご家族のための子宮頸がん・子宮体がん・卵巣がん治療ガイドライン」2016年（金原出版）より一部改変

●境界悪性の場合

良性と悪性の中間に位置づけられる境界悪性と判定された場合は、もう一方の卵巣、卵管の摘出とともに、子宮の摘出、大網（胃の下側から垂れ下がるように腹部前面を覆う膜）の切除が追加されます。さらに、腹腔の細胞の検査や、腹腔内の組織の検査などを行い、進行の具合や広がり具合を確認したうえで、手術を終えます。

●悪性の場合

病理検査によって悪性(卵巣がん)と診断された場合は、両側付属器摘出術、子宮全摘出術、大網切除術に加えて、骨盤リンパ節・傍大動脈リンパ節の切除が行われます。

腹腔の細胞の検査や、腹腔内の組織の検査などを行い、がんの進み具合や広がり具合から進行期の診断が行われます。

また、手術後、切除したリンパ節の検査が行われ、転移があるかないか確認します。

●悪性ですでに進行している場合

初回の手術で開腹した際、すでにがんがおなかの広い範囲に広がっている場合は、完全に取りきることを目指し、できるだけがんを切除します。これを腫瘍減量術といいます。

卵巣がんでは、残ったがんが小さいほど、その後の経過がよいとされ、化学療法の治療効果も上がるといわれています。完全に取りきることが難しいときは、残ったがんが1㎝未満になることを目標とします。

がんの進行が著しい場合、組織診（生検）による診断のため腫瘍を一部だけ切除して終わることがあります。その場合は病理診断後に化学療法を行い、治療効果を判断したうえで腫瘍減量術を行う方針になります。

初回の治療で行われる手術

●片側付属器摘出

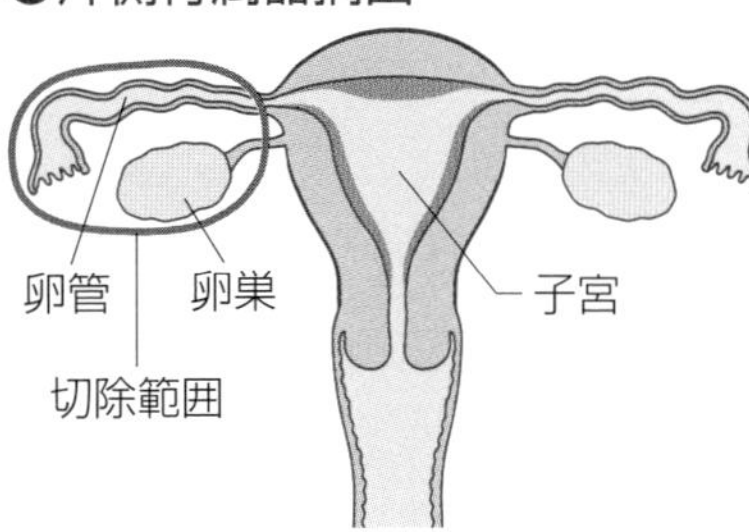

卵巣と卵管をあわせて付属器という。腫瘍のある側の卵巣と卵管を摘出する

●単純子宮全摘出術＋両側付属器摘出術

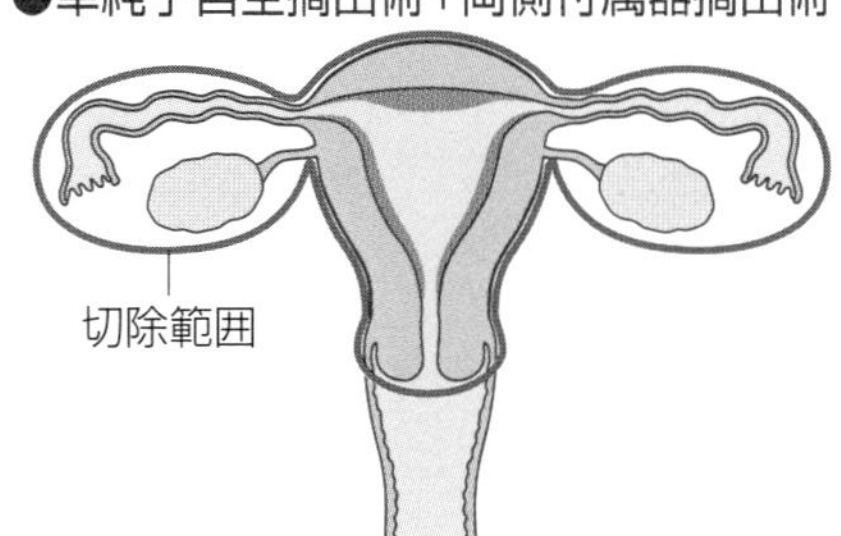

術中迅速病理組織検査の結果が境界悪性・悪性の場合は、子宮・両側付属器を摘出

●大網切除術

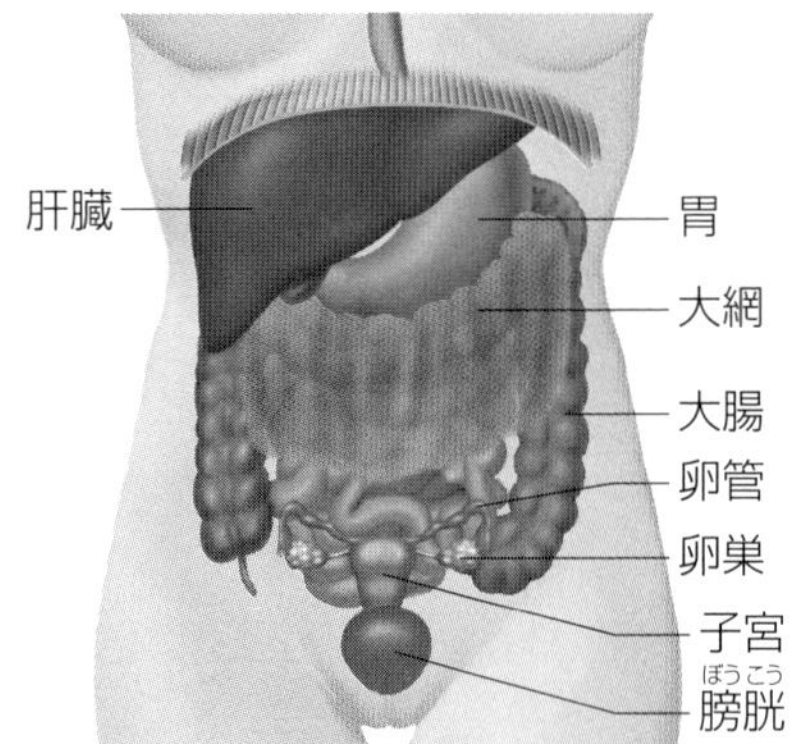

卵巣がんは大網に転移しやすいので、境界悪性・悪性の場合は大網を切除する

●骨盤リンパ節・傍大動脈リンパ節切除

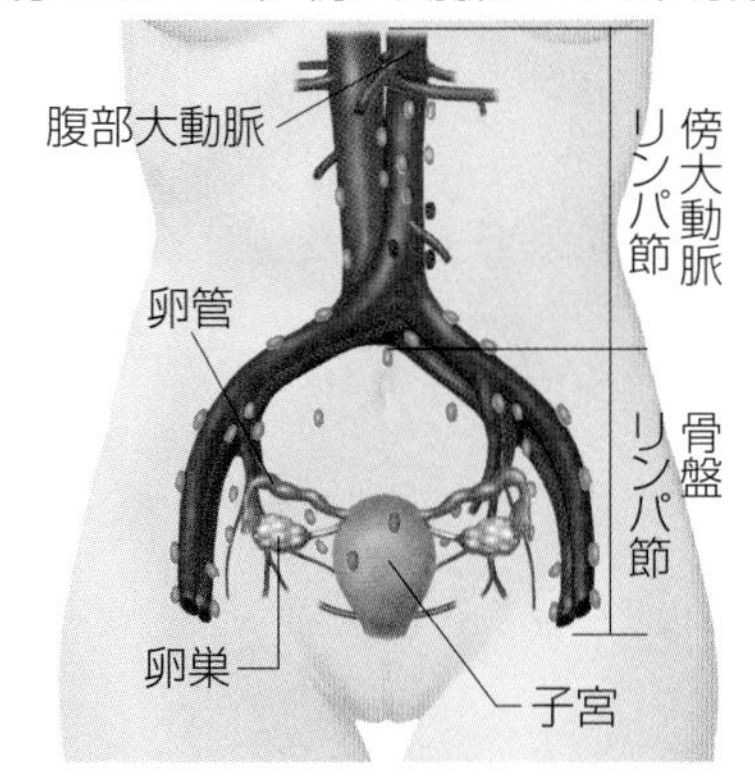

術中迅速病理組織検査の結果が悪性の場合は、骨盤・傍大動脈リンパ節を切除

初回の手術後に進行期が確定される

初回の手術で切除した病変やリンパ節の病理検査の結果や、手術中に行った腹水などの細胞診の結果から進行期が確定されます。進行期は大きくⅠ〜Ⅳ期に分けられます。

Ⅰ期は、がんが卵巣、卵管内にとどまっている段階です。卵巣を覆う膜（被膜）への浸潤（広がり）、腹水内のがん細胞の有無などから、ⅠA〜ⅠC期に分類されます。

ⅠA期は片側の卵巣、卵管にがんがとどまっているもの、ⅠB期は両

■卵巣がんの手術進行期分類

<table>
<tr><td rowspan="4">Ⅰ期</td><td colspan="3">がんが卵巣あるいは卵管内にとどまっている</td></tr>
<tr><td>ⅠA期</td><td colspan="2">がんが片側の卵巣（外側の被膜が破れていない）、あるいは卵管にとどまり、被膜表面への浸潤（がんが周囲の組織に広がること）がない。腹水や腹腔内洗浄液の細胞診でがん細胞が認められない</td></tr>
<tr><td>ⅠB期</td><td colspan="2">がんが両側の卵巣（被膜が破れていない）、あるいは卵管にとどまり、被膜表面への浸潤がない。腹水、腹腔内洗浄液の細胞診でがん細胞が認められない</td></tr>
<tr><td>ⅠC期</td><td colspan="2">がんが片側または両側の卵巣、あるいは卵管にとどまっているが、手術操作で被膜が破れたり（ⅠC1期）、被膜に自然の破れ、あるいは被膜表面に浸潤があったり（ⅠC2期）する。腹水や腹腔内洗浄液の細胞診でがん細胞が認められる（ⅠC3期）</td></tr>
<tr><td rowspan="3">Ⅱ期</td><td colspan="3">片側または両側の卵巣、あるいは卵管にがんがあり、骨盤内に広がっている。あるいは原発性腹膜がん</td></tr>
<tr><td>ⅡA期</td><td colspan="2">がんの広がりや転移が子宮や、原発部以外の卵巣、卵管に及んでいる</td></tr>
<tr><td>ⅡB期</td><td colspan="2">がんが子宮、卵巣、卵管以外の骨盤部腹腔内臓器（直腸、膀胱、腟など）に及んでいる</td></tr>
<tr><td rowspan="7">Ⅲ期</td><td colspan="3">片側、または両側の卵巣、あるいは卵管にがんがあるか、あるいは原発性腹膜がんがあり、骨盤腔を越えた腹膜播種や骨盤リンパ節・傍大動脈リンパ節転移が細胞、組織の病理検査で認められる</td></tr>
<tr><td rowspan="3">ⅢA1期</td><td colspan="2">骨盤リンパ節・傍大動脈リンパ節のみに転移を認める</td></tr>
<tr><td>ⅢA1(i)期</td><td>転移巣の最大径が10mm以下</td></tr>
<tr><td>ⅢA1(ii)期</td><td>転移巣の最大径が10mmを超える</td></tr>
<tr><td>ⅢA2期</td><td colspan="2">骨盤外に、顕微鏡でのみ診断できる播種が認められる</td></tr>
<tr><td>ⅢB期</td><td colspan="2">最大径2cm以下の腹腔内播種が認められる</td></tr>
<tr><td>ⅢC期</td><td colspan="2">最大径２cmを超える腹腔内播種が認められる（肝臓や脾臓の被膜への広がりを含む）</td></tr>
<tr><td rowspan="3">Ⅳ期</td><td colspan="3">腹膜播種を除く卵巣から離れた臓器や器官に遠隔転移がある</td></tr>
<tr><td>ⅣA期</td><td colspan="2">胸水中にがん細胞が認められる</td></tr>
<tr><td>ⅣB期</td><td colspan="2">肝臓や脾臓などの腹腔内臓器の内部に転移がある。腹腔外臓器（鼠径リンパ節、腹腔外リンパ節を含む）に転移が認められる</td></tr>
</table>

日本産科婦人科学会・日本病理学会編「卵巣腫瘍・卵管癌・腹膜癌取扱い規約 臨床編2015年8月（第1版）」P.4（金原出版）より作成

側の卵巣、卵管にとどまっているもの、ⅠC期は片側、または両側の卵巣、卵管にとどまってはいるものの、被膜への浸潤、あるいは被膜が破れていたり、がん細胞を含む腹水がみられるものです。

Ⅱ期は、骨盤内の臓器まで広がっている段階です。どのくらい広がっているかによって、さらにⅡA～ⅡB期に分類されます。

進行期別にみるがんの広がり

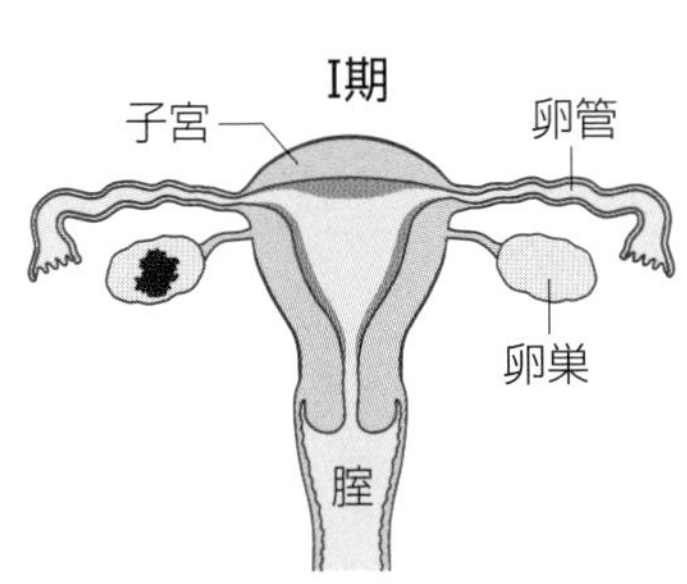

がんが卵巣内にとどまっている

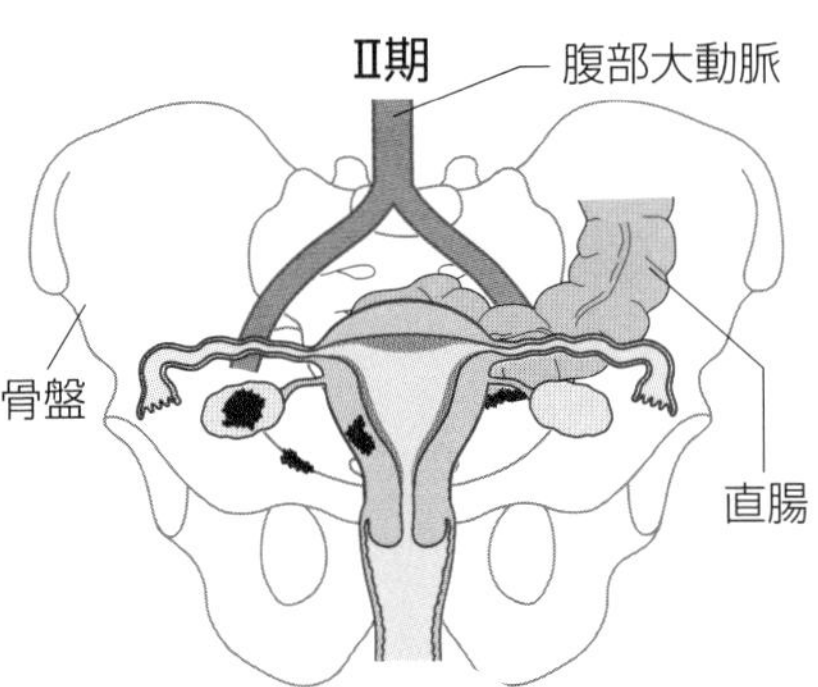

がんが子宮や卵巣、卵管、直腸、膀胱などに広がっているが、骨盤内にとどまっている

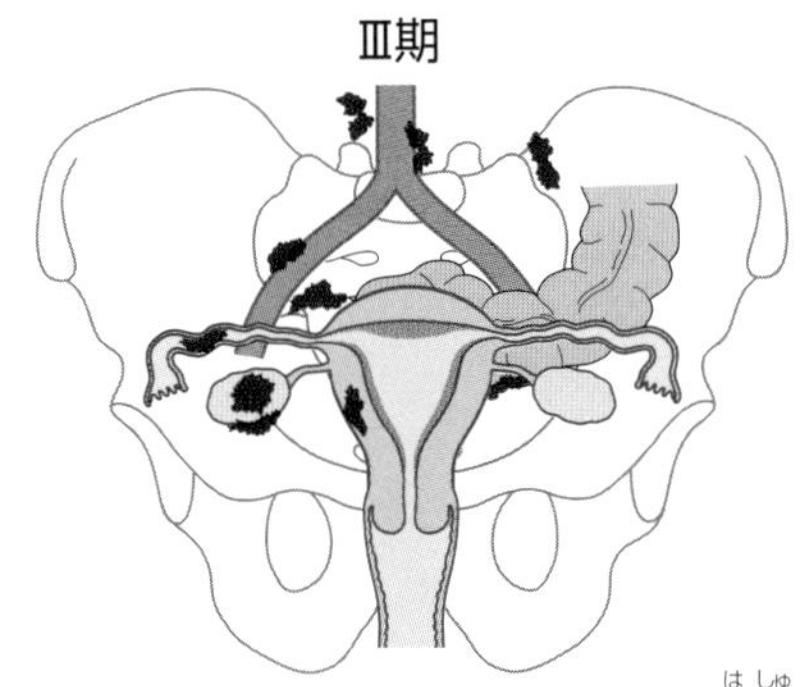

がんが骨盤腔を越えて広がり、腹膜播種（はしゅ）、骨盤リンパ節・傍（ぼう）大動脈リンパ節転移などがある

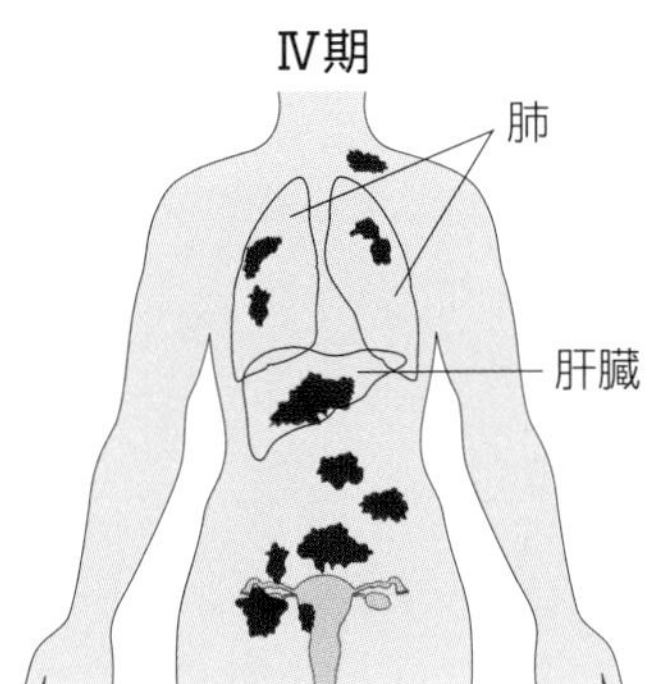

肝臓や肺、離れたリンパ節などへの遠隔転移がある

ⅡA期は、がんが子宮や反対側の卵巣、卵管に広がっているもの、ⅡB期はそれ以外の直腸や膀胱（ぼうこう）、腟（ちつ）などまで広がっているものです。

Ⅲ期は、がんが骨盤内の臓器にとどまらず、腹腔内に転移がみられる、あるいは骨盤リンパ節・傍（ぼう）大動脈リンパ節に転移がみられる段階です。ⅢA～ⅢC期に分類されます。

骨盤リンパ節・傍大動脈リンパ節にだけ転移がみられるものがⅢA1期、骨盤リンパ節・傍大動脈リンパ節への転移があるかないかにかかわらず、腹腔内に肉眼では見えない微細な転移があるものがⅢA2期、腹腔内の転移が2cm以下であるものがⅢB期、腹腔内の転移が2cmを超えるものがⅢC期です。

Ⅳ期はがんが卵巣から離れた臓器や器官に遠隔転移している段階です。

胸水内にがん細胞が認められるものがⅣA期、肝臓や脾臓（ひぞう）、鼠径（そけい）リンパ節や離れたリンパ節などに転移があるものがⅣB期とされます。

以上の進行期分類に従い、その後の治療方針が検討、決定されます。

進行期別治療方針

悪性度と組織型も検討

進行期確定・病理組織診断後の進行期別術後治療の選択

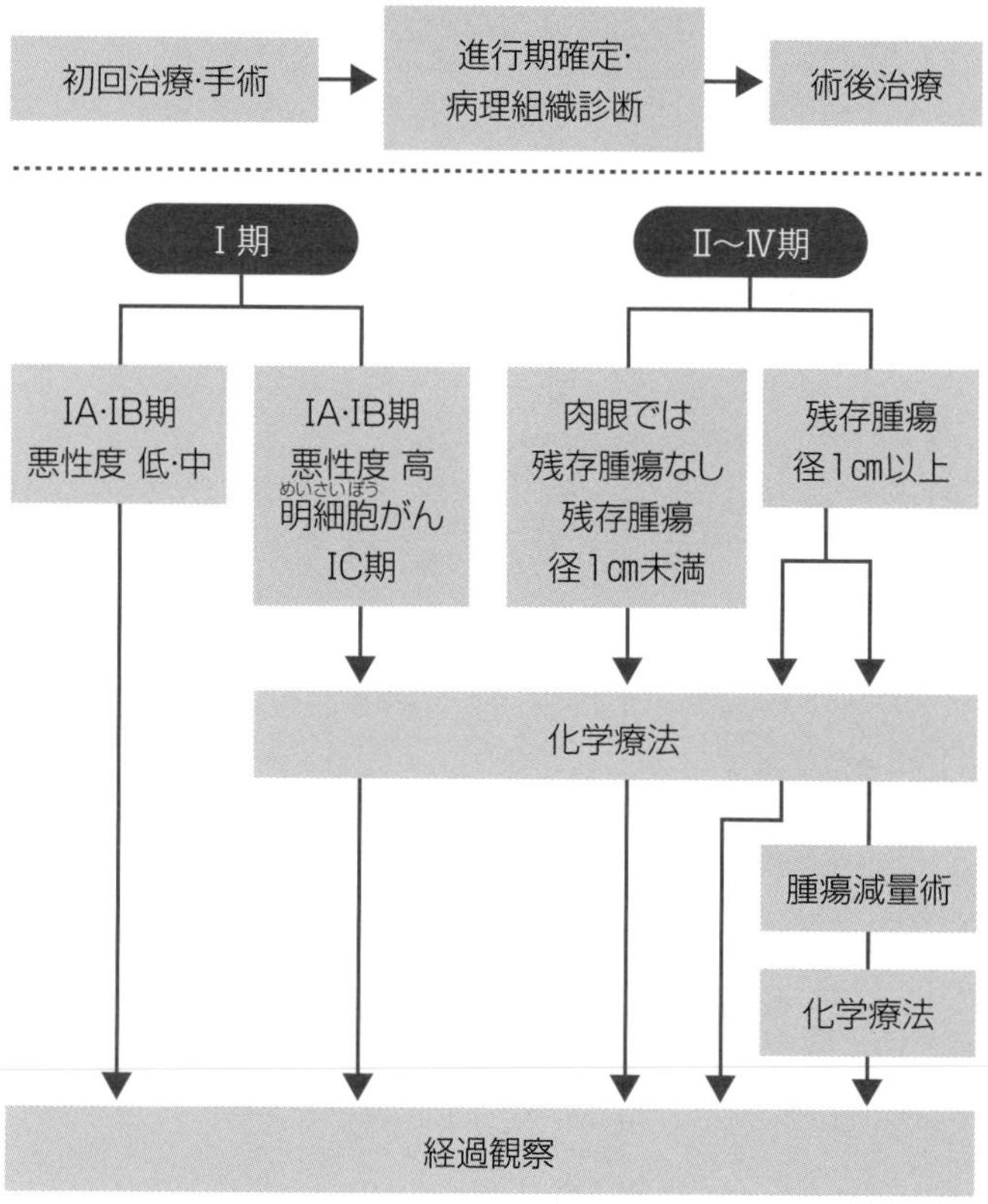

初回治療･手術 → 進行期確定･病理組織診断 → 術後治療

Ⅰ期
- IA･IB期 悪性度 低･中 → 経過観察
- IA･IB期 悪性度 高 明細胞（めいさいぼう）がん IC期 → 化学療法 → 経過観察

Ⅱ～Ⅳ期
- 肉眼では残存腫瘍なし 残存腫瘍 径1㎝未満 → 化学療法 → 経過観察
- 残存腫瘍 径1㎝以上 → 化学療法 → 経過観察
- 残存腫瘍 径1㎝以上 → 化学療法 → 腫瘍減量術 → 化学療法 → 経過観察

日本婦人科腫瘍学会編「卵巣がん・卵管癌・腹膜癌治療ガイドライン 2020年版」（金原出版）より転載

Ⅰ～Ⅱ期は悪性度・組織型に応じ化学療法を追加

細胞の分化度によりがんの悪性度を示す指標があります。分化度が高く活発な増殖がみられないものは悪性度が低、分化度が低く活発に増殖する可能性があるものは悪性度が高、その中間は悪性度が中になります。

また組織型によってがんの性質が異なります（119ページ参照）。

ⅠＡ～ⅠＢ期で悪性度が低または中の場合は、初回の手術で治療は終了となります（明細胞（めいさいぼう）がんは除く）。

ⅠＡ～ⅠＢ期で悪性度が高の場合、明細胞がんである場合、１Ｃ期、ⅡＡ～ⅡＢ期は、手術後に化学療法が行われます。卵巣がんは抗がん薬の効果が認められやすく、卵巣がん全体の約７割の患者さんでがんが縮小するとされています。

Ⅲ期は、化学療法後再手術検討の場合も

Ⅲ期では初回の手術で残存腫瘍な

し、または残存腫瘍が径1㎝未満であった場合、手術後に化学療法が行われます。

初回の手術でがんを完全に取りきれず、残ったがんが1㎝以上であった場合も化学療法を追加します。治療に効果が認められ、ある程度がんの縮小が確認されれば、追加の腫瘍減量術を行うことがあります。

治療前の検査により初回手術を行ったとしても、腹膜などに残存腫瘍径1㎝以上が予想される場合は、診断のための腹腔鏡下手術や開腹手術、腹部の小さな穴から挿入した器具などで腫瘍組織を採取し、病理診断を行って化学療法を先行します。

Ⅳ期は化学療法を先行する

手術前に胸水中にがん細胞や他臓器への転移が認められるなど、Ⅳ期と推測された場合、腫瘍減量術を行わず、化学療法を行います（これは一部のⅢ期と同様）。

化学療法によって腫瘍が縮小すれば、切除する範囲が狭まる、完全に取りきれないとしても残るがんを1㎝未満にすることができるなど、安全で効果的な手術の条件が整います。

また、すでにがんが進行した段階では、腹水や胸水（おなかや胸に水がたまる）などにより、全身状態が悪化し、手術に耐えられないと判断される場合も少なくありません。こうした患者さんに対しても、化学療法の効果によって症状が改善されれば、手術の可能性が期待できます。

卵巣がんに対する化学療法

●基本は2剤併用のTC療法

卵巣がんに対する化学療法の標準治療は、タキサン系のパクリタキセル（商品名タキソールなど）とプラチナ製剤のカルボプラチン（商品名パラプラチンなど）を併用するTC療法と呼ばれる2剤併用の組み合わせです。3週間ごとに静脈注射の点滴で投与されます。

がんの組織型によって効果が異なることから、他の抗がん薬が用いられることもあります。

TC療法以外の治療法として、トポイソメラーゼ阻害薬に分類されるイリノテカン（商品名カンプト、トポテシンなど）とプラチナ製剤のシスプラチン（商品名ブリプラチン、ランダなど）を併用するCPT－P療法があり、副作用の種類や程度に注意を払いながら行うことが勧められています。

●分子標的薬の併用も

これまでの抗がん薬は殺細胞性といわれ、がん細胞だけでなく、正常な細胞のDNAにまで作用するため、さまざまな副作用が現れます。

こうした抗がん薬とは異なり、がん細胞に特徴的な物質だけを狙い撃ちするように開発されたのが分子標的薬です。従来の抗がん薬に比べ、正常な細胞への影響は少なく、がんを攻撃する力を発揮できる薬として、近年注目されています。

卵巣がんに対しては、ベバシズマブ（商品名アバスチン）という分子標的薬の使用が認められています。

卵巣がん治療で中心となる化学療法のスケジュール

●標準的なTC療法

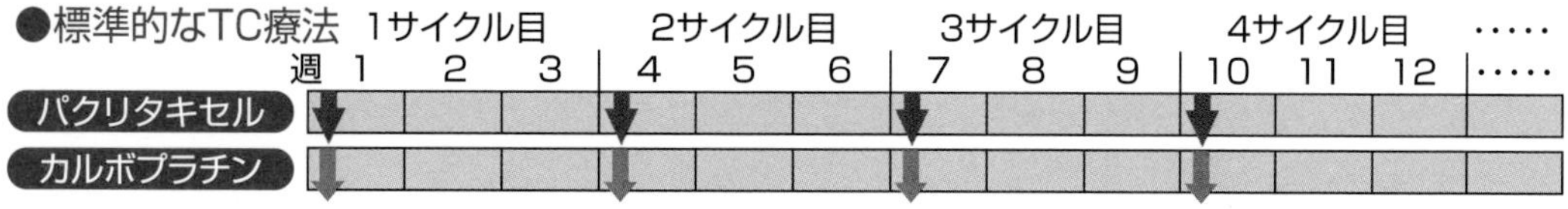

	1サイクル目			2サイクル目			3サイクル目			4サイクル目			……
週	1	2	3	4	5	6	7	8	9	10	11	12	……
パクリタキセル													
カルボプラチン													

＊１サイクルは３週間。各サイクル１日目に点滴：サイクル数は6回

●dose-denseTC療法：抗がん薬の効果を高めるためにパクリタキセルの投与間隔を短くしている

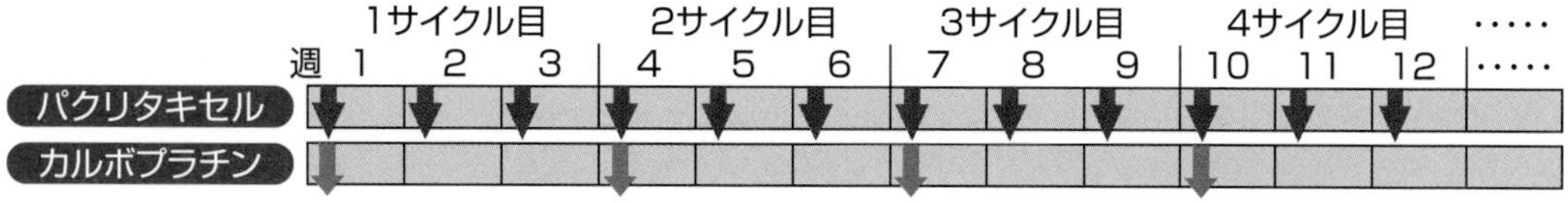

	1サイクル目			2サイクル目			3サイクル目			4サイクル目			……
週	1	2	3	4	5	6	7	8	9	10	11	12	……
パクリタキセル													
カルボプラチン													

＊１サイクルは３週間。パクリタキセルは各週１日目、カルボプラチンは各サイクル１日目に点滴：サイクル数は6回

●weekly TC療法：高齢や合併症のため標準的なTC療法が難しい患者さんの治療負担を減らす

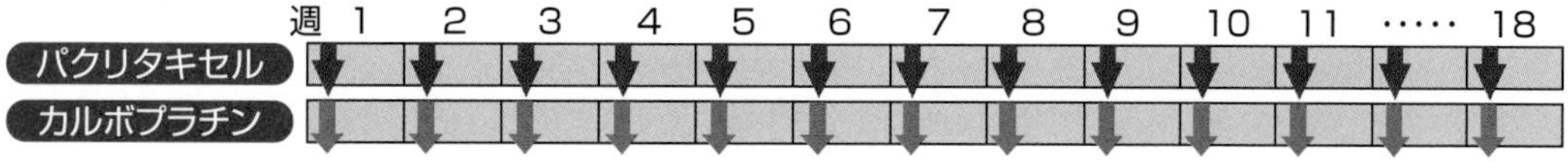

週	1	2	3	4	5	6	7	8	9	10	11	……	18
パクリタキセル													
カルボプラチン													

＊少量分割投与する方法。各週1日目に点滴し、18週間連続投与

●TC+Bev療法：進行卵巣がんに用いられる

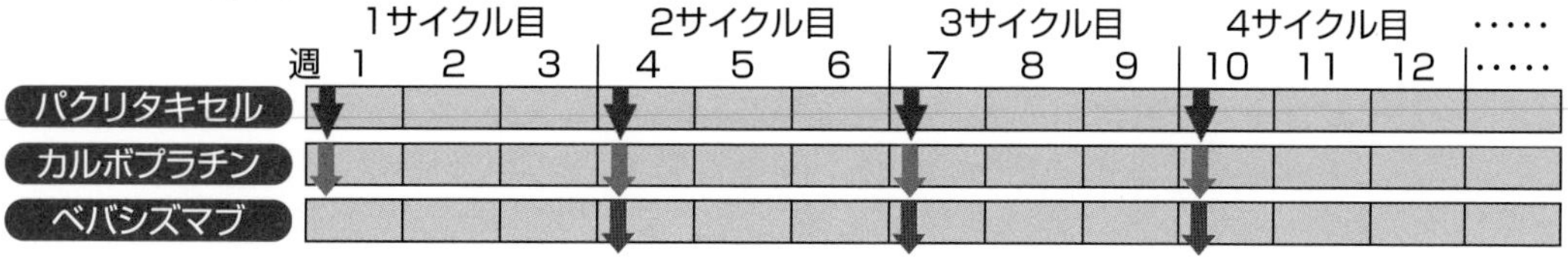

	1サイクル目			2サイクル目			3サイクル目			4サイクル目			……
週	1	2	3	4	5	6	7	8	9	10	11	12	……
パクリタキセル													
カルボプラチン													
ベバシズマブ													

＊１サイクルは３週間。各サイクル１日目に点滴、ベバシズマブは術後28日以内の場合は1サイクル目はスキップし２サイクル目より投与：サイクル数は6回

分子標的薬は、標的にする物質によっていくつかの種類に分けられますが、ベバシズマブは、血管内皮細胞増殖因子（ＶＥＧＦ）という新たな血管の増殖にかかわる物質をターゲットにする薬です。がん細胞は栄養を得るために新しい血管をつくり出していきますが、それを阻止することでがんの成長を止めることを目的とします。

進行した卵巣がんに対してＴＣ療法にプラスして投与され、効果が現れれば、その後、ベバシズマブの単独投与が行われます。

その他、ＰＡＲＰ阻害薬のオラパリブ（商品名リムパーザ）、ニラパリブ（商品名ゼジューラ）が、卵巣がんに対する分子標的薬として承認されています（詳しくは172ページ参照）。

正常な細胞への影響が少ないといわれる分子標的薬ですが、まったく副作用がないわけではなく、従来の抗がん薬とは異なる特有の副作用がみられることがあります。使用にあたっては、十分な注意が必要なことはいうまでもありません。

治療後の経過観察と再発時の治療

治療後の経過観察

●治療終了後も定期的な診察が重要

卵巣がんは再発の可能性が高いため、治療終了後も定期的な診察が欠かせません。患者さんの再発時期をみると、2年以内が75〜80%、4年以内が95%と報告されています。また、一度も再発することなく5年以上経過している患者さんでは、その後の再発の可能性は極めて低いといわれています。

そこで、診察の間隔としては、2年以内では1〜3カ月ごと、それ以降5年程度までは3〜6カ月ごとが望ましいとされています。6年目以降も再発の可能性がゼロとはいえないため、がんのタイプなどを十分考慮したうえで1年ごとを目安に、通院の必要性が検討されます。

●再発の有無を広く調べる検査

定期的な診察では、再発が起こっていないかどうかを広く調べる診察や検査を行い、そこでなんらかの異常がみつかれば、精密検査によって詳しく確認し、実際に再発が認められれば、治療法の検討を行います。

再発を広く調べる診察として、問診、内診、経腟超音波検査、直腸診、腫瘍マーカーなどがあります。

・問診

卵巣がんの再発は骨盤内や腹腔内で多くみられます。おなかの張り、腹痛の有無、吐き気、嘔吐（おうと）、便秘の有無などを確認します。

・内診、経腟超音波検査

腟内に指を入れて、再発が多くみられる骨盤内の異常を確認します。経腟超音波検査が行われることも多く、骨盤内の腹水の有無、病変の有無などを調べます（125ページ参照）。

・直腸診

肛門（こうもん）から指を挿入し、骨盤内の状態を調べます。

・腫瘍マーカー

腫瘍がつくり出す特有の物質が血液中に含まれているかどうかを検査し、再発を調べます。

卵巣がんでは、ＣＡ１２５が最も有効な腫瘍マーカーとされています。再発した患者さんの80%以上で、一旦陰性となっていたこのマーカーが陽性となります。

こうした腫瘍マーカーの陽性化は、画像検査などで異常が発見される1〜5カ月以上前に始まるといわれて

再発卵巣がんの治療

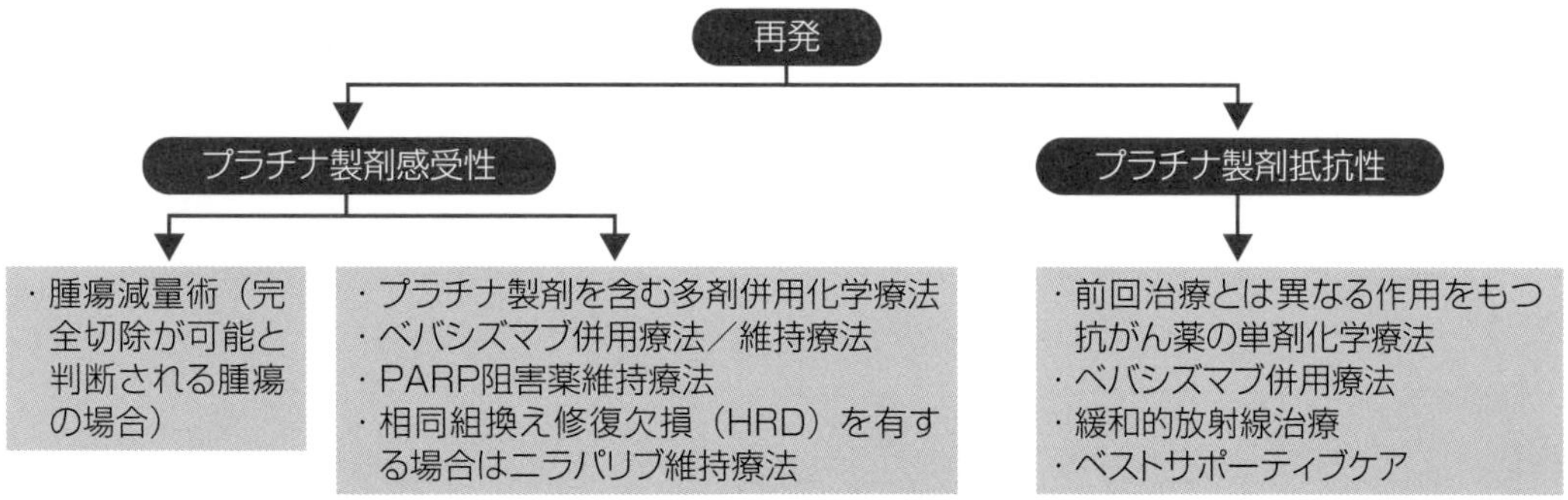

再発

- プラチナ製剤感受性
  - ・腫瘍減量術（完全切除が可能と判断される腫瘍の場合）
  - ・プラチナ製剤を含む多剤併用化学療法
  - ・ベバシズマブ併用療法／維持療法
  - ・PARP阻害薬維持療法
  - ・相同組換え修復欠損（HRD）を有する場合はニラパリブ維持療法
- プラチナ製剤抵抗性
  - ・前回治療とは異なる作用をもつ抗がん薬の単剤化学療法
  - ・ベバシズマブ併用療法
  - ・緩和的放射線治療
  - ・ベストサポーティブケア

日本婦人科腫瘍学会編「卵巣がん・卵管癌・腹膜癌治療ガイドライン 2020年版」（金原出版）より転載（一部改変）

います。ただし、再発しているのに陰性、再発していないのに陽性という結果が出る場合もあることに注意が必要です。再発については、他の検査結果を含め、慎重に判断します。

さらに、必要に応じてCTやPETなどの画像検査が行われます。

再発時の治療

●プラチナ製剤感受性再発とプラチナ製剤抵抗性再発

再発の場合には、患者さんごとの条件を考慮し、治療法が検討されます。ほとんどの場合、化学療法が行われますが、病変が取りきれる場合は、手術を行うこともあります。

化学療法の際に重視されるのが、最後に行われたプラチナ製剤を含む化学療法終了後から再発までの期間です。6カ月以上たってからの再発は、プラチナ製剤感受性再発、6カ月未満での再発は、プラチナ製剤抵抗性再発と呼ばれます。

プラチナ製剤感受性の場合は、前回と同様のプラチナ製剤とともに、複数の抗がん薬を用いる多剤併用療法が選択されます。プラチナ製剤とタキサン系、あるいはタキサン系の代わりにピリミジン系のゲムシタビン（商品名ジェムザールなど）、またはアントラサイクリン系のリポソーム化ドキソルビシン（商品名ドキシル）との組み合わせが用いられます。また、相同組換え修復欠損*が陽性の患者さんには、ニラパリブ維持療法が選択されます（172ページ参照）。

プラチナ製剤抵抗性の場合は、プラチナ製剤とは違う系統の抗がん薬や分子標的薬のベバシズマブを組み合わせた治療法が勧められます。

●症状を緩和する治療重視へ

効果が薄れてくれば、薬の組み合わせを変えながら治療を続けますが、完全に治すことは難しくなります。

痛みや腹水、腸閉塞（へいそく）などのつらい症状を抑えるために、放射線治療や薬の投与を行います。がんを治すことより、苦痛をとり、生活を支えることを重視した治療が続けられます。

＊相同組換えとはDNAの傷を修復するしくみで、この働きに異常がある状態を相同組換え修復欠損（HRD）という。

妊娠を希望する場合は

片方の卵巣と卵管を残せる手術

●基本の治療では、その後の妊娠は不可能

卵巣がんが疑われる際の基本的な治療は手術です。卵巣がんから命を守ることを第一に考え、行われる手術の範囲は、子宮全摘出術、両側付属器摘出術、大網切除術、リンパ節の切除となります。この場合、妊娠はあきらめざるをえません。

●妊娠の可能性を残せる条件

ただし、がんの広がり具合やがんの性質などについて、次の条件が満たされる場合には、妊孕性（妊娠できる力）を残す手術を選択することができます。

①進行期：がんが片方の卵巣内にとどまっていること（ⅠＡ期）

②組織型：漿液性がん、類内膜がん、粘液性がんのいずれか。
分化度（悪性度）：高分化型または中分化型であること（悪性度は低または中）

①かつ②であれば、片方の卵巣、卵管のみを摘出する手術を行い、他方の卵巣、卵管、子宮を残すことで妊娠できる可能性が保たれます。

●妊娠の可能性を残せる手術を考慮できる条件

また、以下の条件であれば、妊娠の可能性を残せる手術を選択できるかどうか、検討する余地があります。

①進行期：がんが片方の卵巣にとどまり、卵巣を覆っている膜の表面まで広がっているが、腹水にはがん細胞が認められない（ⅠＣ期の一部）

②組織型：漿液性がん、類内膜がん、粘液性がんのいずれか。
分化度（悪性度）：高分化型または中分化型であること（悪性度は低または中）

③進行期ⅠＡ期の明細胞がん

④Ⅰ期の上皮性境界悪性腫瘍

①かつ②、あるいは③、④であれば、担当の医師と慎重に相談を重ね、妊娠の可能性を残せる手術を選択するかどうかを決定します。

この手術について考える際、最も重要なことは、患者さん本人の妊娠に対する希望、意思が明確であること、それに対して家族が理解を示していることです。

前記に挙げたような条件によって、がんの広がりは限定的で、がんの性質もおとなしいと判断されますが、再発のリスクがないとはいいきれません。そのことに対する十分な理解は欠かせません。再発の早期発見のため、通常よりもきめ細かく、厳重な経過観察が必要になります。

婦人科がんの専門医、産科、場合によっては不妊治療の専門医などの医療の連携体制、担当医師との信頼関係なども大切な条件となります。

妊孕性にかかわる治療については、国立がん研究センター中央病院では対応困難なこともありますので、担当医師にご相談ください。

悪性卵巣胚細胞腫瘍、性索間質性腫瘍

悪性卵巣胚細胞腫瘍

●非常にまれな病気

卵子のもととなる細胞を胚細胞といいます。卵巣内の卵胞(らんぽう)にある胚細胞から発生する腫瘍が胚細胞腫瘍で、卵巣腫瘍全体の30％を占めます。

胚細胞腫瘍のほとんどは良性で、「成熟のう胞性奇形腫」という腫瘍に分類されます。この袋状の腫瘍は内部に脂肪、毛髪、歯などの組織を含みますが、それらの組織は卵巣に多数存在する卵子のもと(原始卵胞)が、受精しないまま分裂をはじめて発生したものと考えられています。

悪性の胚細胞腫瘍は非常にまれな腫瘍とされ、未分化胚細胞腫、卵黄のう腫瘍、ディスジャーミノーマ、未熟奇形腫グレード1／2、グレード3、混合型胚細胞腫瘍などのほか、さらにまれなものとして胎芽性がん、非妊娠性絨毛(じゅうもう)がんなどがあります。

これら悪性の胚細胞腫瘍には分類されませんが、良性の成熟のう胞性奇形腫が悪性に変化する場合があり、高齢者にみられます。

●特徴は若い世代での発症

悪性卵巣胚細胞腫瘍の大きな特徴は、10～20歳代の若い世代で発症する患者さんが多いことです。また、左右どちらかの卵巣だけに発生することも特徴といえます。

自覚症状は一般の卵巣腫瘍と同じように、下腹部の痛みや張り、しこりが触れることなどですが、ほとんど症状がみられないことも少なくありません。ただし、腫瘍がねじれると、激しい腹痛に襲われます。

超音波検査をはじめ、CTやMRIなどの画像検査によって、腫瘍の中に毛髪、脂肪、石灰化成分、水分、粘液、血液といった内容物が含まれている（充実性）と推測される場合、悪性の胚細胞腫瘍が疑われます。正確な診断は、手術後、切除した病変の病理検査によって確定されますが、腫瘍マーカーが診断に役立つとされます。診断だけでなく、腫瘍マーカーの変化は、手術で取りきれなかった病変の量や、治療効果判定の目安、さらに再発を疑う重要な指標としての役割があります。

●妊孕性を考慮した手術を検討

治療法はまず手術を行い、その後化学療法を加えるのが基本です。手術に際しては、若い世代の患者さんが多いことから、進行の度合いにかかわらず、妊孕性(にんようせい)（妊娠できる力）の温存への配慮が求められます。

手術中に、迅速に行う病理検査で

は、診断を確定できない場合もあるため、当初は、病変のある側の卵巣・卵管の摘出＋大網切除術と、妊孕性の温存を前提とした手術を行い、術後の永久標本病理組織検査の結果を確認後、追加手術を検討します。

また、悪性卵巣胚細胞腫瘍は、化学療法の効果が非常に高い腫瘍です。進行した腫瘍の場合、手術後早い段階で化学療法を開始するために、周囲の臓器（泌尿器や消化器）の切除範囲を最低限に抑えて、体力の回復を早めることも検討されます。

手術後に行う化学療法は抗がん薬の多剤併用療法として、ブレオマイシン（商品名ブレオ）、エトポシド（商品名ベプシド、ラステットなど）、シスプラチン（商品名ブリプラチン、ランダなど）を投与するBEP療法が行われます。

性索間質性腫瘍

●卵胞周囲の細胞から発生

卵巣内では、胚細胞は卵胞に包み込まれています。この卵胞の周囲を囲んでいて、ホルモンをつくり出す細胞を性索間質といい、そこから発生するがんを性索間質性腫瘍といいます。

性索間質性腫瘍は、純粋型と混合型に分けられ、いずれも非常にまれな病気ですが、比較的みられるものとして、純粋型では成人型顆粒膜細胞腫、混合型ではセルトリ・ライディッヒ細胞腫などがあります。

成人型顆粒膜細胞腫は、従来、良性、悪性の中間レベルの境界悪性腫瘍として扱われてきましたが、近年、悪性腫瘍として分類されるようになっています。

閉経前後の発生が多くみられ、不正性器出血、閉経後の出血、閉経前の月経の不順・無月経などが主な症状です。腫瘍の破裂やねじれによる、急性の激しい腹痛がみられることもあります。

ホルモンをつくり出す細胞から発生する腫瘍のため、血液検査でエストロゲン分泌量の上昇を調べ、手術で取りきれなかった腫瘍の量や治療の効果の判定、再発の目安として用いる場合もあります。

セルトリ・ライディッヒ細胞腫は、発症する患者さんの平均年齢が25歳とされていますが、高齢者などさまざまな年齢での発症もみられます。

男性ホルモンであるアンドロゲンの分泌が多くなり、無月経、多毛などの男性化傾向の症状が現れることが多いものの、エストロゲンの分泌が上昇することもあります。

●卵巣がんに準じた治療を行う

治療法は、一般の卵巣がんの治療に準じて行われます。病変をできる限り切除したうえで、手術後に化学療法を行うのが基本です。若い世代の患者さんに対しては、妊孕性の温存を十分に考慮し、病変のある側のみの卵巣・卵管の摘出＋大網の切除を検討します。

手術後の化学療法については、まれながんであるため、標準的な投与法が確立されるに至っていませんが、BEP療法をはじめ、プラチナ製剤を含む治療法が行われます。

第4章

子宮がん・卵巣がんに対する最新・近未来の治療

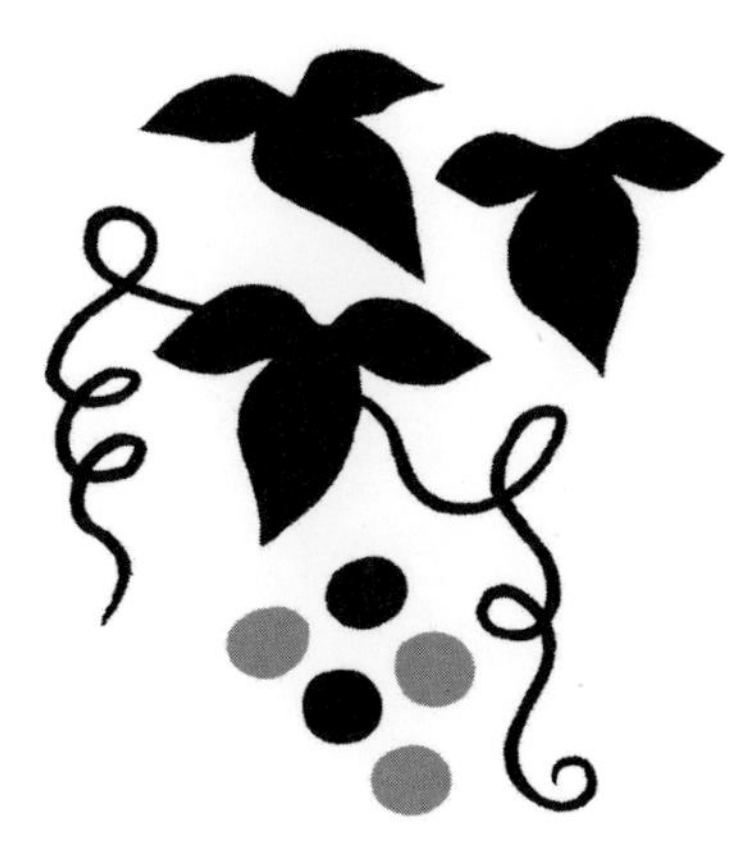

これからの婦人科がん治療の方向性

●複数の診療科が連携し治療にあたる

本書で取り上げている子宮頸がん、子宮体がん、卵巣がんは、女性に特有な臓器から発生し、女性の生殖機能とかかわる病気であり、婦人科がんとしてまとめられます。

婦人腫瘍科や腫瘍内科の医師たちは、さまざまな世代の、それぞれの女性の人生や生活に向き合います。そして、一人ひとりの患者さんの社会的背景や家庭環境、価値観に配慮し、治療後の生活の質の向上を目指すという共通の基盤のもとに、治療にあたります。そこに、婦人科がんという分類の意味が見いだせるといえます。
施設内の他の診療科（放射線診断科、放射線治療科、女性器周辺の臓器である泌尿器科、大腸外科、病理診断科、緩和医療科、精神腫瘍科など）と連携し、十分なコミュニケーションをとりながら、患者さんもともに参加していただき、総合的な視点で最善と考えられる治療方針の提案に臨んでいます。

●さまざまな課題に向けて進む研究

実際の、それぞれの臨床の場では、いろいろな課題に遭遇します。その課題を解決するために、臨床研究が重ねられています。

がん治療にあたっては、外科療法、放射線治療、化学療法が三つの柱とされますが、現在、婦人科がんでは、一部の進行がんを除き、治療の基本として、手術でがんを取りきることが目指されます。

子宮頸がん、子宮体がんでは、進行期によって一定の切除範囲が決められていますが、患者さんのその後の生活を考えるとき、排尿障害やリンパ浮腫といった後遺症が問題となります。

そこで、例えば、リンパ節切除の必要性の有無を正確に判定する診断法の開発や、リンパ節切除の有無が予後に与える影響の分析などが求められ、その研究が進められています。

また、卵巣がんにおける大きな課題は、早期発見が難しいことです。早期診断につながる有用で簡便な検査法の開発に期待が寄せられているところです。

放射線治療においては、従来の治療では根治の難しい、局所進行子宮頸がんに対する重粒子線治療の臨床試験で良好な成績が示されていて、今後の可能性が期待されています。

化学療法は近年、分子標的薬、なかでも免疫チェックポイント阻害薬の登場により、非常に存在感を増し、注目されています。がん種によっては、抗がん薬による根治さえ、実現できるのではないかと考えられはじめています。

現在、婦人科がんにおいても、決め手となる選択肢の探索が進められています。

一部の卵巣がんや子宮体がんには、ある種の遺伝子に異常がみられる遺伝性のものがあります。リスクのある患者さんの早期発見、適切な治療のためのフォローも課題の一つであり、効果的なアプローチの研究が行われています。

●一施設にとどまらない最前線の研究成果を紹介

こうした臨床上の課題解決に関するさまざまな方向性について、着実な結果を蓄積し、新たな治療法の確立につなげるには、一施設のみの研究では十分とはいえません。国内はもちろん、ときには国を越え、多くの施設が共同して研究にあたり、その実績を共有することが重要となります。今回、本章において婦人科がんの最先端治療、近未来治療の可能性を語るにあたっては、その現状をできるだけ反映するため、国立がん研究センター中央病院のみならず、各施設において最前線で研究に参加されている第一人者に執筆をお願いしています。

多くの研究の成果が実を結び、患者さんの生活の質の向上につながる治療法が確立されていき、がんの治療後であっても、その人らしさを損なわない生活が持続されることが、私たち医師の願いです。

（米盛　勧／腫瘍内科）

臨床試験を理解する

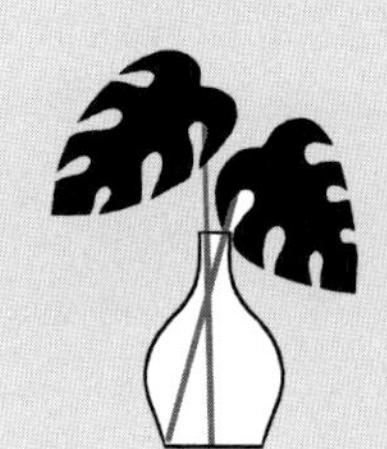

●臨床試験・治験とは何か

ヒトを対象に行われるすべての医学研究を「臨床研究」といいます。そのうち、新しい診断法や治療法（薬だけではなく、手術や放射線治療、その組み合わせなどを含む）について、実際にヒトに用いて、その有効性や安全性などを確認することを目的とした研究を「臨床試験」といいます。臨床試験のなかでも、新しい薬や医療機器に対して国（厚生労働省）からの承認を得ることを目的としたものを「治験」と呼びます。治験には、製薬企業などからの依頼によって医療機関が実施するものと、医師自らが実施する「医師主導治験」があります。

●臨床試験はなぜ必要か

ここではがんの治療薬に対する臨床試験・治験についてみていきます。

現在行われている標準治療は、これまでに実施された臨床研究や臨床試験の積み重ねでつくり上げられてきたものです。そして、さらによりよい標準治療を確立するために、新たな臨床研究や臨床試験が続けられています。

それでは、どうして臨床試験をする必要があるのでしょうか？「○○という病気の患者さんに××という新しい治療をしたら効いた。だから××は○○に効く」…果たしてそういいきれるでしょうか？　その患者さんはたまたま××が効いたのかもしれません。また、他の治療法（標準治療）のほうがよく効いたかもしれません。ひょっとするとその治療をしなくても自然によくなったかもしれません。

新しい治療法の候補について、効果や副作用をきちんと確かめるためには、同じような条件の患者さんの集団に対して新しい治療法と標準治療を比べるといった臨床試験を実施することで、はじめて科学的な検討を行うことができるのです。

●法律に基づき実施される

研究段階の新たな治療法をヒトに対して調べる際には、臨床試験に参加される方の人権を最優先にして行うことが重要となります。治験は、「医薬品、医療機器等の品質、有効性及び安全性の確保等に関する法律（医薬品医療機器等法）」という法律と、これに基づいて国が定めた「医薬品の臨床試験の実施の基準に関する省令」（GCP：Good Clinical Practice）という規則を守って行われます。治験の内容や治験を行う病院・担当医師を国に届け出ること、治験審査委員会で治験の内容をあらかじめ審査すること、同意が得られた患者さんのみを治験に参加させること、重大な副作用は国に報告すること、製薬企業は治験が適正に行われていることを確認すること、などが定められています。また、臨床試験は、２０１８年に施行された「臨床研究法」という法律を守って行われることとなっています。

■臨床試験第Ⅰ～Ⅲ相の目的

●第Ⅰ相試験（フェーズ1）
がん種を問わず、少数の患者さんが参加する。段階的に投与量を増やしていき、薬の安全性の確認、有効で安全な投与方法などを調べる。

●第Ⅱ相試験（フェーズ2）
がん種や病態を特定し、第Ⅰ相よりも多い数の患者さんが参加する。前段階で有効で安全と判断した投与方法を用い、薬の安全性と有効性を確認する。

●第Ⅲ相試験（フェーズ3）
より多くの患者さんが参加する。新しい薬や治療法が従来の薬や治療法（標準治療）と比べ、安全性や有効性の面で優れているかどうかをランダム化比較試験で確認する。ランダム化比較試験では治療効果を客観的に評価するために、新しい薬や治療法で試験をするグループと従来の薬や治療法で試験をするグループとで、患者さんを無作為（ランダム）に分けて試験を行う。そのため、患者さんが新しい薬や治療法を希望したとしても実際に試験を受けられるかどうかはわからない。

「国立がん研究センターがん情報サービス」資料より

●臨床試験・治験の進め方

臨床試験・治験は、第Ⅰ相試験、第Ⅱ相試験、第Ⅲ相試験と段階的に実施されます。メディアなどで「最先端の治療」として報じられる場合には、これらの相（フェーズ）のどの段階にあるのかは重要な情報ですので確認してみてください。あるいは細胞や動物を使った研究段階であって、まだ臨床試験は行われていないものも報道には含まれていることに注意が必要です。

・第Ⅰ相試験

治験薬を初めてヒトに投与する段階です。どのくらいの投与量がちょうどよいかを決定するために、薬を少ない量から徐々に増やしていき、主に副作用の種類や程度が検討されます。投与の前後に採血をして、薬の血中の濃度や代謝される速度などを調べます。がんの組織を採取して、薬が組織内へどのくらい移行するか、投与前後での組織の変化を調べることもあります。第Ⅰ相試験では、予期しない副作用が起こることがあるため、最小限の施設で少人数ずつ行われます。また、原則として入院による管理が必須とされます。

最近では、第Ⅰ相試験の段階から薬の有効性についても検討できるように、数百人の患者さんを登録して行う手法を用いた第Ⅰ相試験が増えています。

・第Ⅱ相試験

特定のがん種に対する有効性や安全性を評価するために行われます。第Ⅰ相試験の結果により決定した投与量を用い、腫瘍の縮小効果を一定の基準で評価します。第Ⅱ相試験で検討された治験薬について、第Ⅲ相試験でさらなる評価を行うべきかについても判断されます。患者さんの数が少ないがん種に対する薬や、特に有効性が高いと期待される薬は、第Ⅱ相試験の結果に基づいて国から承認される場合があります。

・第Ⅲ相試験

より優れた標準治療を確立するために行われる臨床試験です。新薬を含む新しい治療法が従来の治療法よりも優れているかどうかを比較して検討します。この際、新しい治療法と従来の治療法はランダム（無作為）に振り分けられます。これによって、比較したい治療以外の要因がバランスよく分かれ、公平な比較を行うことができます。

比較試験というと、よく、プラセボ（有効成分を含まない薬）に当たるのではないかと心配されることがあります。実際には、抗がん薬の第Ⅲ相試験では治験薬とプラセボを単体どうしで比較する試験はほぼ行われておらず、治験薬と従来の標準治療との比較や、従来の標準治療を行ったうえで治験薬またはプラセボを追加することの比較が行われることがほとんどです。必ずしも治験薬による治療を受けられるとは限りませんが、薬の有効性について信頼性をもって評価するために必要な方法です。第Ⅲ相試験では、生存率、生存期間などが主に評価され、これらに対してなんらかの有用性が示される必要があります。

製薬企業はこれらの治験の成績をまとめ、厚生労働省に対して医薬品製造販売承認申請を行います。独立行政法人医薬品医療機器総合機構（ＰＭＤＡ：Pharmaceuticals and Medical Devices Agency）による審査、薬事・食品衛生審議会による審議を経て、厚生労働大臣によって承認された薬は、保険診療で使用できるようになります。

臨床試験を勧められたら…

臨床試験への参加にあたっては、下記のような項目を参考に担当医師とよく相談することが大切になる。臨床試験は、患者さんがあくまで自由意志で選ぶものであり、断ったからといって不利益をこうむることはない。また、一度参加しても、理由を問わず途中でやめることができる。

□臨床試験を勧めるのはなぜですか

□臨床試験の目的は何ですか

□実験的な部分はどんなところですか（市販前の治験薬、子宮がんや卵巣がんで効果が認められているが使い方がこれまでと違うなど）

□具体的な内容はどんなものですか（薬の種類や、入院か外来かなど）

□現在の病状に対する標準治療はどのようなものですか

□現在受けられる治療には、他にどのようなものがありますか。それらは臨床試験とどのように違い、メリットは何ですか

□リスクにはどのようなものがありますか（効果、副作用）

□コストはかかりますか

□臨床試験への参加を検討する時間はどのくらいもらえますか

●臨床試験・治験に参加するには

臨床試験・治験への参加を考えてみたい場合、あなたの病気についていちばんよく知っている担当医の先生に相談をしましょう。臨床試験・治験で検討されている治療法は、最新の治療となる可能性はありますが、最新の治療がよりよい治療であるかどうかはまだわかっていません。あなたの病気に対して、従来の標準治療がよりよいと思われる場合には、臨床試験・治験の治療はお勧めできないこともあります。

臨床試験・治験では、科学的な方法で有効性や安全性を評価するために、参加する患者さんについて厳格な基準が設けられており、その基準をすべて満たしていなければ臨床試験・治験に参加することができません。また、臨床試験・治験を実施する病院も試験ごとに決められています。

場合によっては、セカンドオピニオンを受けるという方法もあります。また、全国のがん診療連携拠点病院などに設置されている「がん相談支援センター」などに相談することもできます。

（野口瑛美／腫瘍内科）

●患者さんの役に立つ婦人科がんの臨床試験（治験）情報

・国立保健医療科学院 「臨床研究情報ポータルサイト」
https://rctportal.niph.go.jp/

・国立がん研究センター がん情報サービス 「がんの臨床試験を探す」
https://ganjoho.jp/public/dia_tre/clinical_trial/search2.html

・National Library of Medicine ClinicalTrials.gov（英語サイト）
https://clinicaltrials.gov/

子宮頸がん、子宮体がんに対するセンチネルリンパ節生検

センチネルリンパ節（SN）生検はまだ標準治療ではありませんが、これを行うことで子宮外へのがん進展の効率的な発見を可能にし、リンパ節郭清を減少できる可能性があります。

子宮頸がんや子宮体がんの手術選択に際し、がんの発生部位である子宮を摘出するだけで完結できるケースは早期がんの一部に限定され、多くのケースでは子宮に加え、領域（所属）リンパ節の摘出を伴う手術が行われます。

術前の画像診断でリンパ節転移がないと診断されていても、手術で摘出されたリンパ節の病理検査でリンパ節転移と診断され、進行がんであると判明することがあります。その場合、手術に加えて術後治療として放射線治療や化学療法が必要となります。

リンパ節転移が認められるのは子宮頸がんで22%、子宮体がんで9%にすぎませんが、リンパ節転移を伴わない多くの患者さんも含め、リンパ節をすべて摘出(郭清)することが標準術式となっています。一方で、リンパ節郭清は、下肢の浮腫（リンパ浮腫）*やリンパのう胞という副作用を招き、術後の患者さんのQOLの低下につながることが指摘されています。

リンパ節転移が生じる際に、最初に転移するリンパ節をセンチネルリンパ節（SN）と呼び、そこに転移が生じてから、他のリンパ節に転移をするということ（SN理論）がわかってきました。子宮頸がん、子宮体がんでも、SN理論が成立することがいくつかの研究で示されています。この考え方に基づくと、リンパ節郭清をしなくても、SNのみを摘出して、SNに転移があれば通常どおりリンパ節郭清を行う一方で、転移がなければリンパ節郭清を省略でき、リンパ節郭清に伴う副作用の頻度を減少させることができます。これをSNナビゲーション手術と呼びます（次ページ図）。

SNをみつけるためには、術前や術中にトレーサーという薬剤を子宮に注射します。トレーサーが集積するリンパ節がSNです。トレーサーにはラジオアイソトープ（RI）や色素といった種類があります。その検出法の違いからRI法、色素法、蛍光法といった方法に大別され、それらを単独、もしくは組み合わせることで、SNを特定（SNマッピング）します。領域リンパ節郭清では多数のリンパ節が摘出されることになりますが、SNのみの摘出であれば病理診断を行うリンパ節が数個に限られるた

＊＊先進医療：国が一定の要件のもとに定める先進的な医療技術（自費診療）で、保険診療と併用して受けることができる。

＊下肢リンパ浮腫：74ページ参照

センチネルリンパ節をみつける

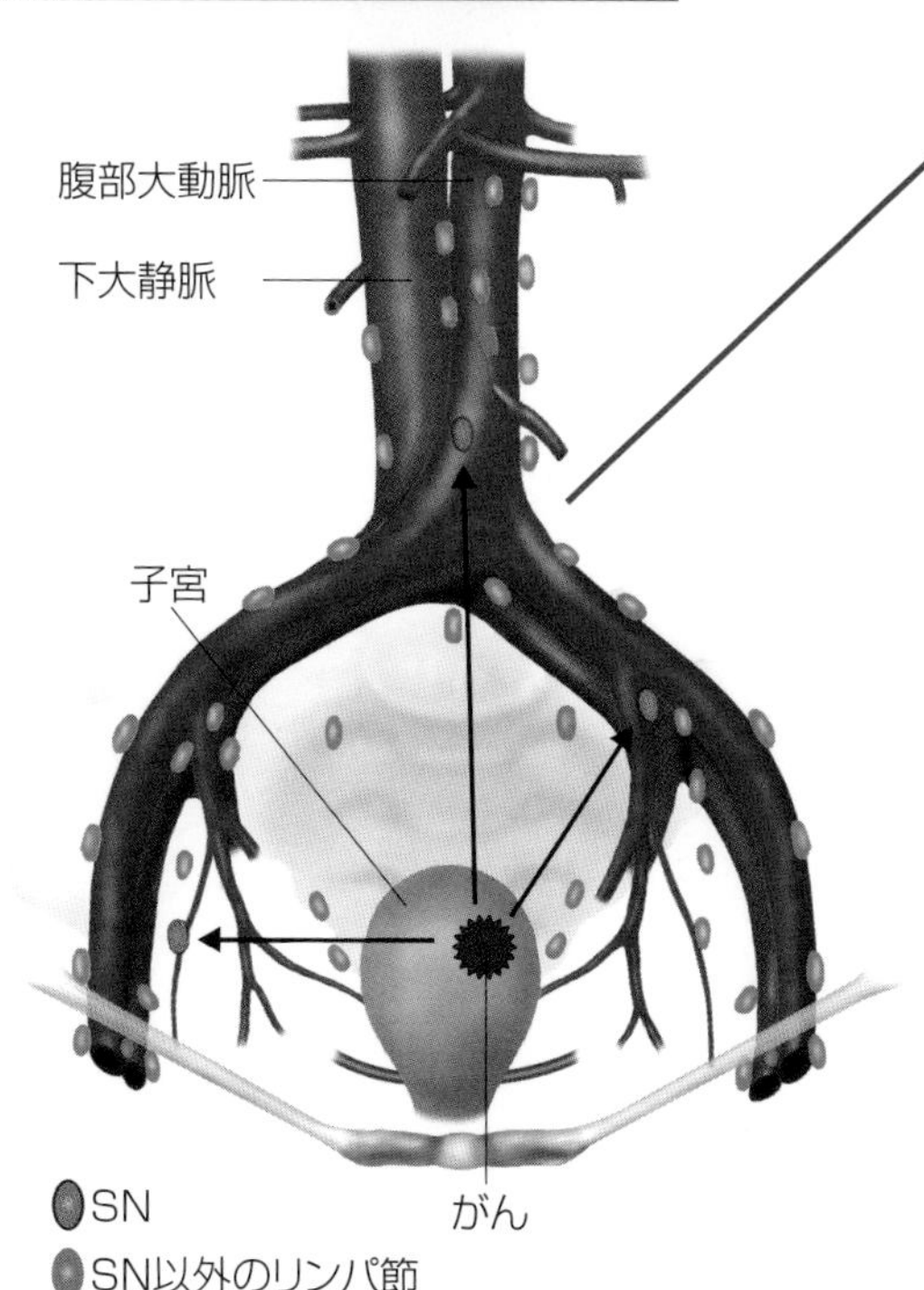

●SNナビゲーション手術の流れ

①センチネルリンパ節（SN）の特定
↓
②術中迅速病理診断へ提出
↓
③SNに転移なし⇒系統的リンパ節郭清の省略
SNに転移あり⇒領域リンパ節郭清を施行
↓
④病理標本による診断に基づいた術後治療の追加

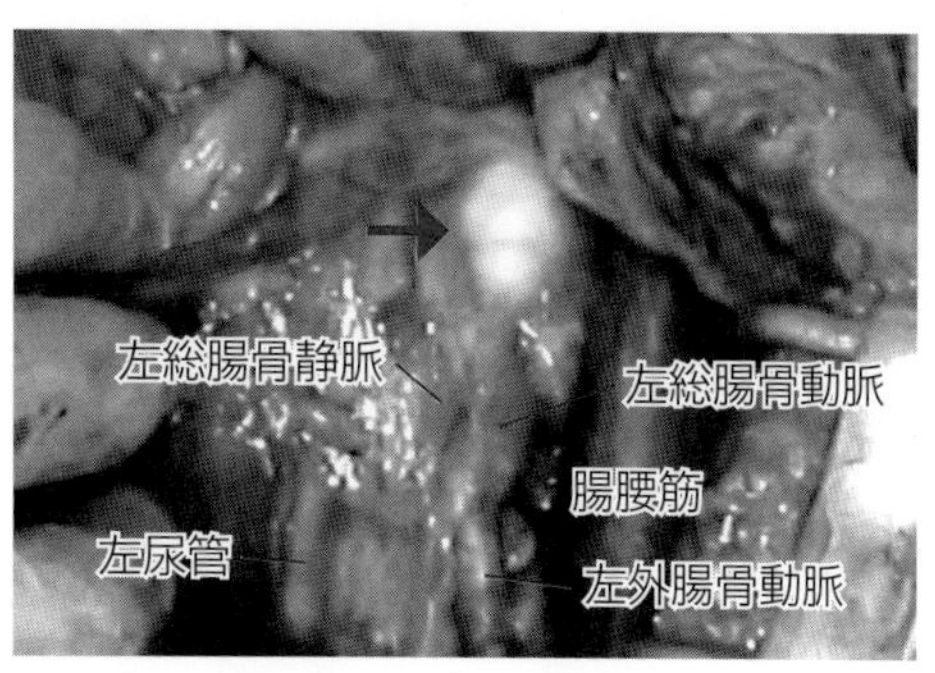

蛍光法による検出。➡が指す白く光る部分がセンチネルリンパ節

め、その分ＳＮへの転移の状況の細かい検索（ultrastaging）が可能となります。

一方、手技が適切に行われないと、ＳＮを見逃してしまう（偽陰性）可能性や、ＳＮよりも下流のリンパ節まで特定してしまう（偽陽性）可能性があります。リンパ節転移の適切な評価のためにはＳＮ生検に習熟した施設で手術を受けることが重要だと考えられます。

欧米では、ＳＮ生検を用いた手術はガイドラインに記載され、すでに一般臨床として行われています。一方、本邦のガイドラインには一般臨床ではなく、臨床試験としての位置づけで行うように記載されています。トレーサーとして汎用されるインジゴカルミンやインドシアニングリーン、フィチン酸テクネチウム、テクネチウムスズコロイドなどは乳がんや悪性黒色腫では保険適用となっていますが、子宮頸がん、子宮体がんは適用外となっています。

現在、日本婦人科腫瘍学会が中心となって、婦人科がんに対するＳＮ生検の保険適用に向けた情報収集や働きかけを行うとともに、先進医療**として開始できるように準備を進めています。患者さんの負担を減らし、ＱＯＬの向上に向けた手術の実現が目指されています。

（山上亘　青木大輔／慶應義塾大学医学部産婦人科学教室）

遺伝子で見分けるリンパ節転移（子宮体がん）

リンパ節切除は、脚のむくみによる日常生活への支障を引き起こします。術中の遺伝子検査によるリンパ節転移診断で不要な切除を避ける、女性に優しい治療を目指しています。

現状の子宮体がん手術では、病巣がある子宮だけでなく、がんが広がっている可能性のある左右の卵巣や、周辺のリンパ節も広範囲に切除することが一般的です。切除したリンパ節にがんがあるかないかを調べる以外にリンパ節転移を確定する方法がないため、転移の有無によらず標準的に同じ手術が実施されています。

しかし、結果的には切除された多くのリンパ節にはがんの転移がありません。まれに起こるリンパ節転移陽性を見逃さないために、リンパ節切除が画一的に実施され、大きな術後負担が生じています。

特にリンパ節切除は足のリンパの流れをとどこおらせ、リンパ浮腫*と呼ばれるむくみを引き起こすことがあります。だるさや動かしづらさによって、身体的・精神的負担をはじめ日常生活に大きな支障が生じる場合も少なくありません。近年の報告では、子宮体がん術後のリンパ浮腫の発症の頻度は36・9％にも及ぶと報告されています。

子宮体がんのリンパ節切除は、がんの広がりの程度を診断する意義がある一方で、治療的な意義については、いまだに議論が続いています。子宮体がん自体は比較的予後のよいがんの一つであり、がんは治ったにもかかわらず、合併症で術後の生活が制限されてしまうことは臨床上の大きな課題となっています。

このため、リンパ節切除にかかわる新たなリンパ節転移診断法の確立が試みられています。一般的なリンパ節転移の診断方法には、腫瘍マーカーや画像診断（ＰＥＴ・ＣＴ・ＭＲＩ）などがあります。これらは、がんのあるなしの診断には適していても、リンパ節転移を正確に判定するのはまだまだ困難です。

そこで、遺伝子でリンパ節転移を見分ける新規診断法が試みられています。ここで最も重要となるのが、リンパ節転移を見分ける指標となる遺伝子バイオマーカーです。

遺伝子の重要な役割の一つは「設計図」です。設計図となる膨大な遺伝子のうち、どの遺伝子がどのくらい働くかによって細胞の特徴は変化します。近年、さまざまな遺伝子解析によって〝がん〟の特徴と関連する遺伝子が明らかになっ

＊下肢リンパ浮腫：74ページ参照

転移診断による最適な手術法の選択

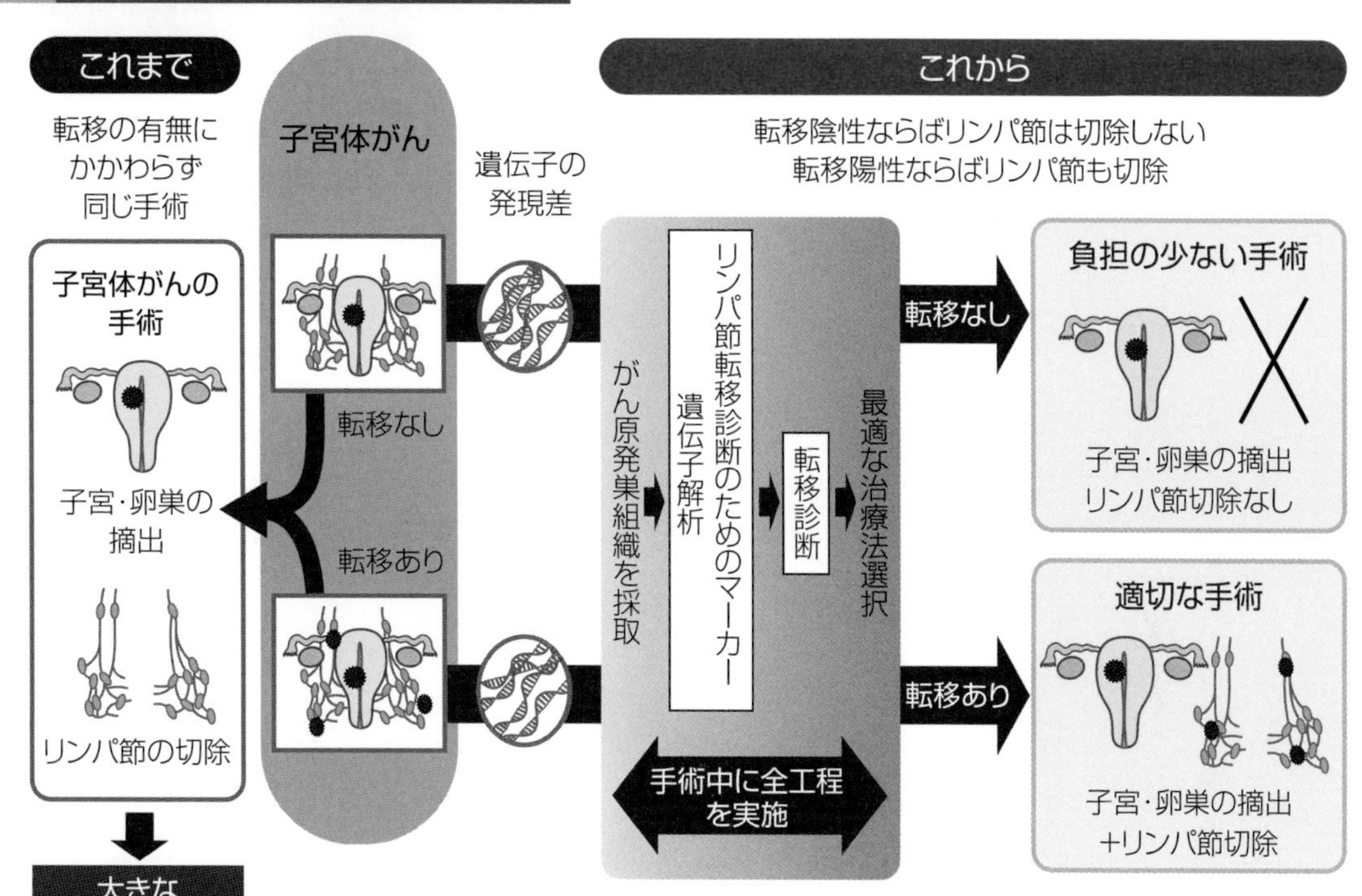

てきています。

子宮体がんのうち、リンパ節転移のあるがんとないがんとの間で違いがある遺伝子を発見できれば、その遺伝子を調べることでリンパ節転移を診断できる可能性があるといえます。

そこで、子宮体がんの原発巣（がんの始まりの病巣）の膨大な遺伝子を網羅的に解析し、二つのバイオマーカー遺伝子を特定しました。現在、このバイオマーカーを用いた術中リンパ節転移診断法の開発が進められています。がんなどの遺伝子を調べるには、現状では2～3時間程度かかります。術中の遺伝子診断の実現のために全工程を30分程度に短縮する技術開発が進められています。

この新規の診断法は、摘出した原発巣の遺伝子を調べるものです。改めてリンパ節を切除する必要はなく、患者さんへの負担は一切増えません。術中診断の結果、リンパ節転移がある場合はリンパ節切除を行い、ない場合はリンパ節切除を行わず負担の少ない手術を実施します。

子宮体がんの治療において、誰でもどこの施設でも実施可能な、安全なリンパ節転移診断法による、術式の個別化の実現が期待されます。

（吉田恵美子／順天堂大学医学部産婦人科学講座　研究協力：加藤友康／国立がん研究センター中央病院婦人腫瘍科＆国立がん研究センターバイオバンク）

マイクロRNAによる卵巣がんの診断

血液中のマイクロRNA解析による診断の研究が進められ、早期卵巣がんにも高い診断精度が報告されています。血液検査によるがん検診の実用化が期待されます。

私たちの体をつくるすべての細胞は、DNA上に同じ遺伝子をもっています。そして、それぞれの細胞が役割に応じて遺伝子発現（遺伝子の情報に基づいて目的のたんぱく質をつくり出すこと）を調整することにより、細胞はお互いに協調して、一つの生命体として成り立っています。しかし、がん細胞はいろいろな原因により正常細胞とは異なる遺伝子発現を示すため、無秩序に増殖します。

マイクロRNAは非常に小さい分子でありながら、多くの遺伝子発現を制御する重要な分子として知られています。ヒトでは約2，600種類ほどみつかっており、がん細胞に特有なマイクロRNAは、がんの成長に深くかかわっていることが多くの研究により明らかにされています。

さらに、血液、尿、腹水といった体液中には、さまざまな細胞が放出したマイクロRNAが多量に存在しています。血液中のマイクロRNAは、個人差や生活習慣などによっても変化する可能性がありますが、特定の病気にかかることによって大きく種類や量が変化することがわかってきています。そこで、血液中のマイクロRNAを解析することにより、がんを含めた病気の診断ができるのではないかと、世界中で研究が進められています。

卵巣がんは、子宮体がんのように初期に出血症状が現れることはないため、早期診断は困難なのが現状です。そこで、新たな検査方法である血液中のマイクロRNAによって卵巣がんを早期診断することができれば、多くの人がその恩恵を受けることができます。なお、マイクロRNAは、わずか血液1滴（約0・5㎖）でも十分に解析可能であるため、患者さんへの負担はほとんどありません。そして、特別な機器を必要としないため、血液中マイクロRNAの解析は、技術的にはいますぐにでも行うことができます。

国立がん研究センターによって行われた大規模な研究によると、その診断精度は非常に高く、血液中に存在する10種類のマイクロRNAの発現量から卵巣がん患者さんを98・8％診断できると報告されています（次ページ図）。さらに、が

血清マイクロRNAの診断バイオマーカーとしての有用性

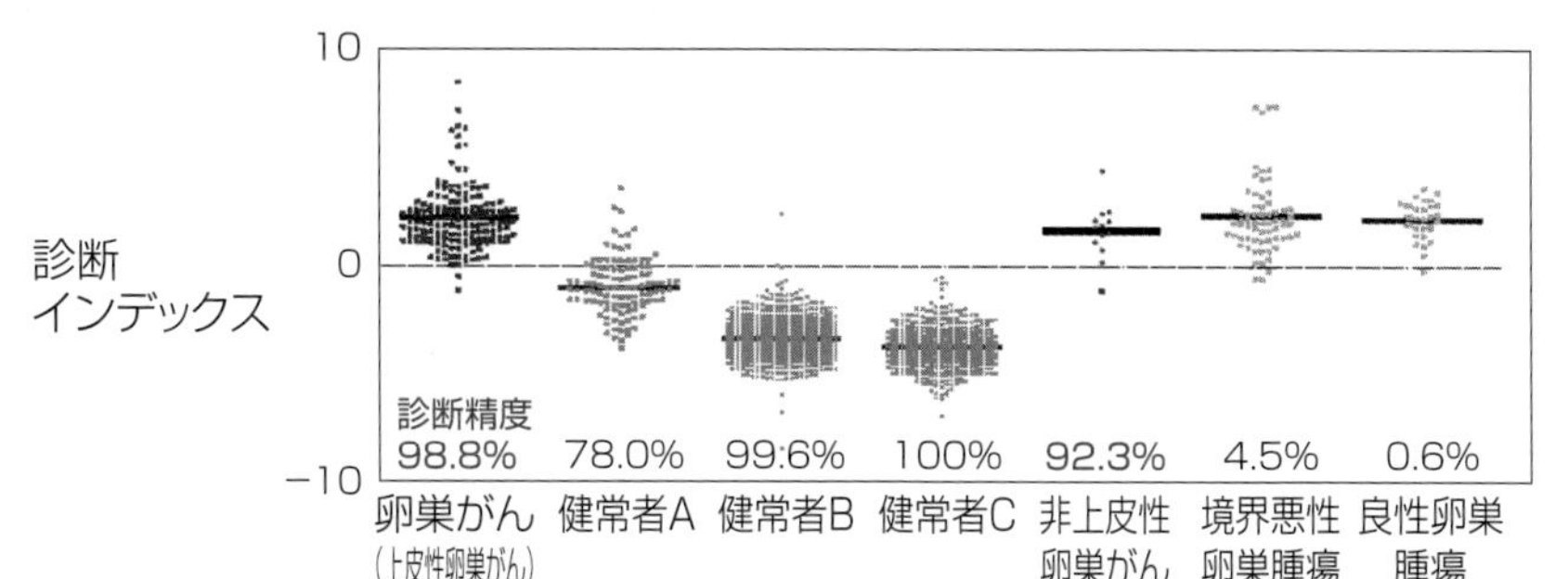

Yokoi A,et al.Nat Commun 2018;9:4319より改変

卵巣がんと血液中バイオマーカー

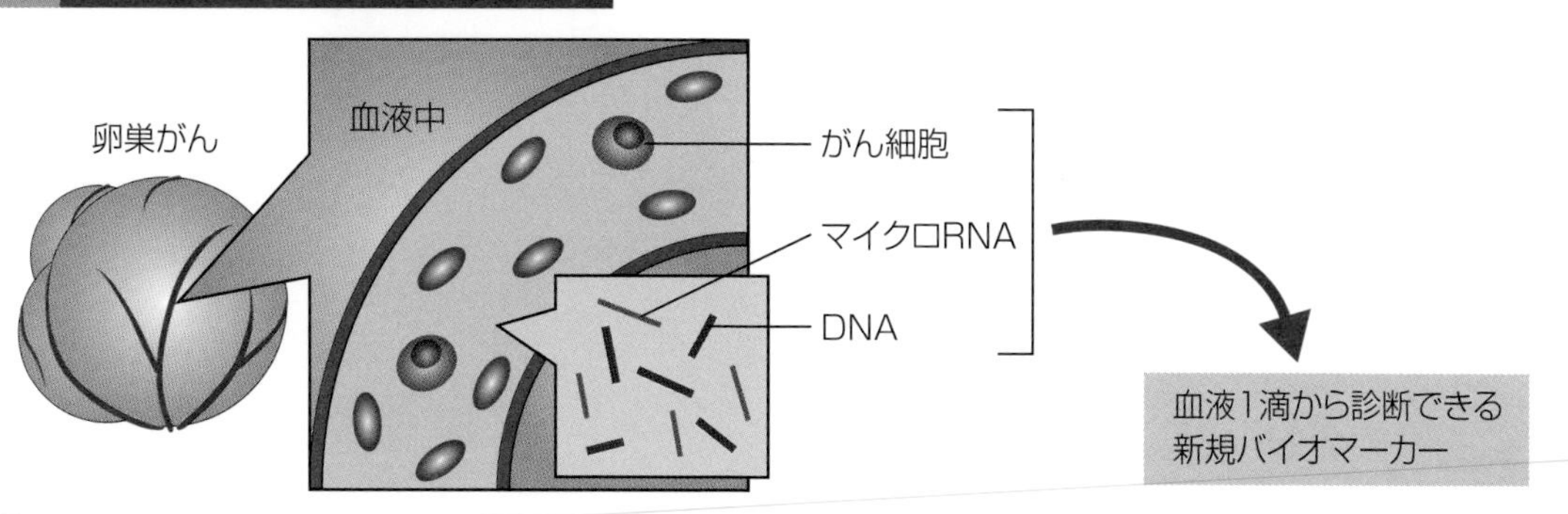

んがまだ小さく、がん由来の血液中マイクロRNAが比較的少ないと思われるI期の患者さんに対しても、95・1％の診断精度であったと報告されています。他のがんにおいても、複数の血液中マイクロRNAによるがん診断は、高い診断精度をもつことが報告されており、国立研究開発法人日本医療研究開発機構（AMED）により「血中マイクロRNAがんマーカーの検診コホートにおける性能検証研究」が進められています。

さらに、血液中には、マイクロRNAだけでなく、がん細胞由来のDNAやがん細胞自身が存在することも近年明らかになってきています（上図）。それらの詳細な解析によって、「がんを早期に診断できないか？」、「リンパ節転移があるかどうか診断できないか？」、「治療薬の効果や再発を予測できないか？」など診断・治療に役立つ情報が得られるのではないかと期待されています。特に、血液検査によるがん検診については期待値が非常に高く、複数の企業によって実用化が進められている段階にあります。

健康診断の際に血液検査を1本多く行うだけで、がんを診断できる時代がすぐそこまできているのかもしれません。

（吉田康将／国立研究開発法人 国立がん研究センター研究所 病態情報学ユニット）

子宮がんに対するロボット支援下手術

近年、手術負担軽減という利点をもつロボット支援下手術の導入が盛んです。今後のさらなる有用性確立に向けては、予後に関する信頼性の高いエビデンス構築が求められます。

ロボット支援下手術システムの先鞭（せんべん）をつけ、いまなお主流の座を占めるダビンチサージカルシステムは1990年代、インテュイティブサージカル社により開発されました。2019年4月に同社がもつ特許の多くが切れ、複数の企業・機関がロボット手術業界に参入、初の国産品「ヒノトリ サージカルロボットシステム」（川崎重工業とシスメックスの共同出資により設立されたメディカロイドが開発）も登場しています。

●子宮頸がんの場合

日本の婦人科がんの分野では、2016年4月に先進医療B*の承認を得た早期の子宮頸がんに対する広汎（こうはん）子宮全摘出術のロボット支援下手術の成績が集積され、現在その詳細についてデータが解析されています。

2018年に結果が報告され、国際的に注目された臨床試験が世界13ヵ国33施設が参加し行われた広汎子宮全摘出術における低侵襲（しんしゅう）手術と開腹手術を対象にした無作為比較試験であり、所期の目的は非劣性試験（低侵襲手術の結果は開腹手術に劣っていないという仮説を検証）でした。しかし、結果は低侵襲手術のほうが開腹手術と比べて再発のリスクは約4倍、死亡リスクは6・6倍高いというものでした。この報告は世界中の婦人科医に衝撃を与え、無作為比較試験の意義を改めて示すとともに術式の選択に一石を投じました。

低侵襲手術には、ロボット支援下手術と腹腔（ふくくう）鏡（きょう）下手術が含まれます。実際の臨床、例えば米国では子宮頸がんに対する低侵襲手術の80％がロボット支援下手術で行われていますが、LACC trialでの比率は14％にすぎませんでした。

一方、スウェーデン、デンマークでも子宮頸がんに対する低侵襲手術はほとんどがロボット支援下手術で行われており、こうした実状を踏まえ、ロボット支援下手術単独と開腹手術を比較する報告が散見されるようになっています。スウェーデンのレジストリデータベース（患者登録制による症例集積）の研究では、ロボット支援下手術と開腹手術の間には生存率、無病生存率に差がないことが示され、デンマークからも同様の報告がなされています。

＊先進医療Ｂ：先進医療は国が一定の要件のもとに定める先進的な医療技術（自費診療）で、保険診療と併用して受けることができる。そのうち、未承認医薬品・医療機器を使用するものが先進医療Ｂ。

●子宮体がんの場合

2018年より早期（ⅠA期）子宮体がんに対して骨盤リンパ節郭清（切除）までのロボット支援腹腔鏡下子宮悪性腫瘍手術（子宮体がんに限る）が保険適用となり、これを機に多くの施設で婦人科領域においてロボット支援下手術の導入が進みました。子宮体がんに対するロボット支援下手術については、次のような利点が無作為比較試験によって示されています。

▽腹腔鏡下手術との比較

・手術時間、全手術室在室時間は短い

・開腹移行率は低く、郭清されたリンパ節個数、術中出血量、入院期間などは同等

▽傍大動脈リンパ節郭清術に関する開腹手術との比較

・郭清されたリンパ節の個数には有意差はない

・手術時間は延長するが、術中出血量は減少、入院期間は短縮

他のがん種や欧米の動向からも、婦人科がんのロボット支援下手術は今後も普及すると考えられます。しかし、再発率や生存率といった予後について信頼性の高い臨床研究が十分に行われているとはいえません。患者さんへの有用性をより確実なものにし、術式の妥当性を問うには質の高い無作為比較試験による検証が必要です。今後は、安全性を保ちつつ、術者の技術を高め、着実に実績を蓄積してエビデンスに裏づけられた術式として確立していくことに期待が寄せられています。

（棚瀬康仁／婦人腫瘍科）

ダビンチサージカルシステムによる手術

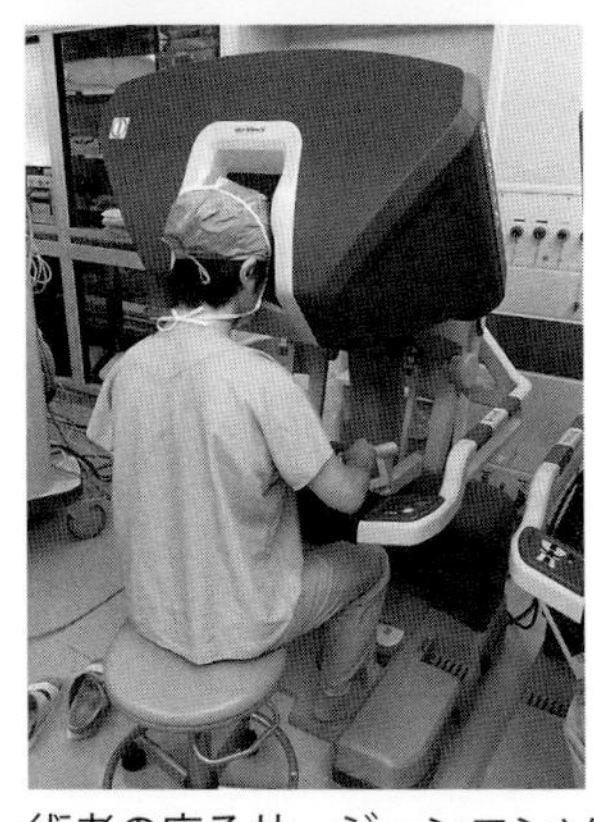

術者の座るサージョンコンソール

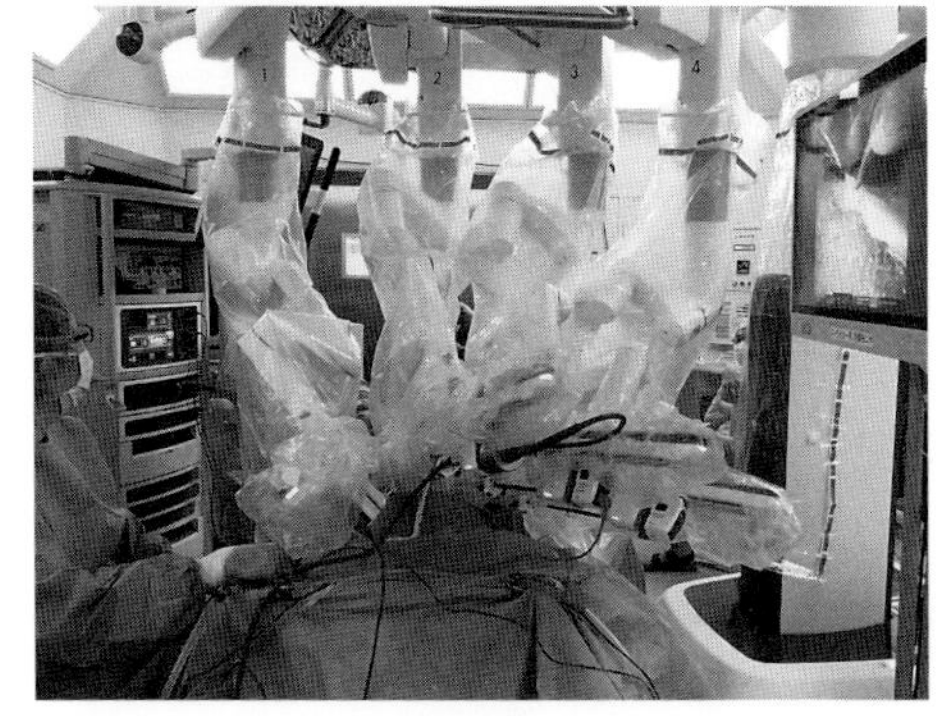

ロボットアームによる手術

拡大された鮮明な術野を映し出す3D画像を確認しながら術者が手元のコントローラーを操作するコンソール、術者の操作に応じて人間の関節よりも複雑で繊細な動きを再現するロボットアーム、それらの映像をスタッフ全員が共有できるモニター画面からなる。手術創（傷）は、内視鏡カメラや手術器具を装着したロボットアームを挿入する1～2㎝の穴を数カ所あけるだけですみ、経験を積んだ医師にとってはより精緻な手術を確実に行うことができるようになる。

一般には、従来の腹腔鏡下手術に比べ、疼痛の減少、術後早期の回復、出血量の低減などにより、患者さんにとっては負担の少ない、低侵襲手術が可能になると考えられている。

進行卵巣がん、早期子宮体がんの系統的リンパ節郭清の省略

Ⅰ ▶ Ⅱ ▶ **Ⅲ**

（臨床試験の進行段階）

リンパ節郭清の有無により、予後の改善に差があるかどうか。厳密なデータを求める臨床試験により、予後に影響を与えず、合併症を可能な限り抑える手術が追求されています。

がんの進行期診断や治療法の選択においてリンパ節は重要な意味をもっています。リンパ節はさまざまな大きさで血管のまわりの脂肪組織の中に存在しており、小さなリンパ節は手術中に一つひとつ確認できませんから、血管の周囲の脂肪組織を一塊にして摘出し、手術後にその中のリンパ節を病理検査で確認しています。これがリンパ節郭清（切除）と呼ばれる手術です。

婦人科で骨盤内（下腹部）のリンパ節郭清を行うと4人に1人ほどリンパ浮腫*が生じるといわれていますが、次の二つの理由からリンパ節郭清が行われます。一つは病巣の摘出という治療的な側面です。しかし、子宮体がん、卵巣がんにおいては、CT等でリンパ節の転移が疑われない患者さんに対してリンパ節郭清を行った場合に、直接的な予後改善効果が確認された厳密なデータはありません。

もう一つの理由は、病理検査で手術後のリンパ節転移の有無を調べることによって手術後の再発の可能性の高低を判断し、適切な追加治療（抗がん薬など）の選択肢を検討することです。リンパ節転移のわかった患者さんに抗がん薬治療を行うことで、リンパ節郭清を受けた患者さんの予後の改善につながり、リンパ節転移のない患者さんは抗がん薬治療を受けない選択ができます。

●卵巣がんの場合

卵巣がんでは、リンパの流れを介した広がりよりも、腹水の流れにのっておなかの中に広がる播種のほうが、多くの患者さんにみられます。播種が存在していれば、手術後にすべての患者さんに抗がん薬治療を勧めることになります。播種が存在してリンパ節転移が疑われない患者さんでは、リンパ節郭清に予後を改善する効果があるかどうかは不明でした。当院では、従来から転移の疑われない患者さんにはリンパ節郭清を省略してきました。

ⅡA～Ⅳ期の進行卵巣がんで、リンパ節郭清を行った場合と行わなかった場合の全生存期間に与える影響を調べる、無作為第Ⅲ相試験であるLION試験の結果が２０１９年2月に論文で公表されました。本試験では、術前の画像検査、術中の視診・触診でリンパ節転移の疑いが

＊下肢リンパ浮腫：74ページ参照

なく、病変が肉眼的にすべて摘出できた卵巣がんの患者さんが対象でした。この条件を満たした症例に対して、リンパ節郭清を行う群と行わない群とに無作為に分類しました。

体への負担が大きい傍大動脈リンパ節郭清

●骨盤リンパ節郭清

●骨盤リンパ節＋傍（ぼう）大動脈リンパ節郭清

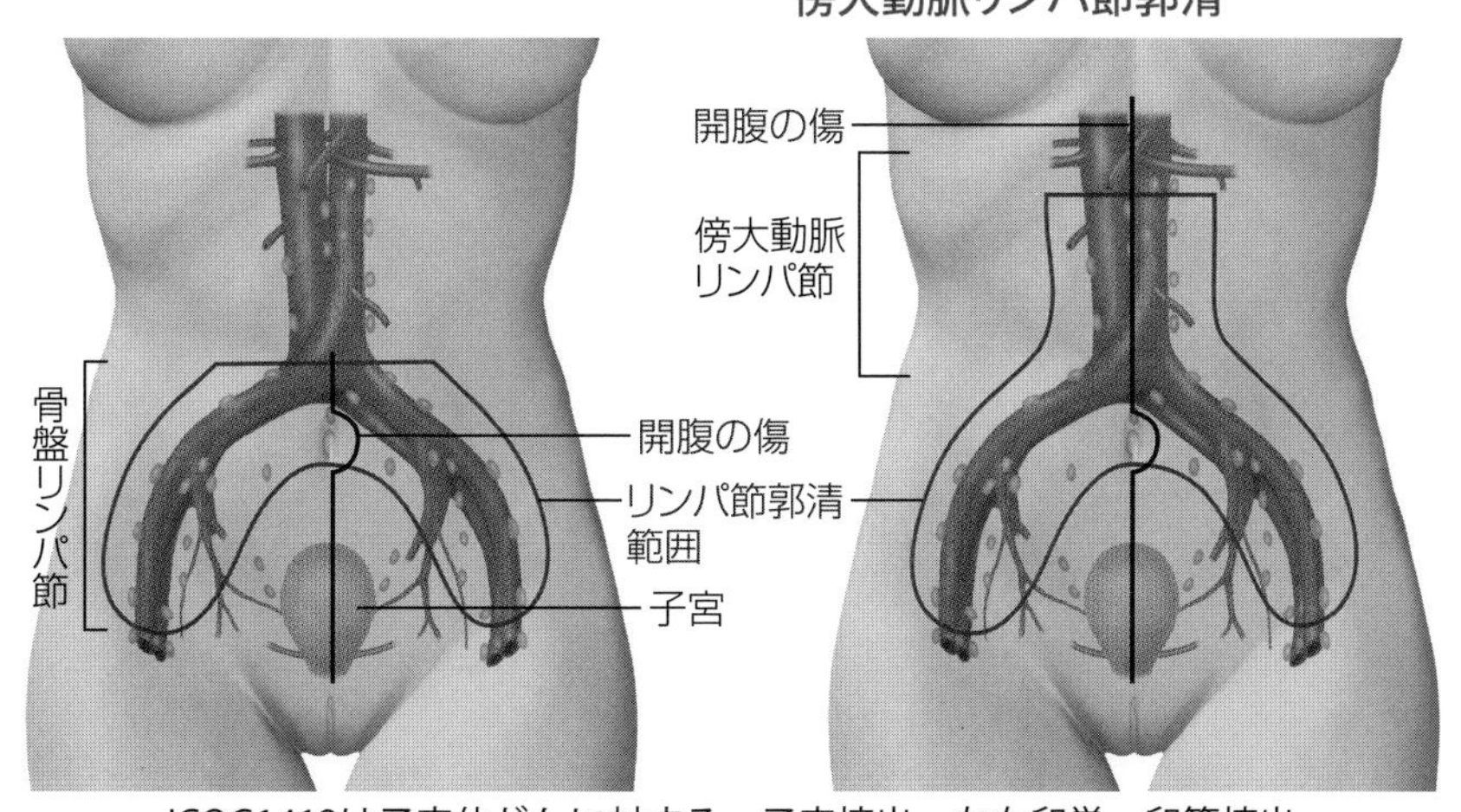

JCOG1412は子宮体がんに対する、子宮摘出、左右卵巣・卵管摘出、骨盤リンパ節郭清を行う群と、さらに傍大動脈リンパ節郭清を行う群の無作為比較試験。予後の改善効果に差があるか比較検討が行われている。

リンパ節郭清を行った群の全生存期間の中央値が66カ月であったのに対して、行わなかった群は69カ月で統計学的な差を認めませんでした。リンパ節郭清を行った群では重度の合併症や手術から2カ月以内の死亡が多く認められました。この結果は日本婦人科腫瘍学会の卵巣がん治療ガイドライン２０２０年版に反映されています。

●子宮体がんの場合

子宮体がんにおいては、卵巣がんに比べて傍（ぼう）大動脈（上腹部）リンパ節転移が生じることが少ないため、ＣＴで傍大動脈リンパ節転移が疑われないときに郭清範囲に加えることで、予後改善効果があるかどうかわかりませんでした。

現在日本では、ＪＣＯＧという臨床試験グループで、ⅠＢ～ⅢＣ1期の子宮体がんに関してⅢ相無作為比較試験を行っています。子宮摘出、左右卵巣・卵管摘出、骨盤内のリンパ節郭清を行ったうえで、傍大動脈リンパ節郭清を行うかどうかを無作為に分類しています。傍大動脈リンパ節郭清を行うと手術操作が上腹部にも及ぶようになるので合併症が増加しますし、開腹する傷も大きくなります。それに見合うだけの予後の改善効果があるかが焦点になり、結果報告が待たれるところです。

（宇野雅哉／婦人腫瘍科）

婦人科がんの拡大合併切除

近年の手術は低侵襲化、摘出範囲縮小の方向に進んでいます。しかし、進行がんや再発がんに対しては、拡大合併手術が根治を目指す治療法として重要な意義をもっています。

近年では、腹腔鏡下手術やロボット支援下手術に代表される手術の低侵襲化や、摘出範囲をより縮小する手術が取り入れられる傾向にあります。しかし、ときには、標準手術の切除範囲を広げて他の臓器まで合併切除する治療法が選択される場合があります。婦人科領域で拡大合併切除が行われる代表的な例として、進行卵巣がんの腹膜播種に対する手術と、子宮がんの再発に対する手術が挙げられます。

●進行卵巣がんの手術

進行卵巣がんでは、手術によりがんが取りきれたかどうか、つまり、手術後に残存する腫瘍の大きさが予後にかかわります。取りきれなかった腫瘍が小さいほど予後がよいとされ、初回手術では可能な限りがんを摘出することが治療の原則です。

しかし、卵巣がんは進行すると、おなかの中にがんが広がる腹膜播種が生じやすくなります。腹膜播種は大網、大腸、小腸、横隔膜、脾臓、腹壁などに生じる場合が多く、腹膜播種が大腸、小腸に確認されれば、腸管の合併切除を行います。腸管の切除を行った場合、人工肛門を造ることもあります。腹膜播種が横隔膜にある場合は横隔膜の切除、脾臓にある場合は脾臓の摘出を行うことがあります。

また、治療を始める時点で腹腔内の播種が広範囲に生じていることがわかり、最大限の腫瘍減量手術が困難な患者さんに対しては、化学療法を先行させて腫瘍を縮小させてから手術を行う方針がとられることもあります（術前化学療法）。

●再発子宮がんにおける骨盤除臓術

骨盤除臓術とは、子宮がんの治療後に骨盤内の再発が生じた場合に選択される治療法の一つです。代表的な経過としては、子宮摘出手術と骨盤への放射線治療がすでに行われていて腟の奥（子宮切断端）に再発した場合と、最初の治療で手術ではなく子宮への放射線治療が行われ、その後に子宮に再発が起こった場合が挙げられます。どちらも放射線治療を受けた骨盤内に再発が生じており、照射野内再発と呼ばれます。

骨盤除臓術では、再発病変を周辺臓器である腟、膀胱、尿管、尿道、直腸とともに合併切除します。膀胱、尿管、尿道を摘出すると回腸（小腸）を用いて人工的に尿路を再建することになります（回腸導管）。また直腸を摘出すると人工肛門を造ることになります。

このように骨盤除臓術は排尿や排便の経路変更を伴う手術となるうえ、伴う合併症が重くなる手術でもあります。照射野内再発に対しては手術ではなく化学療法が選択されることがありますが、ほとんどの場合、化学療法で根治することはできません。そのため状況により緩和ケアが勧められることもあります。

骨盤除臓術は負担の大きな手術ですが、照射野内再発に対して最も長期の生存が期待できる治療法です。骨盤除臓術が最も勧められるのは、再発腫瘍が小さくて骨盤の中央にとどまり、前回の治療から再発までの期間がなるべく長い（2年以上）場合とされています。

婦人科がんにおける拡大合併切除は負担の大きな手術ではありますが、進行卵巣がんや再発子宮がんに対し、根治を目指す治療として選択されるものであり、治療法としての意義はこれからも重要といえます。

（石川光也／婦人腫瘍科）

進行がん、再発がんの根治を目指す手術

●再発子宮がん骨盤除臓術

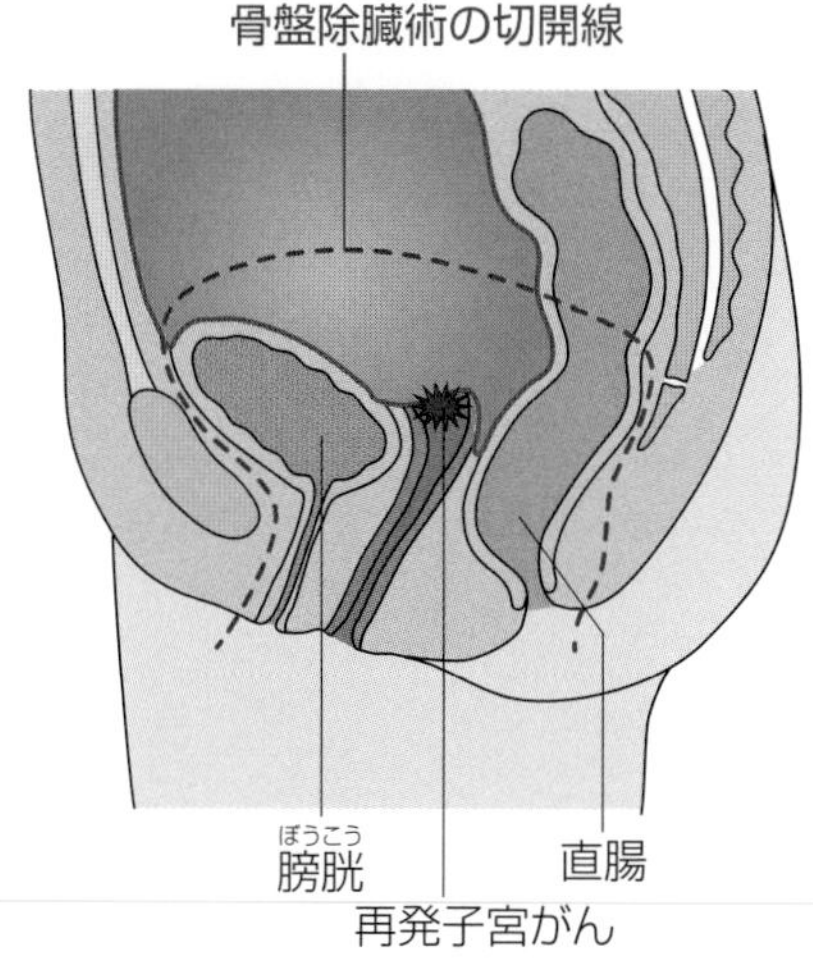

●卵巣がん腹膜播種

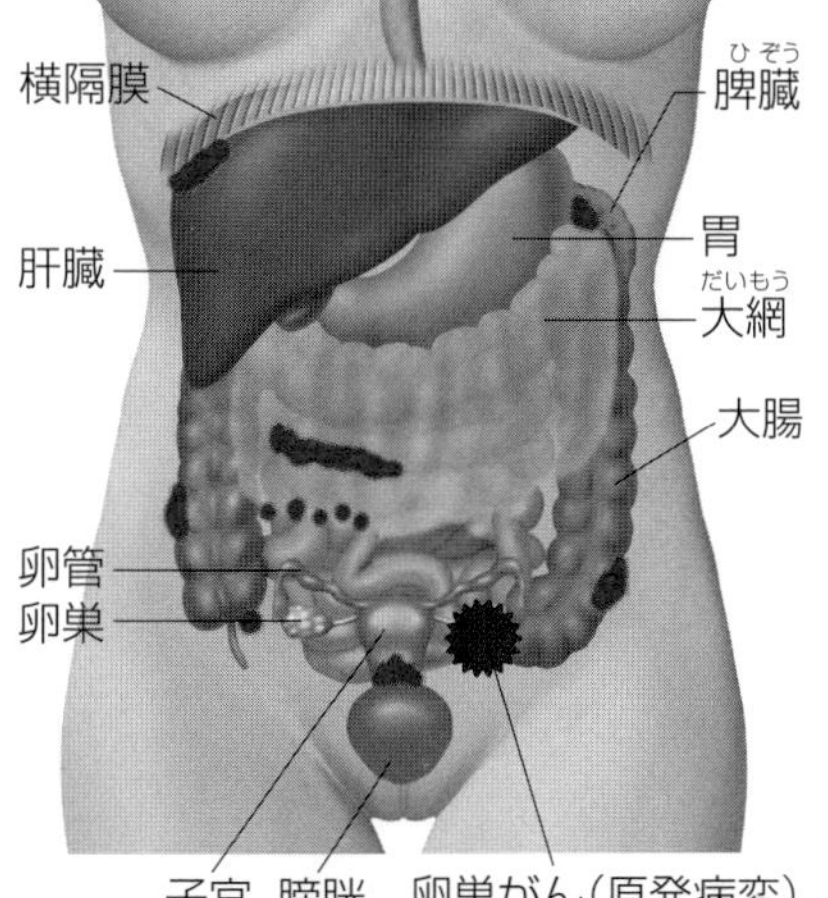

子宮がんの重粒子線治療

高い線量集中性と強い細胞致死作用をもつ重粒子線治療は、通常の放射線では根治の難しい子宮頸がんに対して良好な治療成績を示し、世界をリードする治療法となっています。

重粒子線治療は1994年から放射線医学総合研究所（放医研：現・量子科学技術研究開発機構QST病院）において開始された治療です。2021年現在、国内では、QST病院、兵庫県立粒子線医療センター、群馬大学医学部附属病院重粒子線医学研究センター、九州国際重粒子線がん治療センター、神奈川県立がんセンター重粒子線治療施設、大阪重粒子線センター、山形大学医学部東日本重粒子センターの7施設で行われています。

通常の放射線治療ではX線（エネルギーの高い光子線）が用いられるのに対して、重粒子線治療ではいずれの施設も炭素イオン線を用いた治療を行っています。重粒子線治療には通常の放射線治療と比較して、高い線量集中性と強い細胞致死作用という二つの大きな特徴があります。一般のX線やガンマ線といった放射線の線量分布は体内に入ると浅いところで線量が最大となり（Build‐up）、その後深さとともに線量は漸減します。一方で重粒子線の線量分布は入射後、体表近くは線量が低く、深部で停止する際に一気にエネルギーを放出し最大線量（Bragg peak）が照射され、そこから先の深部にはほとんど照射されません。それに加え、重粒子線は直進性にも優れているため側方への散乱も少ないという特性をもっています。このような特性をうまく利用することによって、病巣の近くに重要な正常臓器がある場合でも、腫瘍だけに限局して高線量を照射することが可能になります。

さらに重粒子線は強い細胞致死作用をもっているため、通常の放射線治療で用いるX線と比較して約3倍程度がん細胞を破壊する効果が強いことも特徴として挙げられます。標的領域に高線量を集中できると同時に、強い細胞致死作用をもつという二つの特徴を生かして、通常の放射線治療では難治性の進行がんや、なんらかの要因で一般の放射線治療に反応しにくい放射線抵抗性のがんに対して、局所制御（放射線を照射し効果が認められた病巣からがんが再発したり、再び大きくなったりするのを抑える効果）の成績向上が期待され、さまざまながんに対して施行されています。

現在、婦人科領域に対する重粒子線治療とし

＊先進医療：国が一定の要件のもとに定める先進的な医療技術（自費診療）で、保険診療と併用して受けることができる。

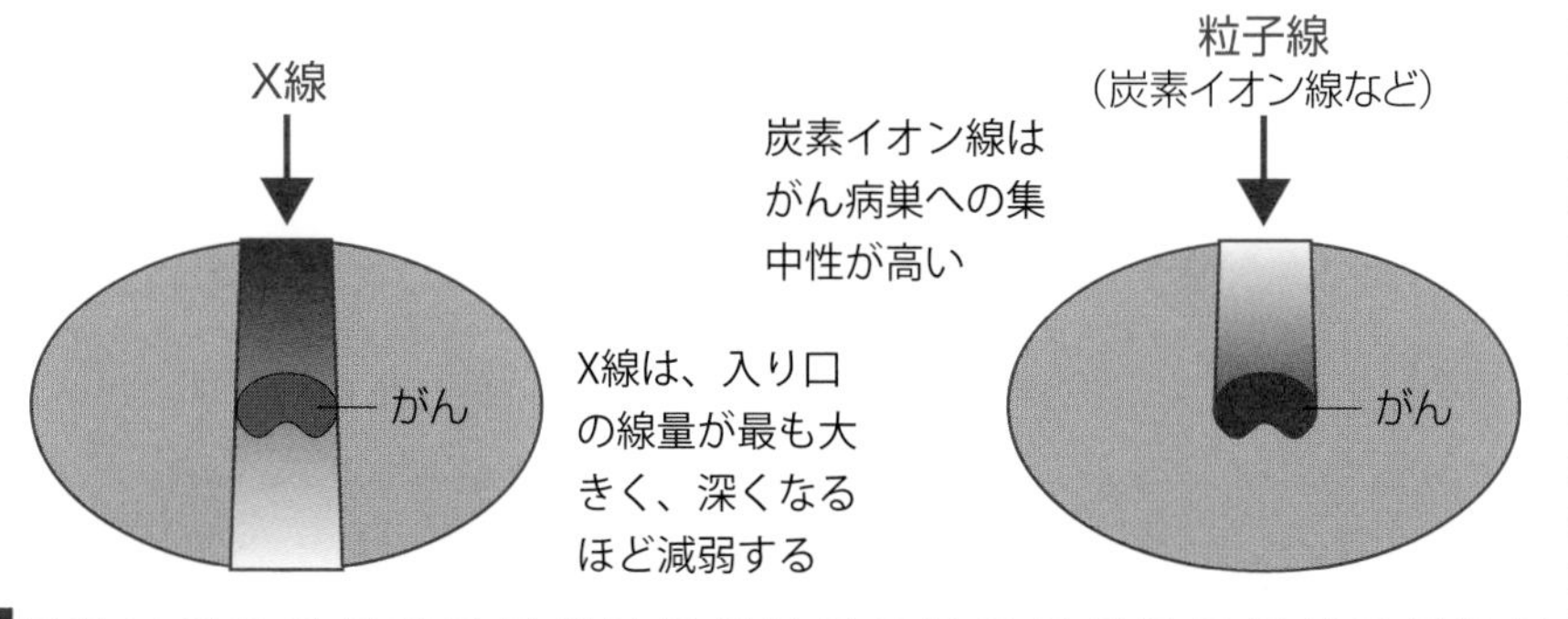

ては、遠隔転移のない局所進行子宮頸がん・子宮体がん、婦人科領域（外陰、腟、子宮）の悪性黒色腫などに対して行われています。

局所進行子宮頸がんに対する重粒子線治療は

■子宮頸部腺がんに対する治療成績の報告

報告者	報告年	症例数	進行期	治療方法	5年生存率
Niibe Y	2010	61	ⅢB	RT / CCRT	22%
Chen JL	2014	35	ⅡB-ⅣA	RT / CCRT	41%
Zhang J	2020	65	Ⅲ	CCRT	33% (3年:41%)
Tian T	2020	42	IB2-ⅢB	化学療法＋手術	25%
Tian T	2020	79	IB2-ⅢB	CCRT	4%
QST病院1001	2018	31	ⅡB-ⅣA	重粒子線治療 ＋化学療法	77% (2年:84%)

RT：放射線治療　CCRT：同時化学放射線療法

ＱＳＴ病院では１９９５年６月から現在までに８件の臨床試験が行われ、その安全性と有効性が検討されてきました。最新の臨床試験の治療成績は表のようになっており、放射線抵抗性腫瘍に対して良好な治療成績を示しています。

２０２１年8月現在、治療の対象としては、通常の放射線治療で根治が困難であると考えられる局所進行子宮頸がん、FIGOstage2008（国際産科婦人科連合による進行期分類）ⅡB～ⅣA期の腺がんまたは腫瘍径６㎝以上の扁平上皮がんを対象に、先進医療*として行われています。化学療法が可能な患者さんには化学療法併用の重粒子線治療を、合併症や年齢などから化学療法の併用が困難な患者さんには、重粒子線単独の治療を行っています。

子宮頸がんに対する重粒子線治療は日本で開発され、世界を大きくリードしている治療です。従来の放射線治療で根治困難な巨大腫瘍や放射線抵抗性の腺がんなどを対象に発展してきています。現在も新たな臨床試験が計画されるなど、さらなる治療法の開発に向けて研究も継続しています。今後ますます発展し、さらなる治療成績蓄積を世界に発信していくことが期待されています。

（若月 優／ＱＳＴ病院 治療診断部）

婦人科がんの放射線治療 最新のトピックス（子宮頸がん）

手術後の再発リスクが高い患者さんに対する強度変調放射線治療を用いた化学放射線治療、Ⅲ期を超えた患者さんへの組織内照射併用腔内照射の有効性が検証されています。

●術後高リスクに対する強度変調放射線を用いた化学放射線治療

早期（進行期分類Ⅰ-Ⅱ期まで）の子宮頸がんでは、根治的放射線治療と子宮全摘出術の治療成績が同等であることが無作為比較試験の結果により示されています。これは、子宮全摘出術に対し、手術後に再発リスクがある場合には、予防のための術後放射線治療を行ったうえでの治療成績です。子宮頸がんの診療において放射線治療は重要な役割を果たしているといえます。

手術で摘出した検体を調べた結果により術後の再発リスクを検討し、適切な治療を追加します。リンパ節転移陽性、または子宮傍組織（子宮を支える靱帯などから構成される組織）浸潤、または腟断端にがん細胞の露出があった場合は、術後再発高リスク群に分類され、化学放射線治療が選択されます。

従来の子宮頸がん術後の放射線治療ではリニアックという外部放射線治療の治療装置を用い、4方向からビームを入れる方法で行われていました。しかし、この方法では再発リスクの高い骨盤内リンパ節あるいは子宮傍組織だけでなく、腸管にも不必要な放射線が当たっており、そのため、当院のデータでは約30％の患者さんに晩期障害（治療から時間を経て起こる合併症）としての腸閉塞が生じており、重症の場合は手術を要することもありました。

しかし、照射法の進歩により従来の多方向からの照射で多角形をつくるのに加え、陥凹した形状にも自由に線量分布をデザインする強度変調放射線治療（ＩＭＲＴ：intensity-modulated radiation therapy）が可能となりました（次ページ画像）。当院では２０１０年より子宮頸がん術後の患者さんに強度変調放射線治療を行っており、従来約30％に生じていた晩期障害としての腸閉塞が7・5％まで減少し、さらに手術を要するような重度の腸閉塞はまったく生じなくなっています。この成績を２０１９年に英文誌に報告しました（次ページグラフ）。

また、現在、日本臨床腫瘍研究グループ（ＪＣＯＧ：Japan Clinical Oncology Group）では、術後高リスクの患者さんに対し、強度変調放射

子宮内部や組織内からの照射

●子宮腔内照射

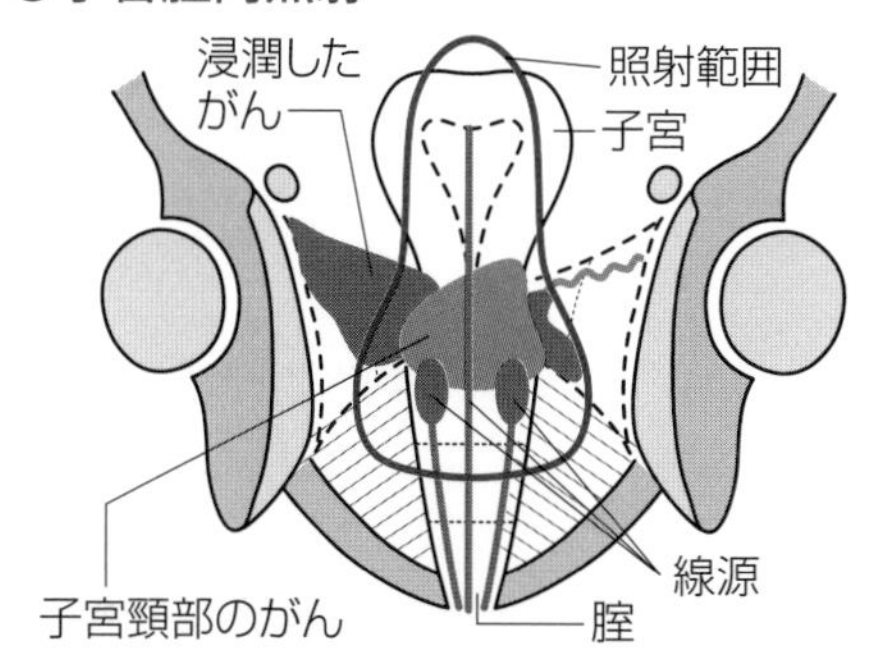

●組織内照射併用腔内照射

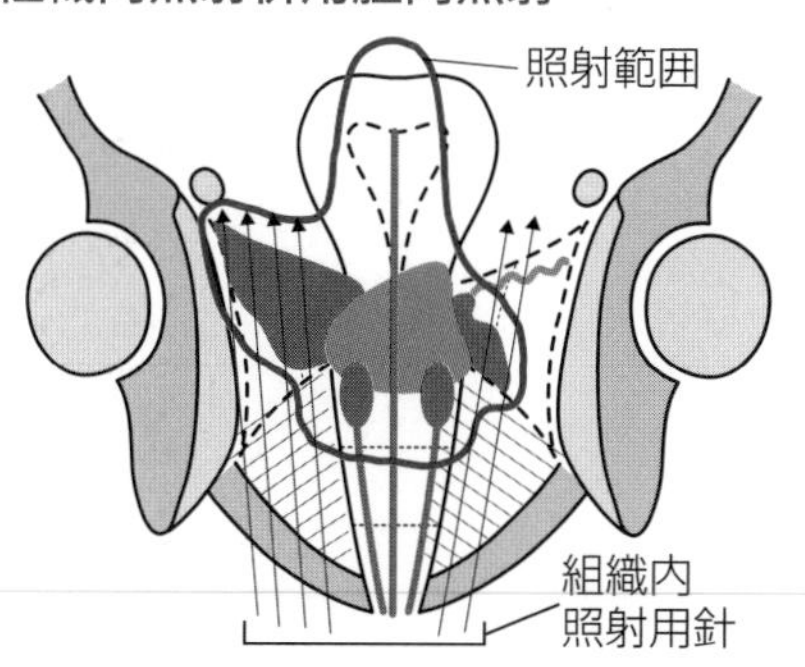

正確な線量分布が可能な強度変調放射線治療

赤のライン内が照射範囲

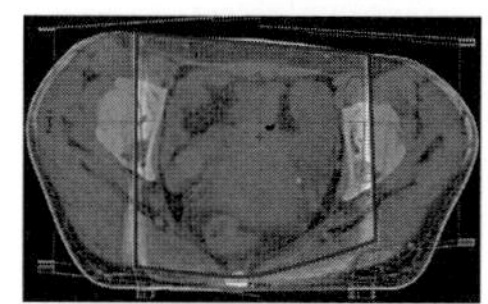
三次元放射線治療
（3DCRT）

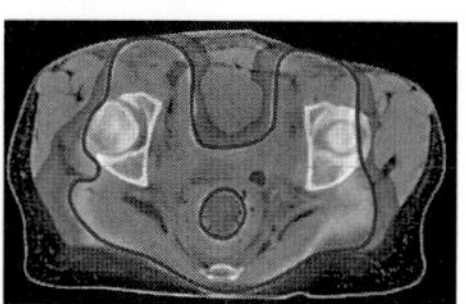
強度変調放射線治療
（IMRT）

●有害事象 腸閉塞発症割合

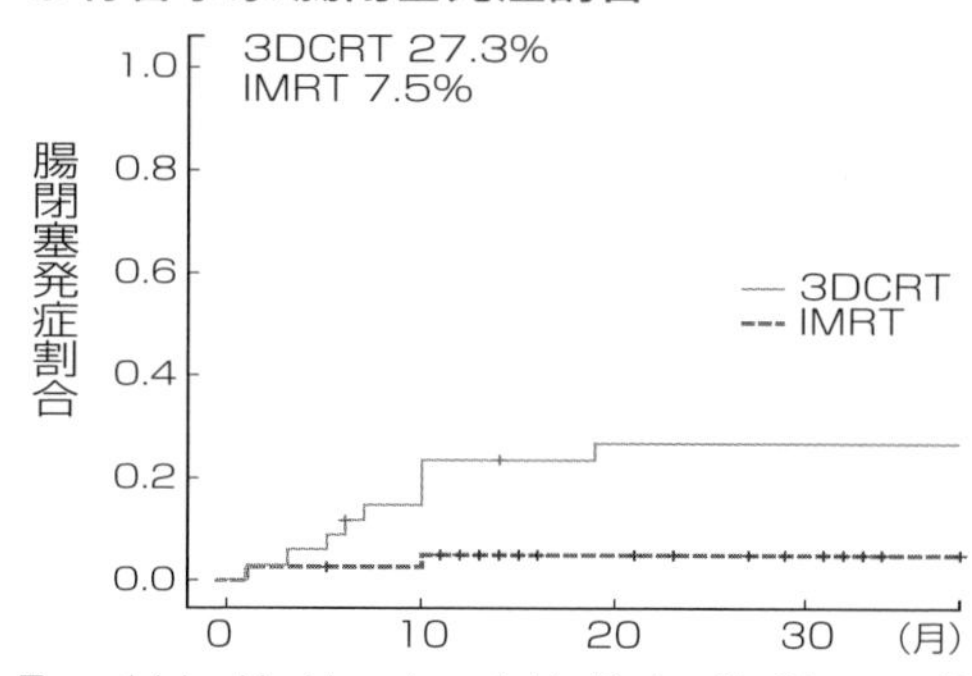

Tsuchida K, Murakami N, Kato T, Okuma K, Okamoto H, Kashihara T, Takahashi K, Inaba K, Igaki H, Nakayama Y et al. J Radiat Res 2019, 60(5):650-657

線治療を用いた術後化学放射線治療（放射線治療と抗がん薬治療を同時に行う治療法）の有効性を検証する第Ⅲ相試験を実施しています。

●組織内照射併用子宮腔内照射

Ⅰ‐Ⅱ期までの子宮頸がんは手術が可能ですが、Ⅲ期を超えると手術では取りきれないため、根治的化学放射線治療が選択されます。子宮頸がんの根治的放射線治療は外部照射と、子宮内に直接放射線源を届ける小線源治療を組み合わせて行われます。子宮頸部にとどまっているような小さな病変であれば、子宮と腟内に線源を留置するタイプの子宮腔内照射で十分に病気を治すことができますが、子宮傍組織に浸潤するような大きな腫瘍では従来の腔内照射だけでは病変全体に十分な線量を投与できず、病気の治りが悪いことがわかっています。

そこで、十分に線量が届かないような部位に筒状の針を刺して、その針の中に放射線源を届けるタイプの組織内照射をハイブリッドした組織内照射併用腔内照射の有効性が近年報告されました（上図）。現在、この治療法を実施できる複数の施設で、前向きに安全性と有効性を調べる第Ⅰ／Ⅱ相臨床試験が進行中です。日本から世界に向けて重要な情報が発信できることを期待しています。

（村上直也／放射線治療科）

婦人科がんの術後化学療法

Ⅰ Ⅱ **Ⅲ**

（子宮頸がん・臨床試験の進行段階）

子宮がん、卵巣がんの患者さんの一部では、再発リスク低下のため術後の抗がん薬治療が推奨され、さらに異なる進行期や状況に対する有用性評価の試験も進められています。

婦人科がんにおいて根治を可能にするために必要な治療は、子宮体がんや卵巣がんでは外科手術、子宮頸がんでは外科手術か放射線治療です。一方で、これらの一部のがん患者さんに対しては、外科手術後に抗がん薬治療を行うこと（術後化学療法）で再発のリスクを減らすことができるとわかっており、治療ガイドラインなどにおいて術後化学療法が推奨されています。

●子宮体がんの場合

子宮体がんでは、特に進行期がⅢ期以上の患者さんで、手術でほとんどの病変を取りきったあとに、術後化学療法を行うことにより、（術後全腹部放射線治療を行う場合と比較して）再発のリスクを減らすことができると報告されています。

上記以外の再発高リスク群、再発中リスク群（右表）の患者さんに対しては、術後化学療法を行うメリットは十分には確立していません。術後の追加治療なしや、放射線等の別の治療を行う場合よりも再発のリスクを減らしたり、生存期間の延長につなげたりといったデータがあり

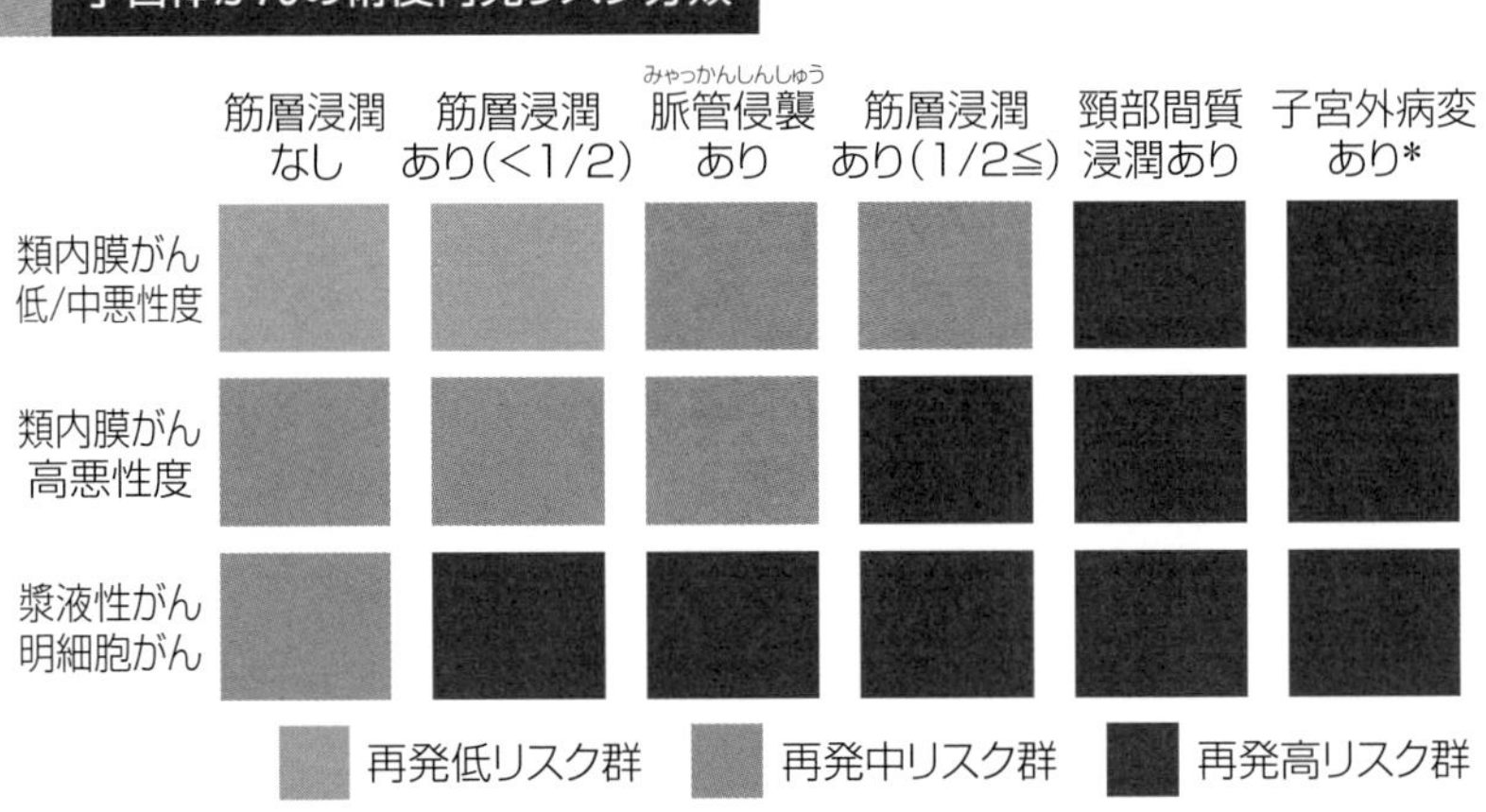

ません。ただし、患者さんの状況をもとに、術後化学療法が実施される場合もあります。また、術後再発リスクが低リスク群に該当する患者さんに対する術後化学療法の意義については、現在、有用性を評価する研究が行われています。

●子宮頸がんの場合

子宮頸がんは、多くの場合、放射線治療（または抗がん薬併用放射線治療）が治療の主軸ですが、ＩＢ期、Ⅱ期といった進行期で根治を求める治療として、手術が実施されることがあります。術後化学療法の再発の危険性を減らす効果については明確なデータが存在せず、一般的には行われません。

手術後に、術後再発リスクが中リスクまたは高リスクとされること（上表）がわかると、放射線や放射線化学療法（抗がん薬併用放射線治療）が追加される場合があります。

現在、子宮頸がんのＩＢ～ⅡＢ期の、手術でがんを取りきった患者さんを対象とした、術後放射線治療に対する術後化学療法の比較試験が行われています。

●卵巣がんの場合

卵巣がんについては、手術後の病理評価でＩＡ、ＩＢ期の低悪性度、または中悪性度であり、かつ明細胞がん以外であれば術後化学療法はしなくてもよいとされます。逆に、その他の例えばＩＣ期以上の症例、高悪性度の場合、進行期によらない明細胞がんの組織型のいずれかであれば、術後化学療法により、再発率の低下が明確となっており、推奨されています。

（下井辰徳／腫瘍内科）

■子宮頸がんの術後再発リスク分類

低リスク群：	以下のすべての項目を満たすもの ①小さな頸部腫瘤（しゅりゅう） ②骨盤リンパ節転移陰性 ③子宮傍（結合）組織浸潤陰性 ④浅い頸部間質浸潤 ⑤脈管侵襲陰性
中リスク群：	骨盤リンパ節転移陰性および子宮傍（結合）組織浸潤陰性で、以下のいずれかの項目を満たすもの ①大きな頸部腫瘤 ②深い頸部間質浸潤 ③脈管侵襲陽性
高リスク群：	以下のいずれかの項目を満たすもの ①骨盤リンパ節転移陽性 ②子宮傍（結合）組織浸潤陽性

日本婦人科腫瘍学会編「子宮頸癌治療ガイドライン」2017年版（金原出版）より転載

婦人科がんの術前化学療法

術前化学療法は、手術による根治の可能性の向上を期待して行われます。子宮頸がんの患者さんでは選択肢の一つとして提案され、卵巣がんの患者さんでは強く推奨されています。

婦人科がんにおいては、根治を可能にするために必要な治療は、子宮体がんや卵巣がんでは外科手術、子宮頸がんでは外科手術か放射線治療になります。

一方で、これらの一部のがん患者さんでは、当初手術が不可能であったり、手術をしても取り残しのリスクが高い場合などがあります。こういった患者さんでは外科手術前に抗がん薬治療を行うこと（術前化学療法）で、手術で取りきれる確率が上がることや、安全に手術が実施できる可能性が向上することが期待されており、治療ガイドラインなどにおいて術前化学療法が選択肢として提案されています。

術前化学療法を行うことのデメリットは、効果が乏しく進行した場合は手術不能になる可能性があること、抗がん薬治療による貧血のために自己血貯血ができなくなり、術中・術後に輸血が必要となる可能性が増えることなどがあります。

子宮体がんでは、術前化学療法がよいとされる場合は基本的にありません。

●子宮頸がんの場合

子宮頸がんにおいては、多くの場合、放射線治療（または抗がん薬併用放射線治療）が治療の主軸ですが、ⅠB期、Ⅱ期といった進行期で、完全にがんを治すための治療として、手術が実施されることがあります。

この手術に対して、術前化学療法を併用することで治療成績が向上するか検討した研究があります。いくつかの研究をもとにすると、術前抗がん薬治療を併用することで、手術単独や手術と術後放射線治療と比較して、治療成績がよいという結果が出ていますが、日本で行われた二つの試験結果では術前抗がん薬治療の手術への追加効果は示されませんでした。その結果、「子宮頸癌(がん)治療ガイドライン２０１７年版」でも、「腫瘍の広がりや大きさによっては術前化学療法を組み合わせた治療を考えてもよい」という程度の推奨にとどまっています。

また、術前抗がん薬治療と手術の治療成績が、一般的な標準治療である抗がん薬併用放射線治療と比較してどうかという報告もなされており、

手術成績向上のための術前化学療法

●子宮頸がん

進行期がIB期、II期などの根治を目指す手術

術前化学療法によりがんを縮小

手術を実施
＊ガイドラインは腫瘍の広がりや大きさにより術前化学療法を組み合わせてもよいという表記

●卵巣がん

進行して最適手術が難しい場合

術前化学療法によりがんを縮小

最適手術を実施
＊ガイドラインは強く推奨している

根治を目指す治療法の併用

手術	→	薬物療法	術後化学療法
薬物療法	→	手術	術前化学療法
薬物療法	→	放射線治療	化学放射線療法（逐次）
薬物療法	＋	放射線治療	化学放射線療法（同時）

治療成績は差が明確ではないという結果になっています。

●卵巣がんの場合

卵巣がん手術においては最大残存腫瘍径が1cm未満（最適手術）となることが重要です。特に診断時にがんの進行がみられ、最適手術が実施できそうにない、または不可能と考えられる場合であれば、術前化学療法を行ってから手術をすることが「卵巣がん・卵管癌・腹膜癌治療ガイドライン２０２０年版」においても強く推奨されています。

これは、先に手術をしてから術後抗がん薬治療をする患者さんについて、術前化学療法後に手術をする場合と、無理をして手術したうえで術後化学療法を行う場合を比較して、生存期間に遜色がなかったうえ、重篤な有害事象の頻度および手術28日以内の死亡リスクは、術前化学療法のほうがよかったとされているためです。

ただし、初回に最適手術が可能かどうかは、婦人科腫瘍専門の医師による慎重な検討が必要となります。

手術を実施したのちに再発リスクが高いと判断された患者さんでは、術後化学療法が推奨されています。

（下井辰徳／腫瘍内科）

腹腔内化学療法（IP療法）

Ⅰ ▶ Ⅱ ▶ **Ⅲ**

（臨床試験の進行段階）

腹腔内の播種治療に対して、腹腔内に抗がん薬を直接投与する腹腔内化学療法の効果が期待されています。さらに腹腔内温熱化学療法の有効性についての検証も進められています。

おなかの中（腹腔）にがんが散らばるように広がった状態のことを播種と呼びます。進行した婦人科がんでは播種を認めることも多く、抗がん薬を静脈から投与する方法（ＩＶ療法）に比べて、腹腔内へ直接投与する腹腔内化学療法（ＩＰ療法）の効果が以前より期待されてきました。２００６年に米国から、Ⅲ期の卵巣がん患者さんを対象として実施されたシスプラチン（商品名ブリプラチンなど）腹腔内投与の有効性を検証した第Ⅲ相の臨床試験の結果が報告され、その有効性が明らかとなりました。一方、腹腔内投与は静脈投与に比べて手順が煩雑であること、痛み、血液毒性（造血細胞の障害や血液細胞破壊によって起こる、赤血球、白血球、血小板の減少など）、感染症といった副作用の点から治療が中断されることもあり、シスプラチン腹腔内投与は標準治療として確立されるまでには至りませんでした。

その後、婦人科がんにおける化学療法の主流はシスプラチンからカルボプラチン（商品名パラプラチンなど）へと変化し、ポートやカテーテルに代表される医療用デバイスも進化しました。現在では皮下に埋没させることで安全に使用できる腹腔内投与用ポートとカテーテルも開発されており、婦人科がん以外の領域でも腹腔内化学療法に関するノウハウが蓄積されてきています。

カルボプラチン腹腔内投与に関しては、日本でⅡ期以上の卵巣がんを対象とした第Ⅲ相の臨床試験が実施されました。この試験はＪＧＯＧ*３０１９／ｉＰｏｃｃ試験と呼ばれ、標準化学療法の一つであるドーズデンスＴＣ（dose-dense TC）療法に関するものです。ＴＣはパクリタキセル（商品名タキソールなど）とカルボプラチンの2剤で、このうちカルボプラチンの静脈投与と腹腔内投与の有効性を比較・検証しています。試験自体は２０１０年から開始され、既に登録を終了しており、その結果は２０２０年末時点で解析中となっています。この試験の結果によっては、カルボプラチン腹腔内投与が標準治療の一つとして選択できるようになる可能性があり、卵巣がん治療のさらなる成績改善が期待されています。

＊JGOG：婦人科悪性腫瘍研究機構

腹腔内化学療法のしくみ

抗がん薬を送り込むためのカテーテル（医療用の細い管）のついた腹腔ポートを腹部の皮下に埋め込み、腹腔内にカテーテルを留置する。ポートに点滴の針を刺しゆっくり投与していくと、抗がん薬は腹腔内全体に広がり、播種に直接作用する。

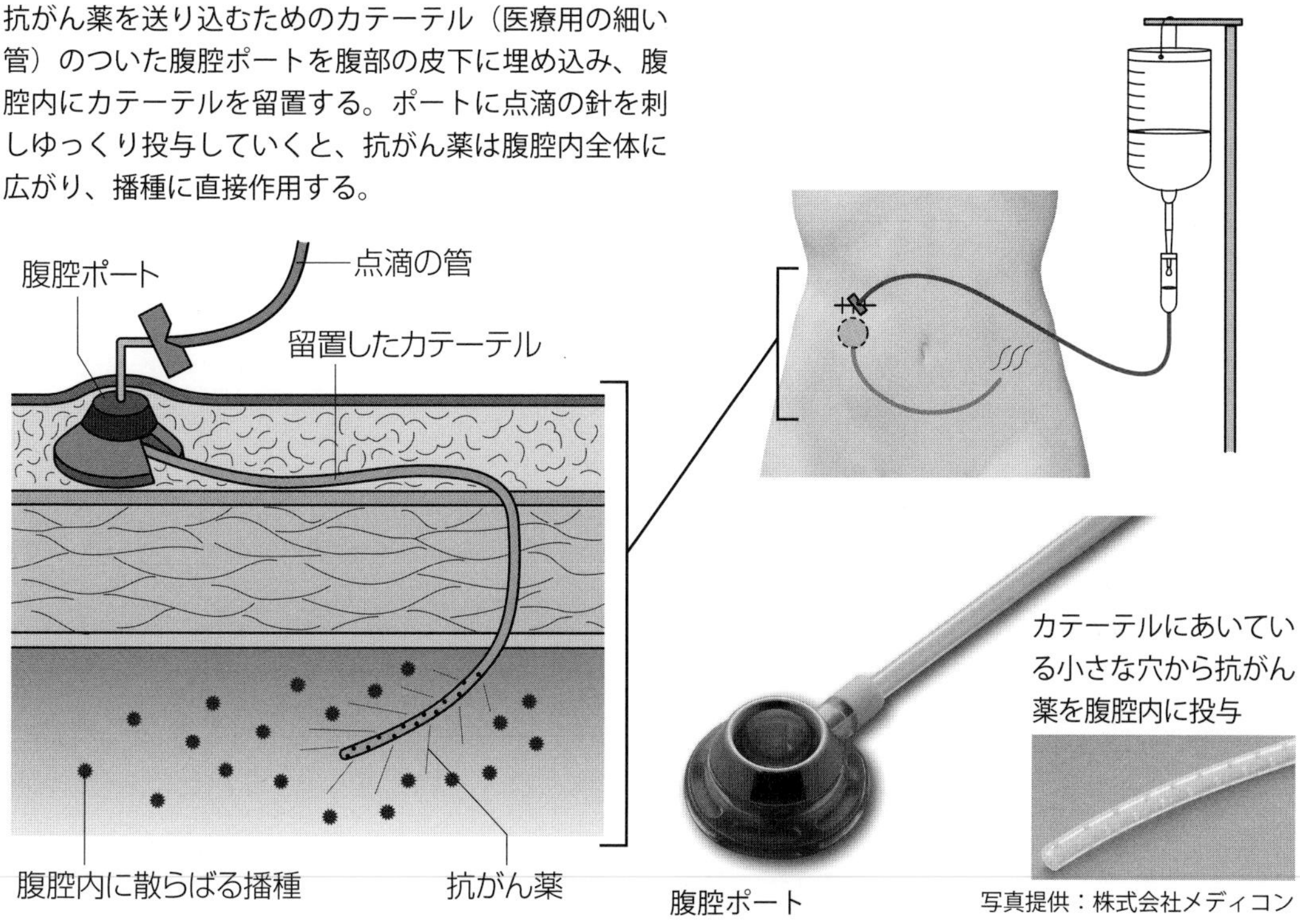

カテーテルにあいている小さな穴から抗がん薬を腹腔内に投与

腹腔ポート

写真提供：株式会社メディコン

また、腹腔内投与に関してはHIPECと呼ばれる腹腔内温熱化学療法も期待される治療法の一つです。HIPECの有効性については、2018年にオランダからⅢ期の卵巣がん患者さんを対象とした第Ⅲ相の臨床試験が報告されました。この研究ではTC療法後に実施する手術の最中に、生理食塩水を用いて腹腔内を40℃に加温し、さらにシスプラチンを腹腔内投与するHIPECと、HIPEC非併用の治療について比較・検証しています。その結果、HIPECの安全性はHIPEC非併用群と同程度であることが示されており、また有効性についても再発リスクを30％ほど軽減することが報告されました。このようにHIPECは、卵巣がんを中心として期待される腹腔内化学療法の一つではありますが、実施された研究の数がまだまだ少ないため、さらなる研究の推進が期待されています。

婦人科がんでみられることの多い播種に対して、腹腔内化学療法は特に期待される選択肢の一つと考えられます。HIPECのみならず、腹腔内化学療法についてはさまざまな薬剤や手法を検証し、その有効性を改善していくことが重要です。

（西川忠曉／腫瘍内科）

新しい分子標的薬ー子宮頸がん

I　II　III
（臨床試験の進行段階）

現在、子宮頸がんに使用できる分子標的薬は血管新生阻害薬のベバシズマブのみですが、免疫チェックポイント阻害薬の承認や遺伝子検査などによる新たな治療法が期待されます。

広義の抗がん薬には殺細胞性抗がん薬（狭義の抗がん薬）、ホルモン薬、分子標的薬などが含まれます。そもそも分子標的薬とは、がん細胞に存在するたんぱく質や遺伝子など、特定の分子を標的として作用する薬剤の総称です。

子宮頸がんに対する分子標的薬としてはベバシズマブ（商品名：アバスチン）が日本国内で保険適用されています。ベバシズマブは抗ＶＥＧＦヒト化モノクローナル抗体という薬剤（点滴）で、血管を新規に形成する血管内皮増殖因子（ＶＥＧＦ）という分子を選択的に阻害することができます。がん細胞の成長に必要な栄養素を供給する血管の形成を阻害することでその成長を妨げるだけではなく、がん細胞の血行性転移（がん細胞が血流にのって別の臓器や器官に転移すること）の抑制も期待されます。

ベバシズマブは、進行・再発子宮頸がんを対象として実施された第Ⅲ相の臨床試験において、標準治療であるパクリタキセル＋シスプラチン併用療法（ＴＰ療法）に追加することで、全生存期間を有意に延長することが示されました。一方、日本から発信されたＪＣＯＧ[*]０５０５試験で、進行・再発子宮頸がんにおけるパクリタキセル＋カルボプラチン併用療法（ＴＣ療法）とＴＰ療法の有効性が同程度であることが示されたため、ＴＰ療法またはＴＣ療法にベバシズマブを加えた三剤併用療法（次ページ図）が現在の標準治療となっています（ただし、子宮頸がんにおけるＴＣ療法とベバシズマブの併用療法の有効性については臨床試験で未確認です）。

ベバシズマブの副作用として高血圧、たんぱく尿、消化管穿孔（せんこう）などに注意する必要があります。放射線治療歴のある患者さんでは消化管穿孔のリスクが増加することが知られており、使用に際しては十分に検討することが重要です。

残念ながら、２０２１年8月の時点で子宮頸がんに対して日本で保険適用となっている分子標的薬はベバシズマブのみですが、アメリカにおいては免疫チェックポイント阻害薬の一種であるペムブロリズマブ（商品名：キイトルーダ）が子宮頸がんに対してすでに承認されています。ペムブロリズマブはがん細胞の表面に出

＊JCOG：日本臨床腫瘍研究グループ。多施設共同臨床試験を実施

現しているPD－1と呼ばれるたんぱく質に対する抗体薬であり、分子標的薬の一種でもあります。単剤での使用のみならず、放射線治療との併用や他の抗がん薬との併用による効果についても検証されている薬剤であり、臨床試験の結果が確認されしだい、日本でも新しい治療選択肢となることが期待されています。

2019年6月に日本で保険適用となった"Onco-Guide NCCオンコパネル"と"Foundation One CDxがんゲノムプロファイル"は遺伝子パネル検査と呼ばれるがん細胞遺伝子変異解析プログラムであり、個々の患者さんのがん細胞における遺伝子変異を検査するためのキットとして発売されました。標準治療が終了した、もしくは標準治療が存在しないがん患者さんを対象に実施される検査です。標準治療の選択肢が少ない子宮頸がんでは遺伝子パネル検査の活用により治療の幅が広がることが期待されます。この検査の普及によって子宮頸がんにおいても遺伝子変異を同定する(原因遺伝子を突き止める)ことが一般的となると予想され、同定された遺伝子変異（特定の分子）を標的とする治療薬の臨床試験も今後は実施される予定です。

また、分子標的薬である抗体薬に殺細胞性抗がん薬を結合させた薬剤である抗体薬物複合体の開発も進んでおり、既存の薬剤とは異なるタイプの治療法の登場が期待されます。

子宮頸がんは、その主たる原因であるヒトパピローマウイルス（HPV）感染に対するワクチン接種が普及していない東南アジアを中心として患者数が増加しており、日本をはじめ、東南アジアの国々で有効性の高い薬剤の開発が進むことが重要と考えられています。

（西川忠曉／腫瘍内科）

分子標的薬ベバシズマブを用いる3剤併用療法

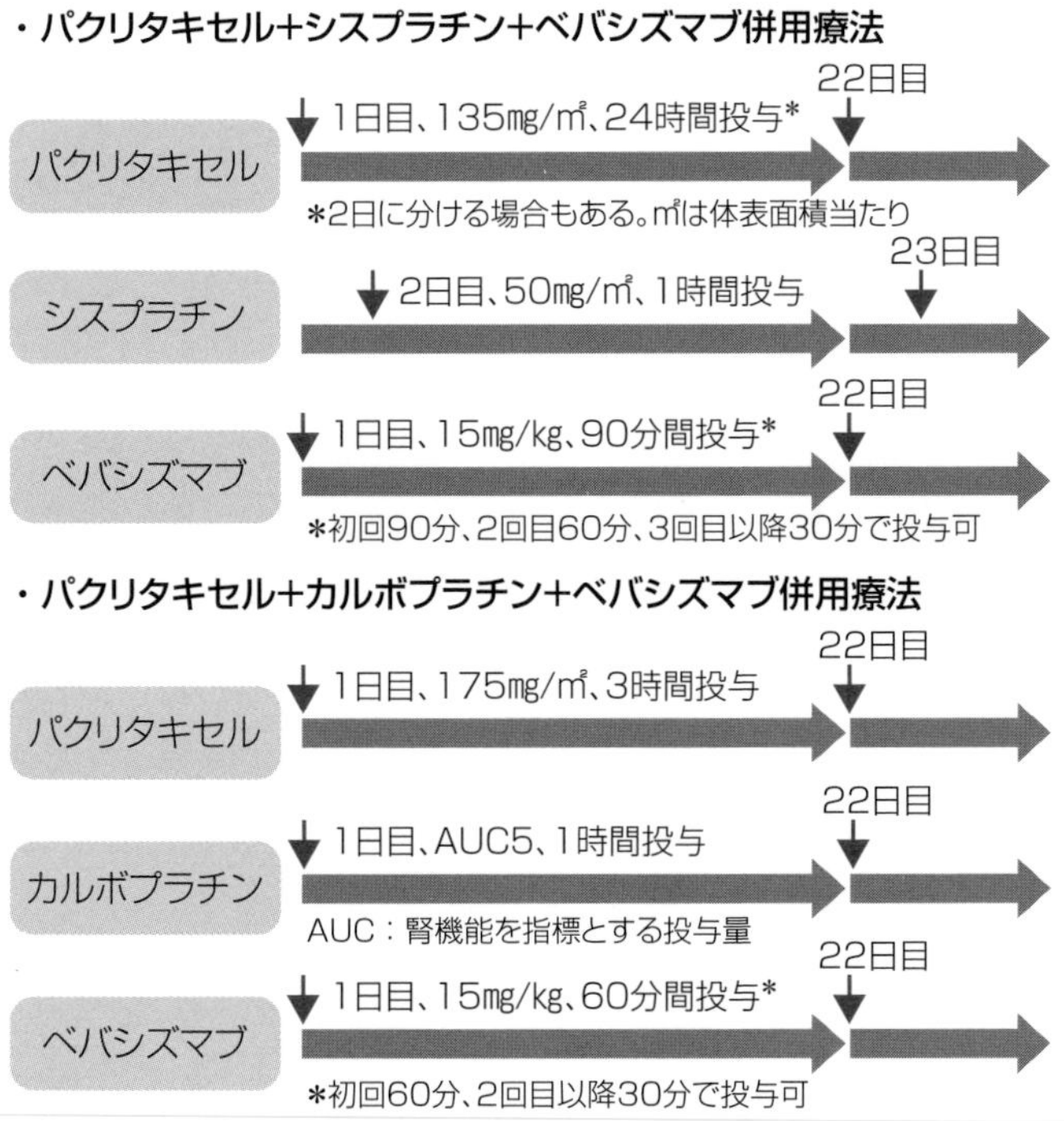

・パクリタキセル+シスプラチン+ベバシズマブ併用療法

薬剤	投与	次回
パクリタキセル	1日目、135㎎/㎡、24時間投与*	22日目
シスプラチン	2日目、50㎎/㎡、1時間投与	23日目
ベバシズマブ	1日目、15㎎/kg、90分間投与*	22日目

パクリタキセル：*2日に分ける場合もある。㎡は体表面積当たり

ベバシズマブ：*初回90分、2回目60分、3回目以降30分で投与可

・パクリタキセル+カルボプラチン+ベバシズマブ併用療法

薬剤	投与	次回
パクリタキセル	1日目、175㎎/㎡、3時間投与	22日目
カルボプラチン	1日目、AUC5、1時間投与	22日目
ベバシズマブ	1日目、15㎎/kg、60分間投与*	22日目

AUC：腎機能を指標とする投与量

ベバシズマブ：*初回60分、2回目以降30分で投与可

●両療法とも 1 サイクルは 21 日間。可能な限り継続する

新しい分子標的薬—子宮体がん

Ⅰ　Ⅱ　Ⅲ
（臨床試験の進行段階）

子宮体がんに多い遺伝子異常に対し、免疫チェックポイント阻害薬・ペムブロリズマブの効果が期待されます。ペムブロリズマブと分子標的薬同士の併用療法なども治療の選択肢として検討されています。

子宮体がんで使用可能な分子標的薬としては、ペムブロリズマブ（商品名：キイトルーダ）とパゾパニブ（商品名：ヴォトリエント）が、日本国内で承認されています。

ペムブロリズマブは高頻度マイクロサテライト不安定性（ＭＳＩ‐Ｈｉｇｈ）と呼ばれる遺伝子の異常を認めれば、がんの種類を問わずに使用可能で、免疫チェックポイント阻害薬とも呼ばれる分子標的薬です。子宮体がんの大半を占める子宮内膜がんでは、15～20％程度の症例にＭＳＩ‐Ｈｉｇｈを認めることがわかっているため、特にペムブロリズマブの活用が期待されています。日本では２０１８年に保険適用され、子宮体がんと大腸がんを中心に投与されていますが、ＭＳＩ検査はリンチ症候群（184ページ参照）と呼ばれる遺伝性疾患の補助診断としても実施されます。ＭＳＩ検査で異常を認めたことが必ずしもリンチ症候群であることを意味するわけではありませんが、リンチ症候群では一生涯で約80％の人が大腸がんを、約20～60％の人が子宮体がんを発症するとされています。一方、ＭＳＩ‐Ｈｉｇｈを有する子宮体がんではペムブロリズマブの高い有効性が報告されており、これまでの殺細胞性抗がん薬では考えられないような効果を得ることもあります。

ペムブロリズマブの副作用は免疫関連有害事象とも呼ばれ、甲状腺機能障害や１型糖尿病に代表される内分泌障害、皮膚障害、肺炎や腸炎など、殺細胞性抗がん薬とは異なる多様な症状を示すことが特徴です。

パゾパニブは、２０１２年に切除不能な悪性軟部腫瘍（肉腫）を対象として保険適用となった経口マルチキナーゼ阻害薬で、子宮体がんのなかでも子宮肉腫に対して使用可能な分子標的薬です。子宮肉腫は平滑筋（へいかつきん）肉腫、子宮内膜間質（かんしつ）肉腫、腺肉腫などに分類され、日本で年間５００例ほどの発症が報告されています。パゾパニブはがん細胞の増殖に関与する血管新生を阻害することで、腫瘍の増殖を抑えることができると考えられています。そのため副作用としては創傷治癒（そうしょうちゆ）遅延や高血圧など血管にかかわるものから、下痢、血小板数低下、甲状腺機能障害のような内分泌障害までさまざまな症状を呈する

がん種別のMSI-High（MMR：ミスマッチ修復遺伝子欠損）固形がんの割合

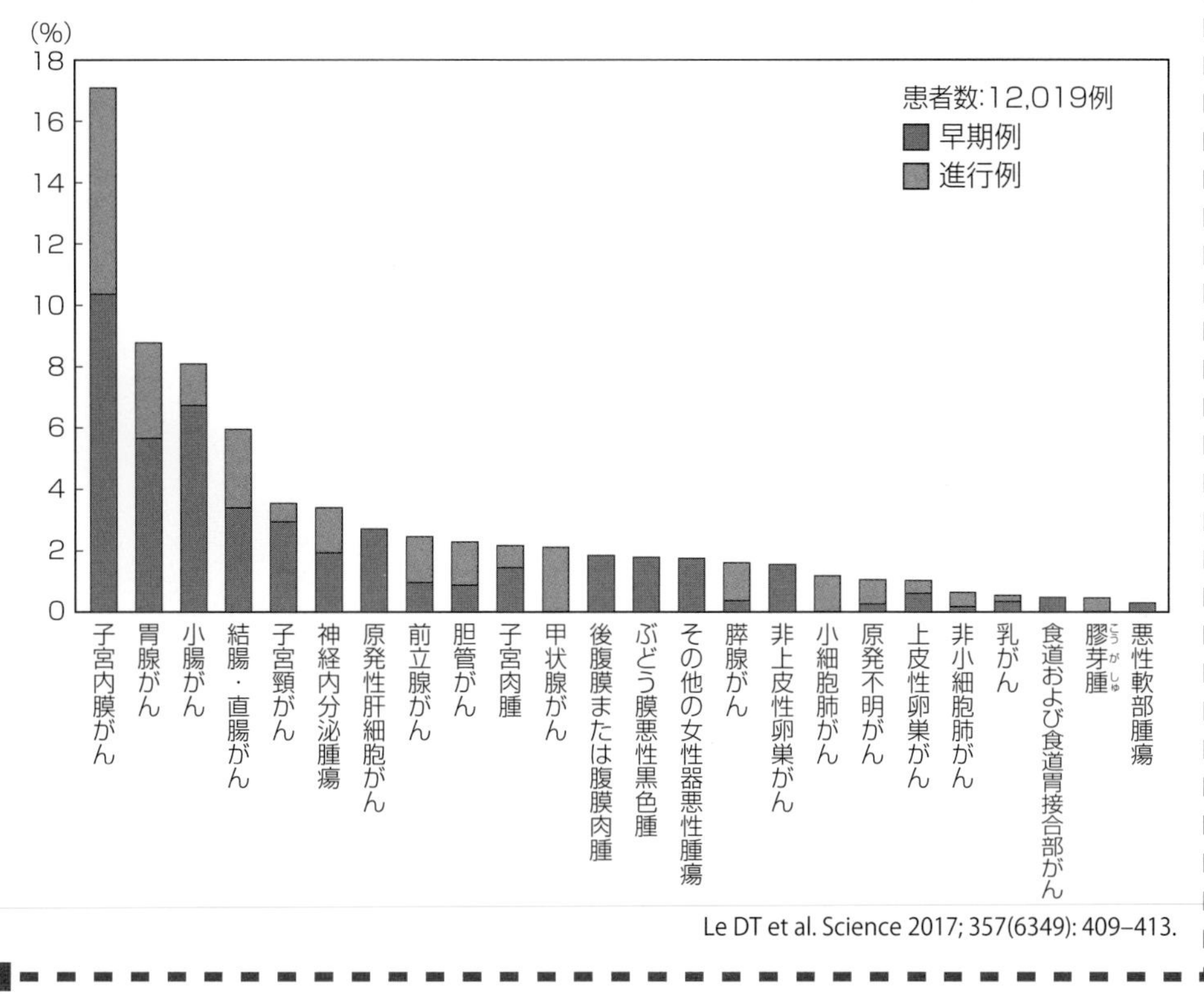

Le DT et al. Science 2017; 357(6349): 409–413.

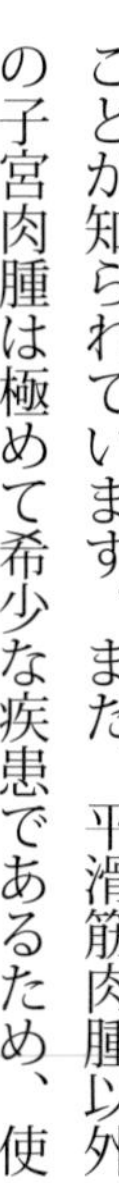

ことが知られています。また、平滑筋肉腫以外の子宮肉腫は極めて希少な疾患であるため、使用可能ではあるものの、パゾパニブの有効性は不明となっています。

　これまでは特殊な条件下でのみ分子標的薬は子宮体がんに対して使用可能でしたが、レンバチニブ（商品名：レンビマ）という薬剤とペムブロリズマブの併用療法が、子宮肉腫を除いた子宮体がんに有効であることが第Ⅲ相の臨床試験で示され、アメリカではすでに承認を得ています。レンバチニブはパゾパニブと同様の経口マルチキナーゼ阻害薬で、作用機序（効果を及ぼすしくみ）がパゾパニブとやや異なるものの、日本では切除不能な肝細胞がんや甲状腺がんですでに承認を得ています。レンバチニブとペムブロリズマブ併用の副作用は、パゾパニブとペムブロリズマブの副作用をそれぞれ足したようなものであり、有害事象の対応については十分な準備が必要です。

　これまで分子標的薬による治療選択肢が少なかった子宮体がんですが、今後は分子標的薬同士の併用療法や、他の領域で開発の進む抗体薬物複合体（169ページ参照）を用いた臨床試験などが進むことが期待されています。ただし、いずれの薬剤の副作用もこれまで使用されてきた殺細胞性抗がん薬の副作用とは大きく異なっており、その対応については十分な対策と注意が必要です。

（西川忠曉／腫瘍内科）

新しい分子標的薬ー卵巣がん

Ⅰ Ⅱ Ⅲ

（臨床試験の進行段階）

卵巣がんに対し血管新生阻害薬のベバシズマブ、ＰＡＲＰ阻害薬のオラパリブ、ニラパリブが承認されています。新しい分子標的薬の開発による治療選択肢の増加が期待されます。

卵巣がんに対する分子標的薬としてはベバシズマブ（商品名：アバスチン）、オラパリブ（商品名：リムパーザ）、ニラパリブ（商品名：ゼジューラ）が日本国内で保険適用となっています。

抗ＶＥＧＦ抗体であるベバシズマブ（詳細は新しい分子標的薬—子宮頸がんの項を参照）は、複数の第Ⅲ相の臨床試験で卵巣がんに対する有効性が確認され、２０１３年に日本でも承認されました。一方、これらの臨床試験では卵巣がんの無増悪（ぞうあく）生存期間（がんが増悪しない期間）が延長されることは示されているものの、全生存期間（患者さんの生存期間）は延長されないことも報告されており、その有効性の解釈については現在も意見が分かれるところです。

ベバシズマブの問題点としては高血圧、たんぱく尿、消化管穿孔、高額な薬剤費などが挙げられ、その投与に際しては使用法、対象、副作用のリスクなどの十分な検討が重要です。

オラパリブはＰＡＲＰ阻害薬の一種で、傷ついたＤＮＡの修復を行うポリアデノシン5'二リン酸リボースポリメラーゼ（ＰＡＲＰ）というたんぱく質を標的とし、その作用を阻害する薬剤（内服）です。ＰＡＲＰは抗がん薬によってダメージを受けた卵巣がんのＤＮＡも修復してしまうため、ＰＡＲＰ阻害薬を抗がん薬に引き続いて投与する、もしくは抗がん薬と併用することで、その有効性を期待することができます。

一方、生まれつき卵巣がんの罹患（りかん）リスクが高い患者さん（ＢＲＣＡ遺伝子変異陽性など）にはＰＡＲＰ阻害薬の有効性が高いことがわかっていますが、そうでない患者さんでは有効性が高くないことも報告されています。オラパリブはプラチナ製剤感受性再発卵巣がんにおいて、再発後のプラチナ化学療法が有効であった場合に限り、その後の維持療法（再発・再燃を防ぐ治療）として２０１８年に日本でも保険適用されました。ＢＲＣＡ遺伝子変異陽性の患者さんに限り、初発卵巣がんにおいてもプラチナ化学療法後の維持療法として２０１９年に日本で承認されています。また、ＨＲＤ*と呼ばれる遺伝子の不安定性を有する患者さんでは、初回治療後の維持療法として、オラパリブとベバシズマブの併用療法も２０２０年に承認されています。

＊ＨＲＤ：相同組換え修復欠損

オラパリブの問題点には貧血、倦怠感、食欲低下、高額な薬剤費などが挙げられ、維持療法の期間を十分に検討することが重要です。

ニラパリブもPARP阻害薬の一種であり、オラパリブと同様の作用機序を有する薬剤（内服）です。初発卵巣がん、プラチナ製剤感受性再発卵巣がんのいずれにおいても、プラチナ化学療法後の維持療法として2020年に日本で保険適用されました。オラパリブとの最大の違いは、BRCA遺伝子変異陽性の患者さんに限らず、初発時の維持療法として使用可能な点です。しかしながら、BRCA遺伝子変異を認めない患者さんにおけるニラパリブの有効性は限定的であり、その使用については十分な検討が必要と考えられます。ニラパリブの問題点としては高額な薬剤費のみならず、オラパリブよりも一般的に骨髄抑制（骨髄のもつ血液をつくる機能が低下した状態）が強く血小板の減少を認めやすいこと、血圧の上昇を認めることがある点などに注意が必要です。

PARP阻害薬については、日本では未承認ながら、ルカパリブ、ベリパリブ、タラゾパリブといったさまざまな薬剤の開発が進められており、その有効性の報告が期待されています。

2013年にベバシズマブが承認されて以来、卵巣がんにおいては8年間で3種類の分子標的薬が承認されました。現在も殺細胞性抗がん薬が卵巣がんに対する薬物療法の中心であることに変わりはなく、分子標的薬についてはいままでと異なる副作用や高額な薬剤費などの問題点を解決する必要があります。しかしながら、さまざまな分子標的薬の開発が進行しており、これまでとは異なるアプローチによる治療選択肢の増加が期待されます。（西川忠曉／腫瘍内科）

■分子標的薬３剤の投与法と薬価

薬剤	ベバシズマブ	オラパリブ	ニラパリブ＊
投与方法	3週間ごとの点滴（殺細胞性抗がん薬との併用）	連日の内服 2回/日	連日の内服 1回/日
投与量	15mg/kg	600mg/日	200mg/日
薬価	¥136,293/400mg	¥5,185.1/150mg	¥10,370.2/100mg
18週間の薬剤費（体重50kgの場合）	¥1,635,516	¥2,613,290	¥2,613,290
患者さんの負担額＊＊（公的医療保険適用による3割負担の場合の概算）	¥490,655	¥783,987	¥783,987

＊ただし、ニラパリブは体重が77kg以上で、血小板数が150,000/μL以上の場合、1日1回300mgを投与する

＊＊1カ月間の自己負担額が一定限度を超えると公的医療保険から払い戻しを受けられる「高額療養費制度」が利用できる

婦人科がんに対する免疫チェックポイント阻害薬

Ⅰ Ⅱ Ⅲ
（臨床試験の進行段階）

マイクロサテライト不安定性の高い婦人科がんに、免疫チェックポイント阻害薬が保険適用されました。単独、併用使用など、さまざまな形で治療の選択肢の広がりが期待されます。

私たちの体には、ウイルスやがん細胞などの異物に対して反応し、排除しようとする働き（免疫）があります。その際、過剰な免疫反応が起こらないように調節するためのアクセルとブレーキの役割を果たすシグナルがあることもわかっており、アクセルが働くと、細胞性免疫を担当するT細胞が活性化してがん細胞に対する攻撃が行われますが、ブレーキが働くと、T細胞はTCR（T細胞受容体）を介してがん抗原を認識していても、がん細胞を攻撃できない状態になります。これをT細胞の疲弊化（T cell exhaustion）と呼び、その調節をつかさどる分子を免疫チェックポイント分子と呼びます。

代表的な免疫チェックポイント分子にはPD-1、CTLA-4などがあり、それぞれの分子を阻害する抗体薬剤が免疫チェックポイント阻害薬として承認を受けています。免疫チェックポイント阻害薬には免疫チェックポイント分子を阻害することで、ブレーキのかかったT細胞を再び活性化させ、がんに対する免疫反応（抗腫瘍免疫）を回復させる作用があります。

最近まで婦人科がんに対して保険診療で使用できる免疫チェックポイント阻害薬はありませんでしたが、2018年12月にDNAミスマッチ修復（MMR：mismatch repair）遺伝子によるDNAマイクロサテライト不安定性が高い（MSI-High）固形がんに、抗PD-1抗体ペムブロリズマブ（商品名：キイトルーダ）が保険適用されました。この薬が使えるかどうかの判断をするために、あらかじめマイクロサテライト不安定性検査（MSI検査）を受ける必要がありますが、すでに手術や病理検査で得られた組織を使って調べるため、多くの場

ミスマッチ修復機能の異常

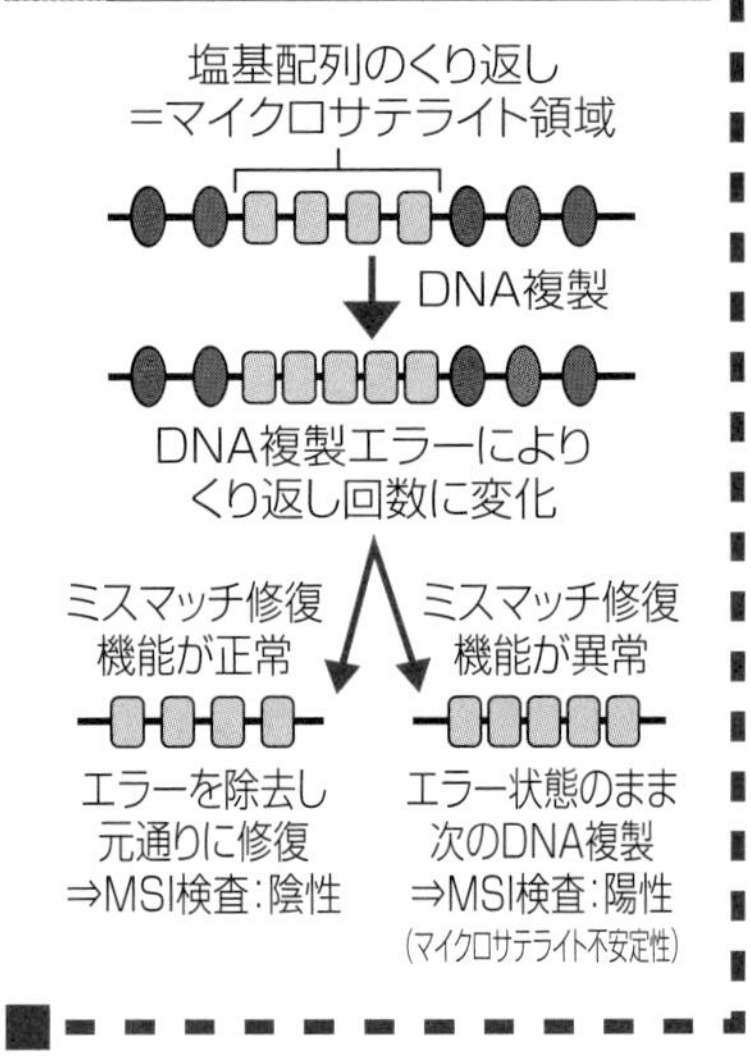

免疫チェックポイント阻害薬が作用するしくみ

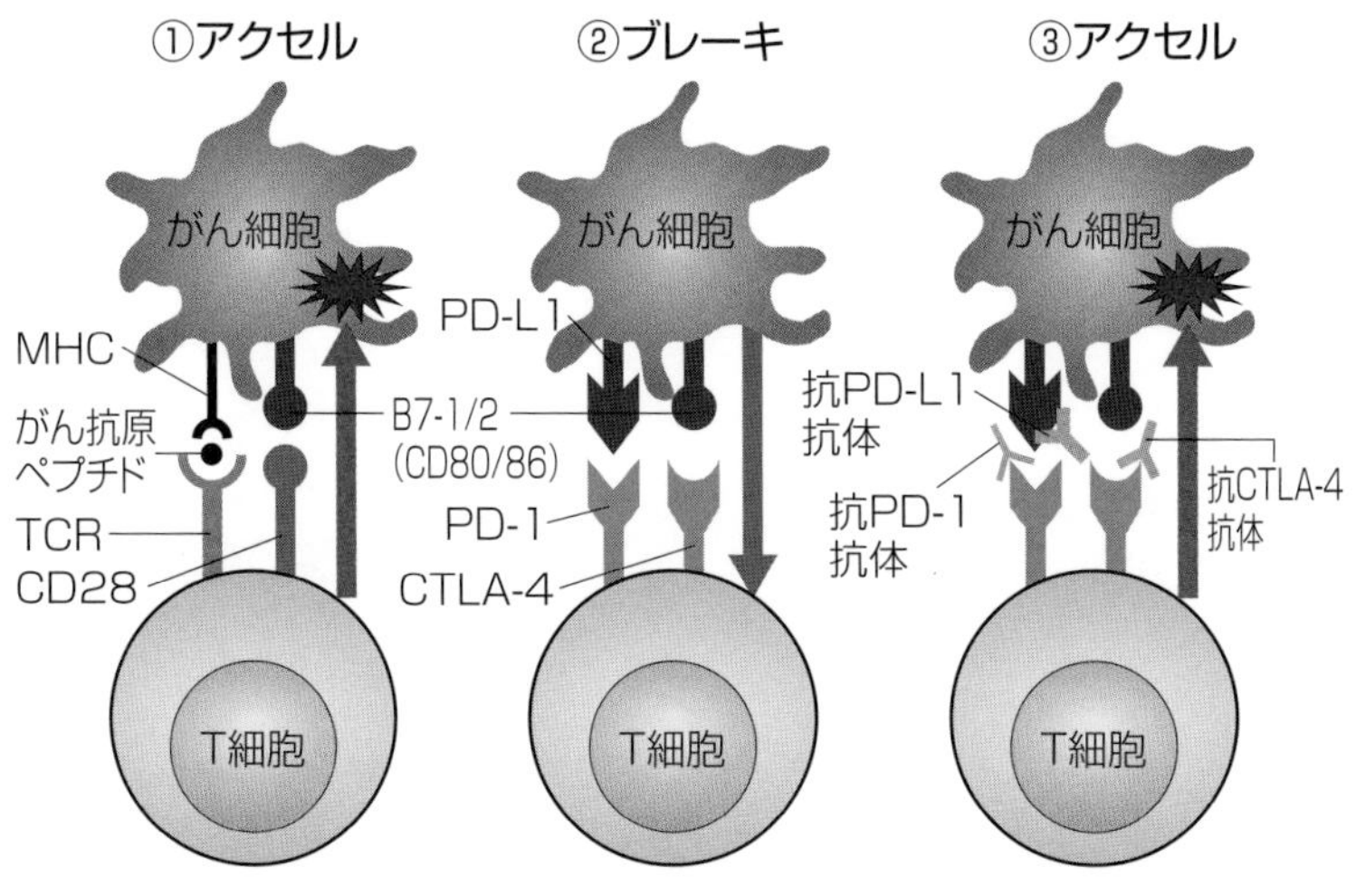

①T細胞はTCRを介したシグナルと、CD80/86にCD28が結合することによる補助シグナルにより活性化し、がん細胞を攻撃する。

②免疫反応が過剰に起こると、T細胞上にPD-1、CTLA-4が発現し、それぞれがん細胞上のPD-L1、CD80/86と結合してT細胞の活性化を抑制する。

③T細胞にブレーキをかける分子に対する抗体（抗PD-1 / 抗PD-L1 / 抗CTLA-4）を投与すると抑制シグナルがかからなくなり、T細胞の機能が回復する。

合、新たに追加の処置を受ける必要はありません。検査結果が判明するまでは２週間程度かかります。ＭＳＩ検査は原則として、現在国内で標準的に行われている化学療法がすでに終了している患者さんに限られますが、結果陽性と診断されれば、がん種を問わずペムブロリズマブの投与を受けることができます。

ＭＳＩは、さまざまながんにみられますが、その頻度はがんの種類によって異なることが知られています。例えば子宮体がんは15～30％と高頻度ですが、子宮頸がんでは5～10％程度、卵巣がんでは1～2％程度と比較的まれです。

したがってすべての患者さんにペムブロリズマブが使えるわけではありませんが、ＭＳＩが観察されるがんは免疫チェックポイント阻害薬の効果が通常より高まることが知られており、特にＭＳＩ‐Ｈｉｇｈの子宮体がんでは奏効割合（30％以上がんが小さくなった人の割合）が50～60％と非常に有望な薬剤となっています。

すでに２０１９年９月に米国ではＭＳＩ検査の結果にかかわらず、進行子宮体がんに対してペムブロリズマブとマルチキナーゼ阻害薬であるレンバチニブ（商品名：レンビマ）の併用療法がＦＤＡ（アメリカ食品医薬品局）の承認を受けており、現在は従来の化学療法と比較する国際共同第Ⅲ相試験が行われています。また、その他の婦人科がんにおいてもさまざまな免疫チェックポイント阻害薬が単独、または殺細胞性抗がん薬／ＰＡＲＰ阻害薬／分子標的薬との併用で開発が進んでおり、まさに日進月歩で治療の選択肢が広がっています。

（千葉洋平／腫瘍内科）

がんゲノム医療と子宮がん、卵巣がん

がんを発生させる遺伝子変異を突き止め、個々の変異に適する抗がん薬で治療効果を上げるゲノム医療。子宮がん・卵巣がんでもゲノム医療に基づく薬の開発が進められています。

●がんゲノム医療とは

・がんの発生とゲノム

ゲノムとは、遺伝子をはじめとした遺伝情報のことで、人のゲノムは一人ひとり違っています。ゲノムのなかでも、どのようなたんぱく質をつくるかという設計図の部分が遺伝子と呼ばれます。たんぱく質は生物においては、さまざまな働きをもつ重要な物質です。遺伝子に変化が起こるとたんぱく質が正常につくられず、病気の原因になることがあります。

遺伝子の異常によってがんが発生する場合、大きく二つの系列に分類されます。一つは生殖細胞系列の遺伝子異常、もう一つは体細胞系列の遺伝子異常です。人は母親の卵子、父親の精子の遺伝子を引き継ぎ、生まれもった遺伝子は体質などに影響します。生まれもった遺伝子を生殖細胞系列の遺伝子と呼びます。生殖細胞系列の遺伝子の病的な異常によりがんの発生リスクが上昇することがあります。生殖細胞系列の遺伝子の病的な異常により発生したがんを遺伝性腫瘍と呼びます。

人は生きている限り、細胞の分裂が日々くり返されており、分裂時に起こったコピーミスが、たまたま発がんに関連する遺伝子で起こると、がん細胞ができやすくなります。生まれもった遺伝子の異常を生殖細胞系列の異常と呼び、それ以外の遺伝子異常、つまり生まれたあとに生じた遺伝子の異常を体細胞系列の遺伝子異常と呼びます。

がん細胞は、正常な細胞の遺伝子に2個から10個程度の傷がつくことにより発生するといわれます（次ページ右図）。生まれもった遺伝子変異（生殖細胞系列変異）で、がんになりやすくなることもありますが、実際は喫煙、ウイルス感染、飲酒などによる環境や、偶然により発生した体細胞系列の遺伝子異常によりがんが起こることが多く、いわゆる遺伝の影響は発がんの原因全体の5％程度と考えられています。

・ゲノム検査と治療

技術の進歩により、人のゲノムを調べることができるようになりました。がん患者さんの1

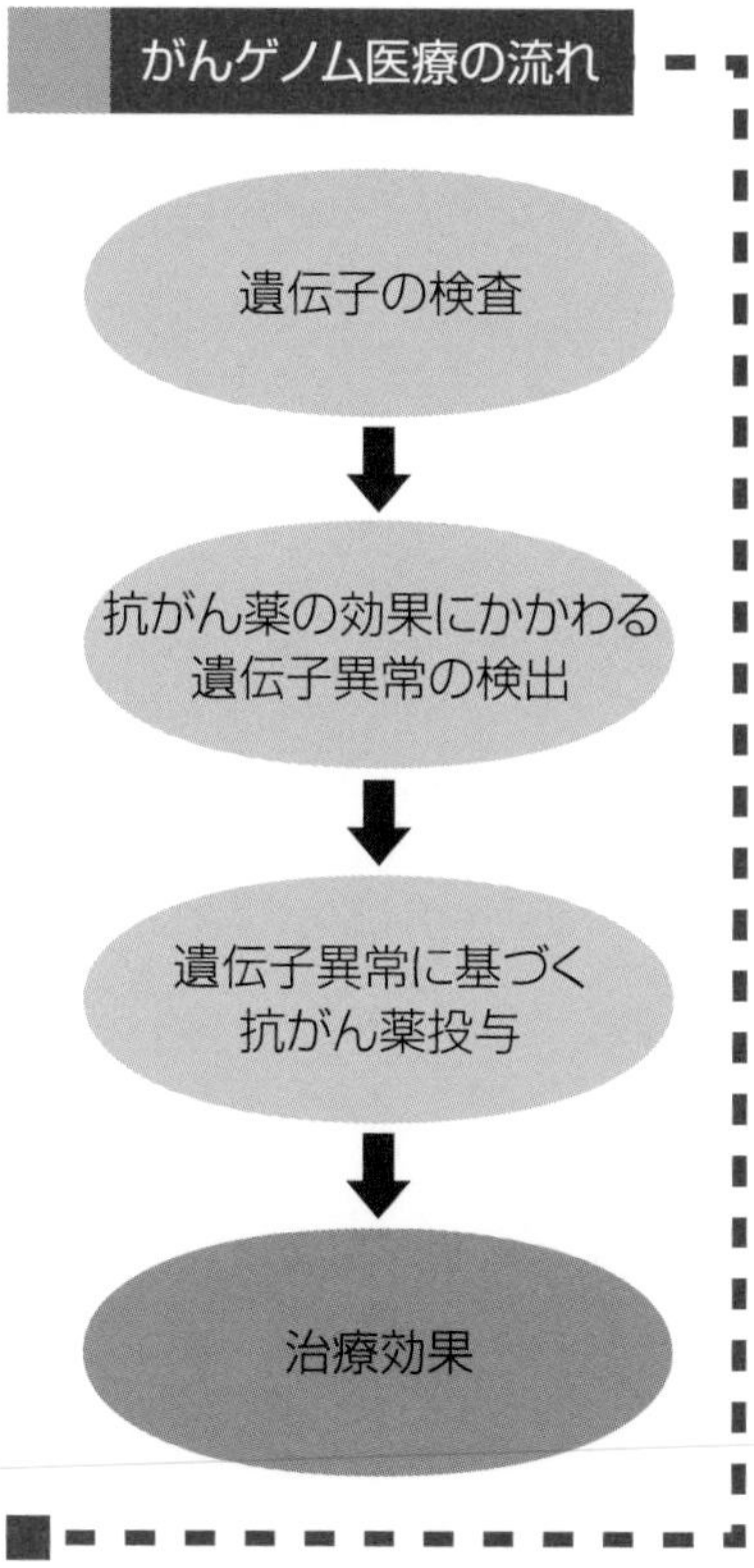

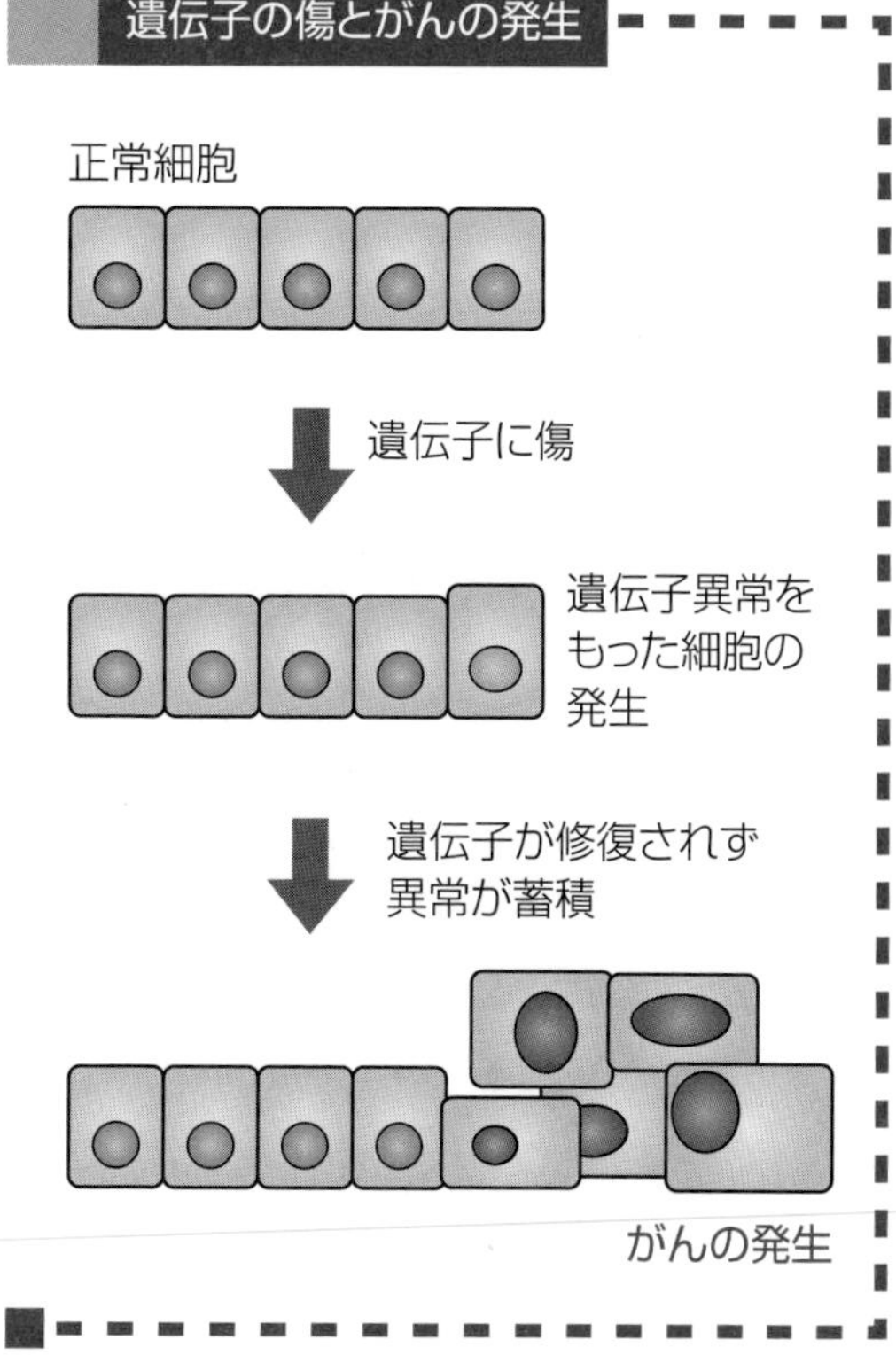

00種類以上の遺伝子異常を調べることのできるがん遺伝子パネル検査が2019年に保険適用となり、これまでに多くのがん患者さんが検査を受けています。

近年開発が進んでいる分子標的薬と呼ばれるものは、がんに特徴的な異常なたんぱく質を標的として作用することでがんを抑える抗がん薬です。異常なたんぱく質は遺伝子異常が原因となってつくられるため、患者さんのがん細胞の中に、対応する遺伝子異常があるかどうかを調べるゲノム検査が重要になります。がんゲノム医療とは、がんの遺伝子異常によって、個々の患者さんの体質や病状に合わせて治療などを行う医療のことです（上左図）。

卵巣がんでは、BRCA遺伝子の検査が保険適用で、PARP阻害薬の適応の判断に用いられます。また、BRCA1遺伝子またはBRCA2遺伝子の生殖細胞系列の病的な異常が原因で、乳がんや卵巣がんを高いリスクで発症することがあり、遺伝性乳がん卵巣がん（HBOC：Hereditary Breast and Ovarian Cancer）と呼びます。

100種類以上の遺伝子異常を調べる検査である、がん遺伝子パネル検査は標準治療がない、または終了したなどの条件を満たす場合に行われていますが、遺伝子異常をもとにした治療薬は依然として乏しく、治療開発が急務と考えられています。

がんゲノム医療の流れ

遺伝子の傷とがんの発生

●子宮がん・卵巣がんの遺伝子異常

それぞれのがんには、組織型といってがんの細胞の種類による分類があります。同じ臓器から発生したがんでも組織の頻度は、同じ臓器から発生したがんでも組織型によって異なります。子宮体がんと卵巣がんにもさまざまな組織型があるため、組織型ごとの遺伝子異常が異なります（次ページ表）。

子宮体がんにはさまざまな遺伝子異常が報告されていますが、治療に結びつく遺伝子異常としてはミスマッチ修復遺伝子と呼ばれる遺伝子の異常が挙げられます。DNAを複製する際に生じるエラーをミスマッチと呼び、ミスマッチを修復する遺伝子としてMLH1、MSH2、MSH6、PMS2などがあります。ミスマッチ修復がうまく働かない遺伝子異常によるがんには、分子標的薬の一種である免疫チェックポイント阻害薬がよく効くことが知られています（174ページ「免疫チェックポイント阻害薬」参照）。

ミスマッチ修復遺伝子異常を認める患者さんの一部は、生殖細胞系列にも遺伝子異常を認め、遺伝性腫瘍を引き起こすリスクがあるリンチ症候群と診断されることがあります（184ページ「その他の遺伝性子宮がん・卵巣がん」参照）。

卵巣がんで治療に結びつく遺伝子異常には、遺伝子の傷を治す機能が弱くなるBRCA1やBRCA2の変異があり、PARP阻害薬という薬剤の効果が期待されます。この変異は、前述の遺伝性乳がん卵巣がんと診断されることがあります（180ページ「遺伝性乳がん卵巣がん（HBOC）の検査と今後のあり方」参照）。

他にもさまざまな遺伝子異常により遺伝子修復機能が弱くなることがわかっており、それをHRD[*]スコアという形で数値化し、高値（HRD陽性）と判断された場合にもPARP阻害薬の効果が期待されます。

遺伝性腫瘍の懸念がある場合は遺伝カウンセリングが必要となります。

●子宮がん・卵巣がんに対するゲノム医療時代の治療開発

子宮体がんのMSI検査、卵巣がんのBRCA検査以外には、まだまだ治療に結びつきやすい遺伝子異常は乏しいのが現状です。2021年1月の時点で、NTRK融合遺伝子が検出された進行・再発の固形がん（子宮体がん、卵巣がんを含む）の患者さんに、エヌトレクチニブ（商品名：ロズリートレク）という分子標的薬が保険適用となっていますが、非常にまれな遺伝子異常が対象です。

子宮体がんでは比較的高頻度に認めるPTENやPIK3CAといった遺伝子異常は、PI

*HRD：相同組換え修復欠損

■子宮体がん・卵巣がんの組織型と遺伝子変異

子宮体がんの組織型と遺伝子変異

組織型	低異型度類内膜がん	高異型度類内膜がん	漿液性がん	明細胞がん
よくみられる遺伝子異常	ARID1A, PTEN, KRAS, PIK3CA, CTNNB1, MLH1, MSH2, MSH, MSH6, PMS2	ARID1A, PTEN, KRAS, PIK3CA, CTNNB1, MLH1, MSH2, MSH, MSH6, PMS2, TP53	TP53, FBXW7, CCNE1, HER2,	TP53, PTEN, ARID1A, PIK3CA

卵巣がんの組織型と遺伝子変異

組織型	低異型度漿液性がん	高異型度漿液性がん	粘液性がん	類内膜がん	明細胞がん
よく見られる遺伝子異常	KRAS, BRAF	TP53, BRCA1, BRCA2	TP35, KRAS, ERBB2, RNF43, ARID1A	PTEN, PIK3CA, ARID1A, PPP2R1A	PIK3CA, PTEN, ARID1A, PPP2R1A

Yen TT.et al. Int J Gynecol Pathol. 2020 ;39(1):26-35　Dion L.et al. J Clin Med. 2020:15;9(7):2239

３Ｋ／ＡＫＴ経路と呼ばれるがんの増殖にかかわる経路を活性化するため、これらの経路を阻害するＡＫＴ阻害薬の開発が進んでいます。

卵巣がんにおいては、卵巣がんの組織型のなかで、欧米ではまれですがアジア人にはよくみられる明細胞がんでもＰＩ３Ｋ／ＡＫＴ経路の遺伝子異常が多いため、ＡＫＴ阻害薬の開発が期待されています。

がんゲノム医療で突き止められた遺伝子変異に対する薬剤で、有効性が認められ保険適用となっている薬剤はまだまだ少ないため、ゲノム検査結果に基づく薬剤の開発は今後の課題とされます。

個々の遺伝子異常の種類を共通にもつ患者さんの数は非常に限られているために希少フラクションと呼ばれます。保険適用を目指して行われる抗がん薬の臨床試験は、数百から数千人の患者さんを対象に行われることがあります。しかし、希少フラクションに対する薬剤開発をそのような規模で行うことは難しいため、少ない患者さんで評価する手法や、がん種を越えて同じ遺伝子異常をもつ患者さんを集める、バスケット試験と呼ばれる臨床試験の開発なども行われています。今後、ゲノム医療に基づく抗がん薬の開発が進むことが期待されます。

（須藤一起／腫瘍内科・先端医療科）

遺伝性乳がん卵巣がん(HBOC)の検査と今後のあり方

白血球内の遺伝子変異の有無を調べて、遺伝性乳がん卵巣がんを診断する検査と遺伝カウンセリングが保険承認されました。がん発症リスク低減のための研究が進められています。

●遺伝性乳がん卵巣がんとは?

ある特定の遺伝子の変異(遺伝子の並びに変化が起こること)によって発生する遺伝性腫瘍の研究が進んできています。婦人科関連の遺伝性腫瘍の代表的なものが遺伝性乳がん卵巣がん(HBOC:Hereditary Breast and Ovarian Cancer)です。HBOCは、BRCA1あるいはBRCA2遺伝子(あわせてBRCA1/2遺伝子と呼ぶ)のどちらかに生じた変異が原因となり生じます。BRCA1/2遺伝子の主な役割は遺伝子で起こった異常の修復ですが、この機能がうまく働かなくなると、全身の細胞で遺伝子の変異が蓄積しやすくなり、がんの発生リスクが高まります(下図)。

BRCA1/2遺伝子変異のもう一つの特徴は、血縁者の間で同じ体質を共有する場合が多いことです。これは、常染色体顕性(けんせい)(優性)遺伝という形式で、親から子へと50%の確率で受け継がれるためです。

BRCA1/2遺伝子変異をもつ人には乳がんや卵巣がんなどを含め、特定の悪性腫瘍が高い頻度で発生しやすくなることが知られています(次ページグラフ)。通常よりも若年からがんを発症すること、乳がんでは同側あるいは対側の乳房にくり返して発症する場合があるという特徴もわかっています。女性のみでなく、男性にも前立腺がんや乳がん、その他、膵臓(すいぞう)がんの

BRCA1/2遺伝子の働き

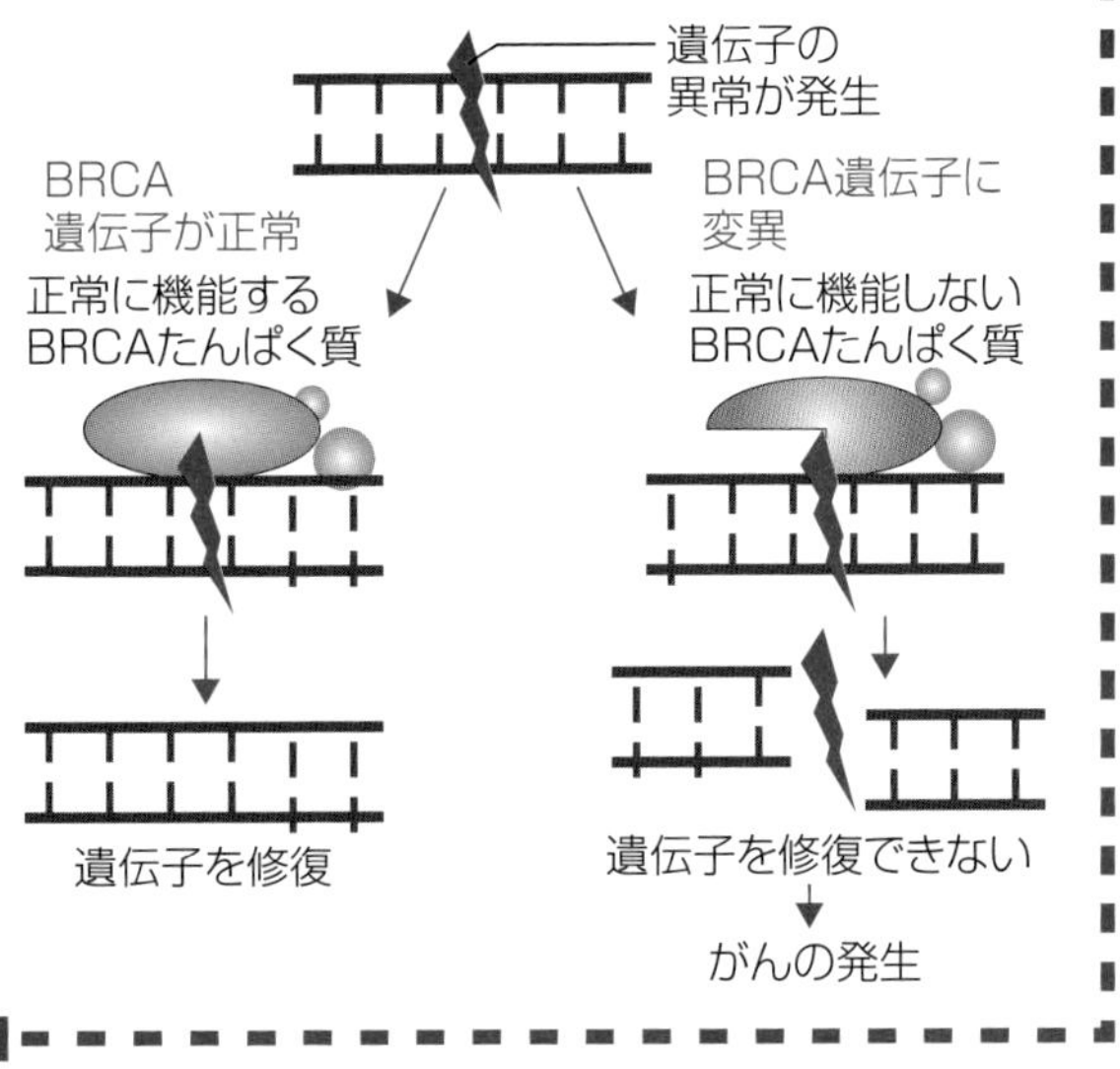

リスクが高まります。

NCCNガイドライン*では、卵巣がんに罹患した患者さんすべてに対しBRCA1／2遺伝子検査を受けることを勧めています。

なお、本項では、乳がん、卵巣がんが未発症の場合も含め、BRCA1／2遺伝子に変異を有する状態をすべて「遺伝性乳がん卵巣がん（HBOC）」と呼びます。

遺伝性乳がん卵巣がんにおける乳がんおよび卵巣がんの累積発症率

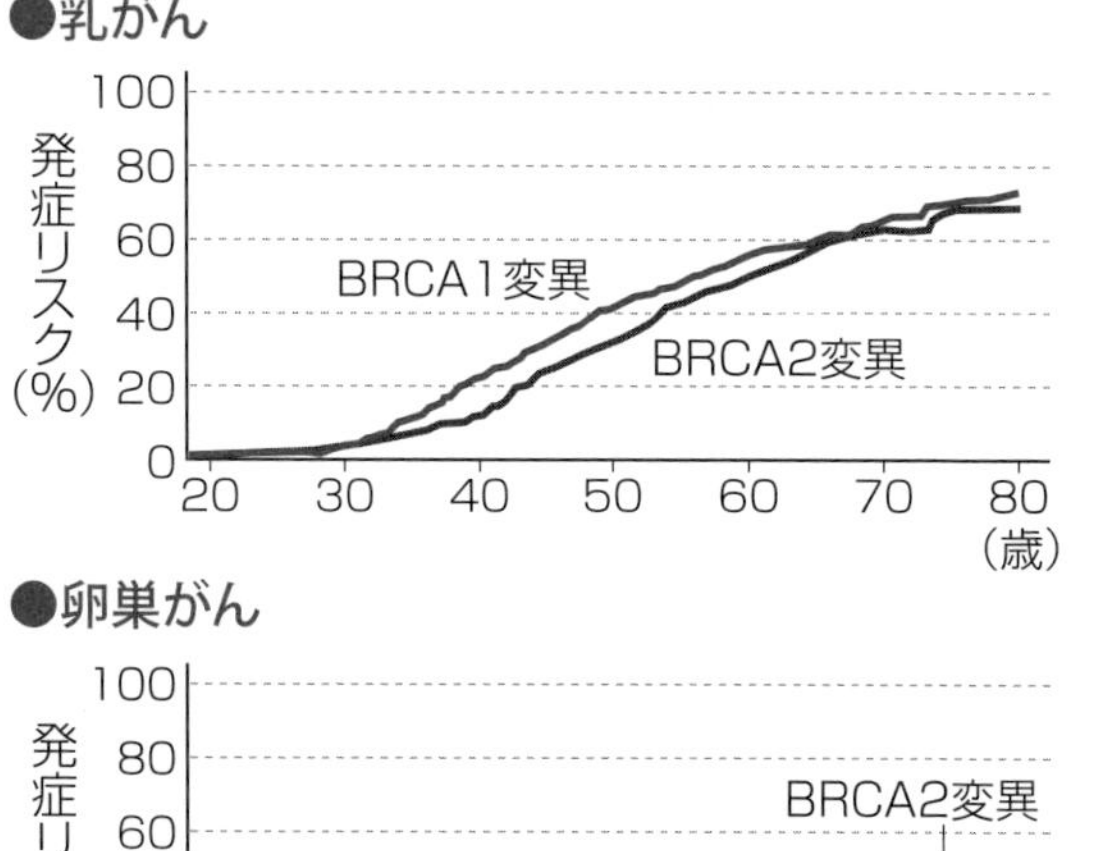

80歳までに80％近い人に乳がんが、BRCA1変異では50％、BRCA2変異では20％近い人に卵巣がんが発生することが報告されている。

Kuchenbaecker KB .et al.JAMA.2017;317(23):2402-2416

●遺伝性乳がん卵巣がんの診断

BRCA1／2は全身の細胞に存在する遺伝子です。HBOCは血液中の白血球のBRCA1／2遺伝子の変異の有無を調べることで診断できます。国内ではBRACAnalysisという検査が広く行われており、7㎖の採血で実施できます。この検査は、一定の条件を満たす乳がんの患者さんおよびすべての卵巣がんの患者さんを対象に保険承認されています。

卵巣がんの患者さんは誰でも希望すれば保険診療でBRACAnalysisを受けることができます。HBOCの診断に伴い患者さんは多くの問題に直面することになります。それらに対し適切な対応が行えるよう、同時に遺伝カウンセリングも保険承認されました。BRACAnalysisの実施にあたっては、遺伝カウンセラーや遺伝専門医によるカウンセリングを受けることが大切です。

2020年11月にmyChoice診断システムがオラパリブ（商品名：リムパーザ）およびベバシズマブ（商品名：アバスチン）のコンパニオン診断として、進行卵巣がんを対象に保険承認されました。コンパニオン診断とは、医薬品の効果や副作用を事前に予測するために行われる検査です。myChoice診断システムでは、腫瘍組織のBRCA1／2遺伝子の変異の有無が明らかになります。最近は、この検査が契機となってHBOCの診断につながるケースが増えています。

＊NCCNガイドライン：米国の代表的なガイドラインの一つ

日本人の卵巣がんにおけるBRCA1/2遺伝子変異

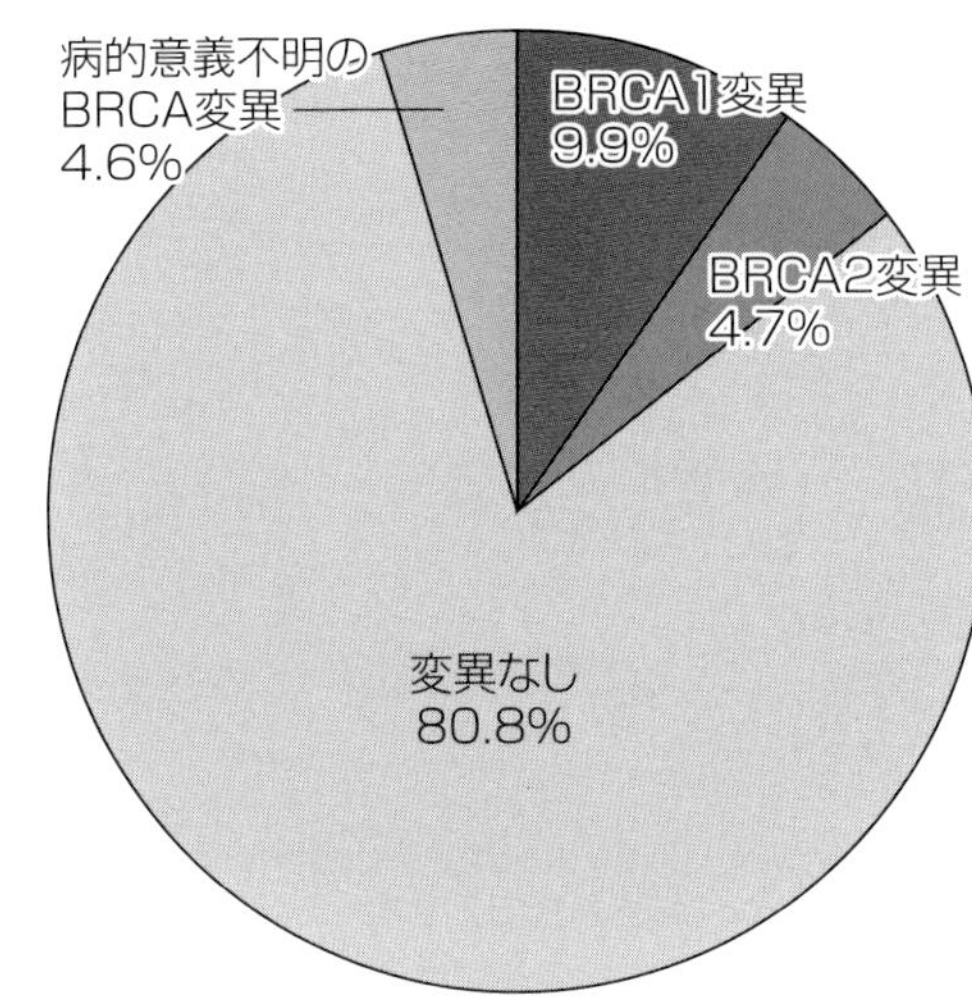

卵巣がんと診断された患者さん全体の14.7％がHBOCだった。さらに、Ⅰ/Ⅱ期では4.7％、Ⅲ/Ⅳ期では24.1％の患者さんがHBOCであること、組織型でみると高異型度漿液性がん、類内膜がんでHBOCの可能性が高いことなども明らかになった。

Enomoto T,et al.Int J Gynecol Cancer.2019;29:1043-1049

●遺伝性乳がん卵巣がんと診断されたら

ＨＢＯＣと診断された場合、適切にカウンセリングや定期的なサーベイランス（検査）、リスク低減手術を受けることでその情報を本人および血縁者の健康管理に生かすことができます。診断後の定期検診や検討すべき治療の具体的な流れは次ページの図に示しました。これらＨＢＯＣに対する診療は婦人科医、乳腺科医、遺伝専門医、遺伝カウンセラーが協調して行います。ＨＢＯＣに罹患した本人に対するカウンセリングや定期検診、リスク低減手術はすべて保険診療で受けることができます。

リスク低減のために行われる手術、例えば卵巣の摘出では、更年期症状の出現や脂質異常症、骨粗しょう症などの卵巣欠落症状のリスク上昇の可能性があります。がんの発症前の手術の実施にあたってはこのようなデメリットについても十分な検討が必要です。

また、罹患した本人の血縁者もＢＲＣＡ１／２遺伝子変異をもっている可能性があります。まだ乳がんや卵巣がんを発症していない血縁者に対してＢＲＣＡ１／２遺伝子検査を行うことで、変異をもっているか知ることができます。ＨＢＯＣと判明した場合には、定期検診やリスク低減手術などの対応が可能です。なお、血縁者の遺伝子検査や遺伝カウンセリングは、いまのところ保険適用にはなっていません。

●最近の動き

最近、ＨＢＯＣにおける卵巣がんの多くは、実は卵管から発生しているのではないかという報告がなされています。早期には卵管の切除のみでも効果がある可能性が出てきました。

そこで、卵巣機能がある間は卵管切除のみを先行させ、閉経年齢である50歳前後に改めて卵巣切除を行う方法について有用性と安全性を検討する臨床研究が実施されています。リスク低減卵管卵巣摘出術による卵巣の切除が引き起こすさまざまなデメリットを避ける方法として期待されます。特にBRCA2遺伝子変異による卵巣がんは、50歳ころから発症リスクが上昇しはじめるので有用な方法かもしれません。

取り上げたBRCA1／2遺伝子変異以外にも、PALB2、RAD51、ATMなどのBRCA1／2と同じく遺伝子の修復にかかわるいくつかの遺伝子の変異が遺伝性乳がんや遺伝性卵巣がんの原因であることがわかってきました。多数の遺伝子を一度に調べることができる遺伝子パネル検査にはこれらの遺伝子の検査も含まれています。日本でも自費で受けることができます。なお海外のガイドラインでは、これらのうち一部の遺伝子に関して、変異がみつかった際の対応の仕方についても示されています。

（長尾昌二／兵庫県立がんセンター 婦人科・遺伝診療科）

遺伝性乳がん卵巣がんの診断とその後の対応

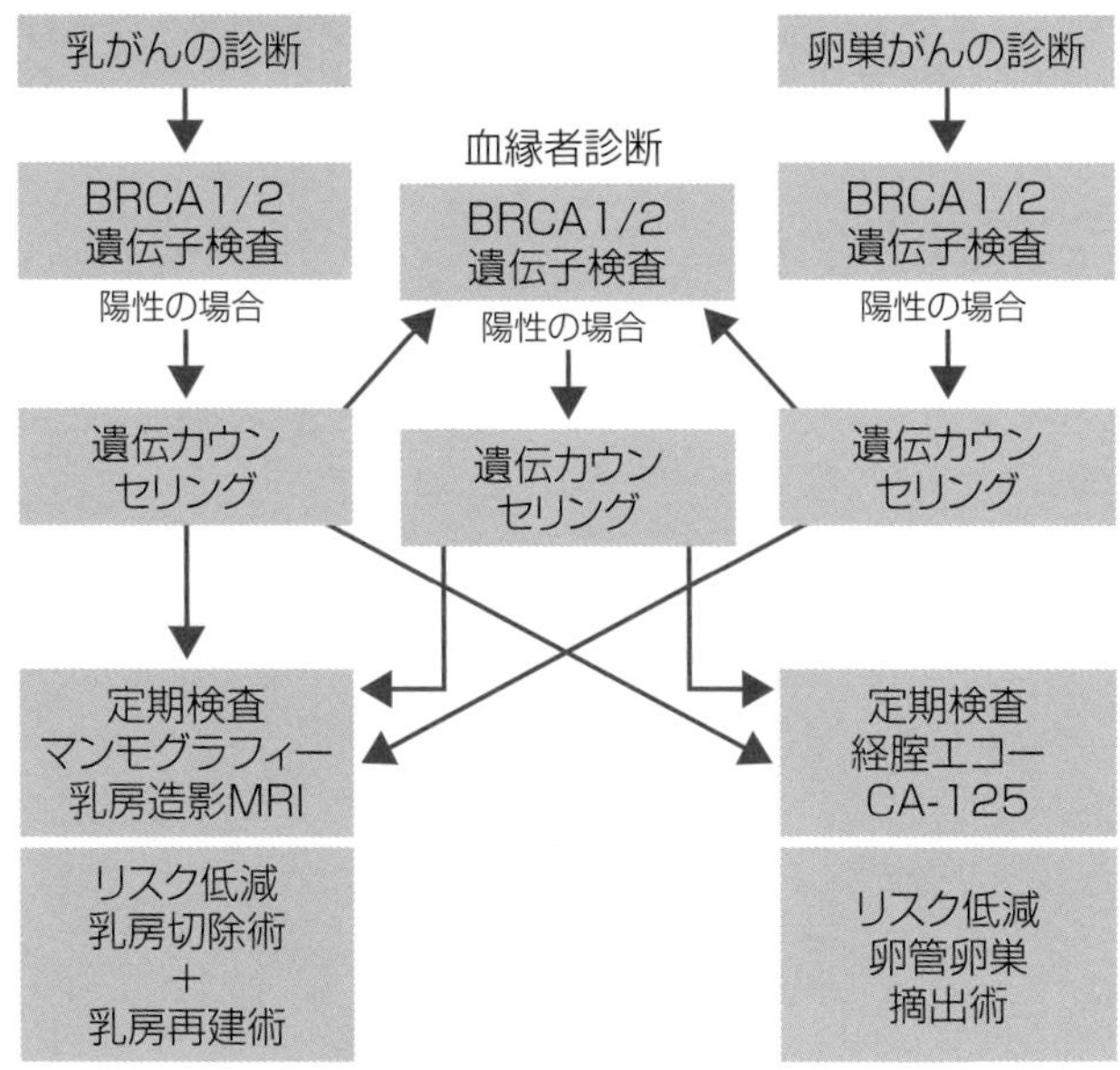

●卵巣がんが契機になって診断された場合

その後引き続いて乳がんの発症に注意していく必要がある。年に1回のマンモグラフィーと乳房造影MRIを用いた定期検診が勧められており、乳がんで命を落とすリスクを減少させられることが明らかになっている。また、乳がんの発症自体を抑える方法として、リスク低減乳房切除術および乳房再建術がある。この手術により乳がんに罹患するリスクを90%以上減少させられることが報告されている。

●乳がんが契機になって診断された場合

その後、対側の乳がんと卵巣がんに注意していく必要がある。対側の乳がんの発症リスクは約40%と報告されており、年に1回のマンモグラフィーと乳房造影MRIによる定期検診が勧められる。また、リスク低減手術によって乳がんの発症自体を抑えることも可能。卵巣の定期検診は、半年ごとの経腟超音波検査と腫瘍マーカー検査（CA-125）で行う。しかし、卵巣がんの早期発見は難しく、また、進行が極めて急速なため、その効果は限定的。卵巣がんの発症自体を減らす方法として、リスク低減卵管卵巣摘出術がある。この手術によって卵巣がん、卵管がんのリスクを79%減少させたと報告されている。さらに、卵巣の切除により、乳がんの発症リスクを約半分に減少させる効果があることもわかっている。

その他の遺伝性子宮がん・卵巣がん

代表的な遺伝性乳がん卵巣がん以外に、リンチ症候群やカウデン症候群が知られています。診断された場合は、発症リスクのある部位の定期的な検査が提唱されています。

婦人科系のがんに関連する遺伝性腫瘍として、代表的な遺伝性乳がん卵巣がんの他にもいくつかが知られています（次ページ表）。大腸がんなど他の臓器のがん発症にもかかわり、男性に影響する疾患もあるので注意が必要です。

リンチ症候群

がん抑制遺伝子として知られるミスマッチ修復遺伝子（ＭＬＨ１、ＭＳＨ２、ＭＳＨ６、ＰＭＳ２）のいずれかでその遺伝子機能が欠ける変化があることにより起こります。リンチ症候群では子宮体がんや卵巣がんなどの婦人科がんの他に大腸がん、胆道がん、腎盂（じんう）・尿管がん、胃がん、膵臓がんなどを発症するリスクも高いことが知られています。

こうしたがんの発生が家族内で多くみられるといった状況などから、リンチ症候群を疑う際に、少なくとも2世代にわたって発症している、少なくとも1人のがんは50歳未満で診断されているといった基準などを参照することがあります。最終的には遺伝子検査により確定しますが、リンチ症候群と診断された場合、遺伝性大腸がん診療ガイドラインでは検査の目安として、1～2年おきの下部消化管内視鏡（20～25歳で開始）、以下いずれも30～35歳で開始して、半年～1年おきの経腟超音波検査、子宮内膜組織診、腫瘍マーカー、ヘリコバクターピロリ感染検査、1～3年おきの上部消化管内視鏡、1年おきの検尿・尿細胞診などが示されています。

がんを発症するリスクは遺伝子によって異なり、ＭＬＨ１やＭＳＨ２では発症のリスクが高い一方で、ＰＭＳ２では一般の人と比べればリスクは高いものの、他のミスマッチ修復遺伝子と比べると比較的リスクは低いことが知られています。どの遺伝子に変化があるのか、家族のなかでいつ、どのようながんになった人がいるのかなどを考慮しながら、検査の計画を立てていくことが重要です。遺伝子の変化を確認するマイクロサテライト不安定性検査も行われています（174、178ページ参照）。

カウデン症候群

ＰＴＥＮというがん抑制遺伝子の機能を欠く

■遺伝性子宮がん、遺伝性卵巣がんとの関連が報告されている原因遺伝子と臨床的特徴（BRCA1/2以外）

卵巣がん*	卵巣がん以外の腫瘍発症リスク（可能性を含む）
ATM	乳がん、膵臓がん
BRIP1	乳がん
MLH1	リンチ症候群（大腸がん、子宮体がん、胆道がん、尿管がんなど）
MSH2	リンチ症候群（大腸がん、子宮体がん、胆道がん、尿管がんなど）
MSH6	リンチ症候群（大腸がん、子宮体がん、胆道がん、尿管がんなど）
NBN	乳がん
PALB2	乳がん、膵臓がん
PMS2	リンチ症候群（大腸がん、子宮体がん、胆道がん、尿管がんなど）
RAD51C	乳がん
RAD51D	乳がん
TP53	リー・フラウメニ症候群（乳がん、肉腫、脳腫瘍、副腎皮質腫瘍、白血病など）
子宮体がん	**子宮体がん以外の腫瘍発症リスク（可能性を含む）**
MLH1	リンチ症候群（大腸がん、卵巣がん、胆道がん、尿管がんなど）
MSH2	リンチ症候群（大腸がん、卵巣がん、胆道がん、尿管がんなど）
MSH6	リンチ症候群（大腸がん、卵巣がん、胆道がん、尿管がんなど）
PMS2	リンチ症候群（大腸がん、卵巣がん、胆道がん、尿管がんなど）
PTEN	カウデン症候群（乳がん、甲状腺がん、消化管ポリープなど）
子宮頸がん	**子宮頸がん以外の腫瘍発症リスク（可能性を含む）**
STK11**	ポイツ・ジェガース症候群（性索腫瘍、乳がん、膵臓がん、消化管ポリープなど）

*NCCNガイドライン ver1.2021に基づく　**子宮頸がん（腺がん）に関連

変化が、発症に関与することが知られています。カウデン症候群では子宮体がんの他、大腸の過誤腫性ポリープ（組織が過剰に発育した腫瘍で、基本的に良性）や腺がん、乳がん、甲状腺がん、腎細胞がん、皮膚悪性黒色腫などのリスクが高いことが報告されています。また、甲状腺、乳房、子宮内膜の良性腫瘍や巨頭症など悪性腫瘍以外の症状や所見を認める可能性があることも知られています。

　カウデン症候群と診断された場合、米国のNCCNガイドラインではその管理として、女性では自己乳房への意識（18歳〜）、1年おきのマンモグラフィ／造影MRI検査（30〜35歳で開始）、不正性器出血等の子宮内膜がんでみられる症状についての教育（〜35歳）、1〜2年おきの子宮内膜組織診の考慮（35歳〜）、経腟超音波検査の考慮（閉経後）をすることや、男女共通で全身診察（18歳〜）、1年おきの甲状腺超音波検査（7歳〜）、下部消化管内視鏡検査（35歳〜）、1〜2年おきの腎臓の超音波検査の考慮（40歳〜）をすることなどが提唱されています。カウデン症候群の管理においては、家族の状況や遺伝子の変化型を確認しながら、検査開始の年齢などを調整することが必要になります。

　どのような遺伝性腫瘍でもその診断には病歴や家族歴などの詳細な検討が必要となるので、遺伝性腫瘍を専門とする医師や遺伝カウンセラーによる遺伝カウンセリングを受けることが勧められます。

（平田　真／遺伝子診療部門）

治療後に妊娠・出産を希望する患者さんのために

がん治療と向き合う患者さんは多くの選択を迫られますが、そのうちの一つに治療後の妊娠・出産の問題があります。近年、がんに対する治療の進歩により、多くの患者さんが「がん」を克服することができるようになっています。治療を乗り越えた先の人生にかかわる大きな選択だからこそ、医療者や家族とよく相談したうえで決断をすることが重要です。また、がん治療の開始前に妊娠の可能性を残すためにどんな方法があるのかを知ることも大切です。

●がん治療による「妊孕性＝妊娠できる力」への影響

男女にかかわらず、人が妊娠できる力を「妊孕性（にんようせい）」といいます。がんの三大治療と呼ばれる「化学療法」「放射線治療」「外科治療（一部の手術）」によって、この妊孕性や生殖機能が低下することがわかっています。

具体的な例を挙げると、「化学療法」で用いられる抗がん薬の一部は、女性の卵巣を障害し、卵子の数を減らすという卵巣機能障害を引き起こす可能性があります。男性の場合も、抗がん薬は精子形成の過程に影響を与え、無精子症の原因にもなるといわれています。また、卵巣や子宮を摘出する外科手術を行った場合は、自身の身体で妊娠することができなくなります。

これらの妊孕性の問題は患者さんの社会生活やその後の人生と直結しています。一部の患者さんにとっては、がんを発症したこと自体と同程度の深刻さをもつ場合もあります。恋愛や結婚への影響も大きく、治療後も長い間悩みとなる問題です。また、小児期にがん治療を受けた場合は、治療方針が医師と家族のみで話し合われるケースが多くあります。そのため自身が治療によって妊孕性が低下していることを知らない患者さんが、治療を終えて成年になり、パートナーとの将来を考えるようになった矢先にこの問題に直面する場合もあります。

日本で行われた思春期・若年成人（AYA：Adolescent and Young Adult）世代のがん体験者を対象としたアンケート調査からも、不妊や生殖機能に関する悩みは、悩みの上位に挙がっていることがわかっています（次ページ表）。

●生殖補助医療を用いた妊孕性温存方法

妊孕性温存とは、将来の妊娠の可能性を保つために生殖能力を温存するという考え方です。

■がんを経験した思春期・若年成人（AYA）世代の年代別の悩み

	15～19歳		20～24歳		25～29歳		30～39歳	
1位	自分の将来	61.9%	自分の将来	68.3%	自分の将来	61.3%	自分の将来	53.0%
2位	後遺症・合併症	44.4%	仕事	41.5%	仕事	51.6%	仕事	44.8%
3位	体力の維持または運動	41.3%	不妊治療や生殖機能	41.5%	不妊治療や生殖機能	50.0%	家族の将来	36.6%
4位	学業	38.1%	経済的なこと	36.6%	診断・治療	30.6%	経済的なこと	36.1%
5位	不妊治療や生殖機能	34.9%	後遺症・合併症	31.7%	後遺症・合併症	30.6%	不妊治療や生殖機能	34.4%

平成27-29年厚生労働科学研究
「総合的な思春期・若年成人（AYA）世代のがん対策のあり方に関する研究」調査結果より

手術法の工夫で妊孕性温存を行う場合と、生殖補助医療を用いて妊孕性温存を行う場合があります。子宮がん、卵巣がんで手術法などの工夫により妊孕性温存を行う方法については、本書第1～3章の該当箇所をご参照ください（62、109、136ページ）。

生殖補助医療を用いた妊孕性温存方法（次ページ図）として、女性の場合は「胚（受精卵）凍結保存」「卵子（未受精卵）凍結保存」「卵巣組織凍結保存」が代表的です。男性の場合は「精子凍結保存」「精巣精子採取術（TESE：Testicular sperm extraction）」があります。

・胚（受精卵）凍結保存

腟から針を刺して卵巣から卵子を取り出し（採卵）、そのあと、パートナーから採取した精子と受精させます。採卵の際は、一般的に排卵誘発剤を使用する場合が多いです。数日間培養して胚（受精卵）になったものを凍結し、保存します。一般的な不妊治療でも用いられている方法であり、妊娠率も後述する卵子（未受精卵）凍結保存より高いことがわかっています。胚凍結保存を行う場合はパートナーが必要です。

・卵子（未受精卵）凍結保存

胚（受精卵）凍結保存と同じように、腟から針を刺し採取した卵子をそのまま凍結し保存します。採卵の際は、一般的に排卵誘発剤を使用

生殖補助医療を用いた妊孕性温存方法

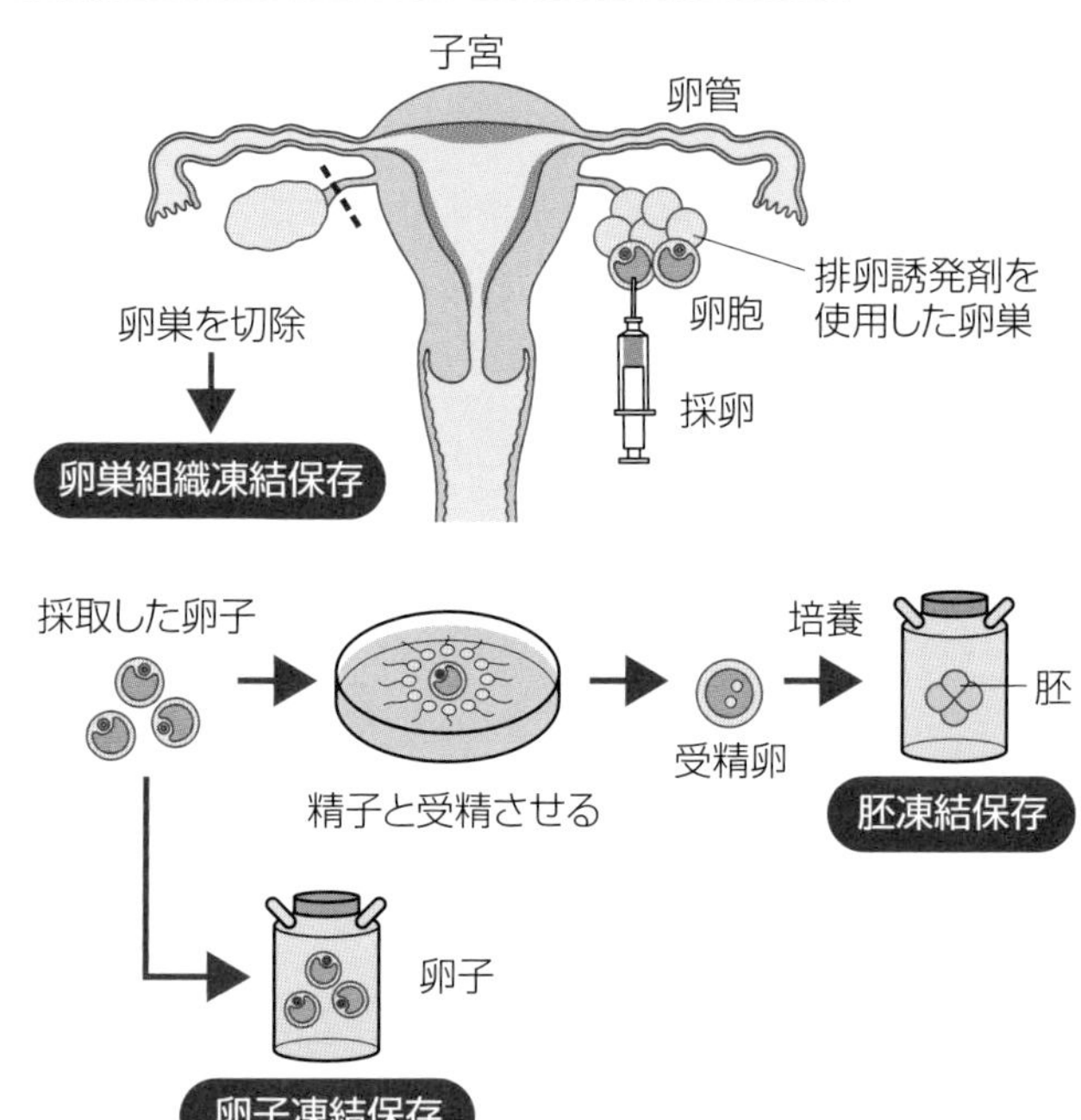

「がん治療を開始するにあたって」パンフレット　小児・若年がん長期生存者に対する妊孕性のエビデンスと生殖医療ネットワーク構築に関する研究（三善班）作成より

する場合が多いです。将来的に妊娠を希望するときは、凍結した卵子を溶かし、パートナーの精子と顕微授精を行ったあと、受精を確認して培養したものを子宮内に移植します。パートナーの有無を問わず選択することができます。しかし、妊娠率は胚（受精卵）凍結保存と比較して低くなります。

・卵巣組織凍結保存

卵巣を切除し、採取した卵巣の組織を凍結して保存します。がん治療後に卵巣組織を溶かし、手術で体内に移植します。卵巣の機能が回復したら、自然妊娠か体外受精を行います。この方法は、月経周期に関係なく実施することができ、凍結時のパートナーの有無も問われません。しかし、この方法は手術が必要になります。また、日本では研究段階であるため実施する施設も限られており、妊娠率などの治療成績は限られたデータしかありません。さらに、卵巣組織を体内に戻す際にがんも移植してしまう危険性があります。

　どの治療法を選ぶかは①がんの種類、②がんの進行の程度、③抗がん薬の種類、④化学療法の開始時期、⑤治療開始時の年齢、⑥配偶者の有無などの要素を考慮し、生殖医療専門家との相談のうえ決定するのが望ましいです。

　がん患者に対する生殖補助医療を用いた妊孕性温存術は、これまですべて自費診療で行われていましたが、2021年4月より国の公的助成制度が開始されました。今後、各自治体で運用の整備が行われていきますので、ご自身が受ける際はお住まいの地域で確認をしましょう。

●特別養子縁組制度・里親制度

　妊孕性温存を行ったとしても、必ずしも子どもをもてることが保証されているわけではありません。また、がん種や診断時のがんの進行度

上記パンフレットはhttp://www.j-sfp.org/ped/index.htmlより無料ダウンロード可能

によっては、妊孕性温存ができない場合もあります。それでも子どもを望む場合は、提供卵子を用いて、体外受精を行うという方法もあります。ただし、日本国内で卵子提供を受けるための条件は厳しく、また提供者の数も少ないのが現状です。

■生殖補助医療を用いた妊孕性温存の成績

	卵子凍結保存	胚凍結保存	卵巣組織凍結保存
適応	固形がん 白血病を含む血液がん	固形がん 白血病を含む血液がん	固形がん 白血病を**含まない**血液がん
対象年齢	16～40歳*	16～45歳*	0～40歳*
パートナー有無	**無し**	**有り**	どちらでも可
治療期間	2～8週	2～8週	2～8週
出産例	多数	多数	60例以上 (全世界で)
特徴・問題点	・卵子当たりの**妊娠率 1.5～12%** ・排卵誘発剤の使用による女性ホルモン値の上昇	・**妊娠率は高い 30%程度** ・排卵誘発剤の使用による女性ホルモン値の上昇	・**多量の卵母細胞を凍結できる** ・**微小残存病変の可能性** ・**卵胞の生着率が低い**

＊対象年齢に関しては実施施設により異なる場合がある。
Oncologist, 17: 1409-1417.2012などより著者作成

視点を変えて特別養子縁組制度・里親制度を活用して里子・養子を家庭に迎えるという選択肢もあります。特別養子縁組は、一般的な養子縁組とは異なり、子どもの福祉を最優先し、生みの親との親族関係を終了し、実の子と同等の法的地位を与える制度です。一方、里親制度は、基本的には養子縁組を行わず、さまざまな理由で実の親と一緒に暮らせない子どもたちを家庭で養育する制度です。一定期間家庭に受け入れる「養育里親」、虐待を受けた、障害があるなど専門的に援助を必要とする子どもを養育する「専門里親」があります。また、特別養子縁組あるいは普通養子縁組を前提に受託する「養子縁組里親」という制度もあります。

特別養子縁組を希望する場合は、児童相談所や民間の養子縁組あっせん団体に申し込む必要があります。また里親になるためには、最寄りの児童相談所に申請し研修を受ける必要があります。ただし、養親あるいは里親として登録・認定されても、必ず子どもの委託を受けられるわけではありません。

日本国民の2人に1人はがんになる時代です。多様な家族のあり方があることを受け入れる社会体制が求められています。

（北野敦子／聖路加国際病院 腫瘍内科）

●国立がん研究センター中央病院 患者さんのための相談窓口

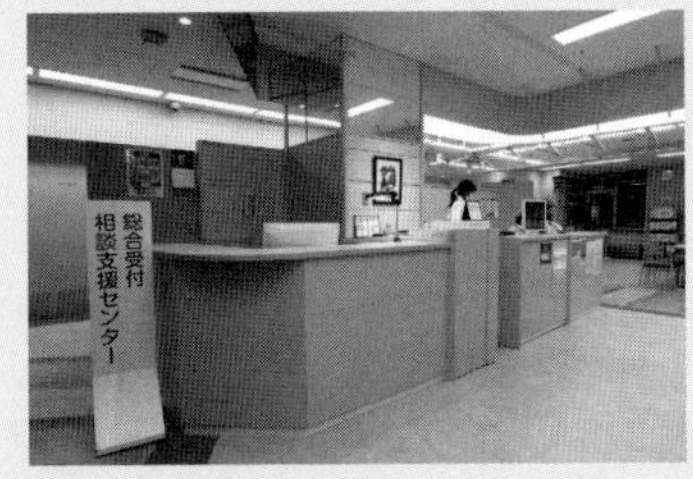

■相談支援センター

患者サポートセンター内に設けられ、がんの治療に伴う不安、治療にかかる費用の問題、退院後の生活、仕事のこと、子どものことなど、医療ソーシャルワーカーが患者さんや家族のさまざまな悩みの相談にのり、ともに考えます。

在宅生活を支援する制度や施設の紹介も行い、退院後の患者さんの暮らしを支援します。

■患者サポートセンター

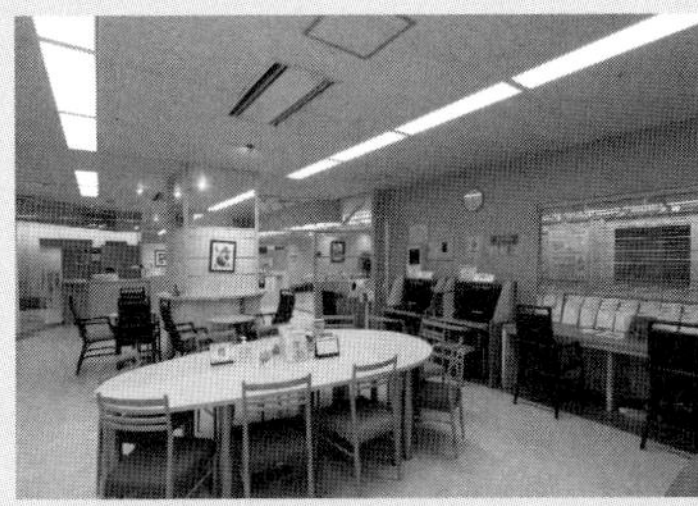

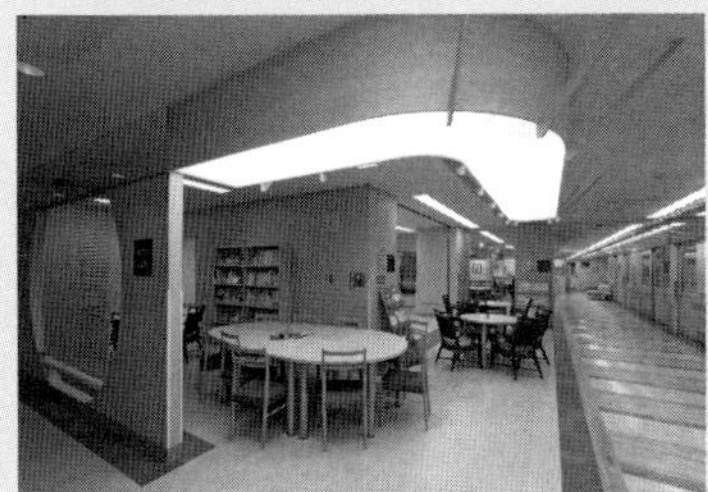

通院中・入院中のがん患者さんや家族のさまざまな相談を受ける場として、病院8階に開設されています。

看護相談、術前準備のサポート、リハビリ、薬、栄養、リンパ浮腫ケア、緩和ケア、ストレス対処、口腔内の問題など、患者さんの悩みに、各領域の専門家が対応する常設プログラムが行われています。また、出張ハローワーク相談会、親と子サポート教室、リラクセーション教室、AYAひろばなど、多くの患者教室も開かれています。

がん治療にかかわるパンフレットや書籍を用意、無料インターネットの利用もできます。

■遺伝相談外来（遺伝子診療部門）

近年、遺伝性のがんの原因遺伝子が続々と発見され、その研究成果の活用のために1998年に開設されました。遺伝性のがんを心配している人の相談にのり、必要な情報を提供することと、家族歴や遺伝子検査の結果により、遺伝性のがんの早期発見、早期治療を行うことを目指しています。遺伝相談外来では、専門医、専門のカウンセラーが、不安を抱えた人の理解や対応の手助けをしています。

■希少がんホットライン

希少がんとは、人口10万人当たり6例未満のがんで、数が少ないため、他のがんに比べ受診や治療の課題が大きいのが現状です。婦人科のがんでは外陰がん、腟がん、子宮肉腫、胚細胞腫瘍などが希少がんにあたります。国立がん研究センター希少がんセンターでは、希少がんの患者さんと家族の情報不足を解消し、さまざまな悩みの相談に対応する、希少がんホットラインを開設しています。

（03-3543-5601）

■アピアランス支援センター

がんの治療による傷あと、脱毛、皮膚の変色、爪の変化など、患者さんの苦痛となる外見の変化についての悩みを軽くし、治療中もいままでどおり自分らしく過ごせるように支援を行います。患者さんの相談を受け、すぐに役立つ外見のケアに関する情報を発信し、心身の悩みに対応すると同時に、皮膚科医、形成外科医、腫瘍内科医、臨床心理士、薬剤師、看護師、美容専門家がチームを組み、常に新たな問題に対応していく態勢をとっています。

本書の執筆者

国立研究開発法人 国立がん研究センター

中央病院

■腫瘍内科

米盛　勧（よねもり　かん）
下井 辰徳（しもい　たつのり）
須藤 一起（すどう　かずき）
野口 瑛美（のぐち　えみ）
西川 忠曉（にしかわ　ただあき）
千葉 洋平（ちば　ようへい）

■婦人腫瘍科

石川 光也（いしかわ　みつや）
宇野 雅哉（うの　まさや）

棚瀬 康仁（たなせ　やすひと）

■放射線治療科

村上 直也（むらかみ　なおや）

■緩和医療科

里見 絵理子（さとみ　えりこ）

■遺伝子診療部門

平田　真（ひらた　まこと）

研究所

■病態情報学ユニット

吉田 康将（よしだ　こうすけ）

慶應義塾大学　医学部産婦人科学教室

山上　亘（やまがみ　わたる）
青木 大輔（あおき　だいすけ）

順天堂大学　医学部産婦人科学講座

吉田 惠美子（よしだ　えみこ）

国立研究開発法人量子科学技術
研究開発機構 QST 病院　治療診断部

若月　優（わかつき　まさる）

兵庫県立がんセンター
婦人科・遺伝診療科

長尾 昌二（ながお　しょうじ）

聖路加国際病院　腫瘍内科

北野 敦子（きたの　あつこ）

監修にご協力いただいた方々

国立研究開発法人 国立がん研究センター中央病院

■腫瘍内科

谷岡 真樹（たにおか　まき）
小島 勇貴（こじま　ゆうき）

■婦人腫瘍科

加藤 友康（かとう　ともやす）
加藤 真弓（かとう　まゆみ）

■放射線治療科

大熊 加惠（おおくま　かえ）
高橋 加奈（たかはし　かな）

■看護部

都立駒込病院　腫瘍内科

奥屋 俊宏（おくや　としひろ）

（敬称略）

●編集

国立研究開発法人　国立がん研究センター中央病院　腫瘍内科・婦人腫瘍科

腫瘍内科長

米盛　勧（よねもり　かん）

婦人腫瘍科長

加藤　友康（かとう　ともやす）

※所属・肩書は、令和３年９月現在のものです。

国がん中央病院　がん攻略シリーズ

最先端治療　子宮がん・卵巣がん

令和３年11月24日　第1刷発行

編　　著	国立研究開発法人 国立がん研究センター中央病院 腫瘍内科、婦人腫瘍科、他
発 行 者	東島俊一
発 行 所	株式会社 法 研 〒104-8104　東京都中央区銀座１−10−１ 電話 03（3562）3611（代表） https://www.sociohealth.co.jp
編集・制作	株式会社 研友企画出版 〒104-8104　東京都中央区銀座１−９−19 法研銀座ビル 電話 03（5159）3722（出版企画部）
印刷・製本	研友社印刷株式会社

0103

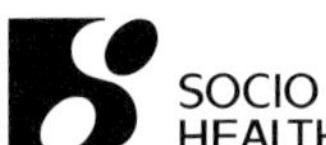

小社は（株）法研を核に「SOCIO HEALTH GROUP」を構成し、相互のネットワークにより、“社会保障及び健康に関する情報の社会的価値創造”を事業領域としています。その一環としての小社の出版事業にご注目ください。

ISBN 978-4-86513-760-6 定価はカバーに表示してあります。